Stiftung Münch (Hrsg.)

Netzwerkmedizin – Fakten. Diskurs. Perspektiven für die praktische Umsetzung

Netzwerkmedizin – Fakten. Diskurs. Perspektiven für die praktische Umsetzung

Herausgegeben von der

Stiftung Münch

von

Stephan Holzinger

Dr. Boris Augurzky

medhochzwei

Bibliografische Information der Deutschen Nationalbibliothek

Die Deutsche Nationalbibliothek verzeichnet diese Publikation in der Deutschen Nationalbibliografie; detaillierte bibliografische Daten sind im Internet über http://dnb.d-nb.de abrufbar.

Bei der Herstellung des Werkes haben wir uns zukunftsbewusst für umweltverträgliche und wiederverwertbare Materialien entschieden.
Der Inhalt ist auf elementar chlorfreiem Papier gedruckt.

ISBN 978-3-86224-246-8

www.medhochzwei-verlag.de

Satz: Reemers Publishing Services GmbH, Krefeld
Druck: M. P. Media-Print Informationstechnologie GmbH, Paderborn

Vorwort

Den Tod besiegen. An nichts Geringerem als an dieser Herkulesaufgabe arbeitet seit 2013 ein hochkarätiges Team aus Zellbiologen, Onkologen, Biochemikern und Kardiologen. Etwa an einer US-Eliteuniversität oder in den Universitätskliniken Charité oder Heidelberg hierzulande? Nein, bei Google.

Auch wenn sich Google-Co-Gründer Larry Page mit seinen „Moonshot"-Projekten in der sagenumwobenen Google X-Division häufig dem Vorwurf ausgesetzt sieht, vor allem für den Aktienkurs des Börsen-Giganten Fantasie zu produzieren, so verdeutlicht Calico, so wurde das eingangs erwähnte Projekt getauft, doch auf beeindruckende Weise, welcher Paradigmenwechsel derzeit in der Gesundheitsbranche stattfindet.

Das massive Eindringen von Konzernen wie Apple, IBM und Google in traditionsreiche Branchen wie auch das Gesundheitswesen führt zu erheblichen Umbrüchen und Verwerfungen. Denn diese Invasion der IT-Moderne trifft die Gesundheitsbranche in einer maroden Lage, in der sie – ganz ohne die produkt- und prozessorientieren Neuerungen der Software- und Internetkonzerne – bereits seit vielen Jahren verharrt. Es entsteht der Eindruck, als ob die Standes- und Interessensvertreter der Branche in ihren machtpolitischen Ränkespielchen den massiven Änderungs- und Anpassungsbedarf des Systems schlicht ignorieren. Kritiker bemängeln, dass das System längst zur Beute seiner Funktionäre geworden sei und fordern ein als überfällig empfundenes Eingreifen des Gesetzgebers. Allerdings vermittelt auch dieser nicht gerade den Eindruck, als könne oder wolle er diese Umbrüche und Verwerfungen durch eine geschickte, also auch eine vorausschauende Regulierungspolitik aktiv auffangen und effektiv kanalisieren – ein Phänomen, das bekanntermaßen nicht nur die Gesundheitsbranche betrifft. So werden Apple, IBM und Google, deren Umsätze längst das Bruttosozialprodukt vieler großer Volkswirtschaften übertreffen, nicht nur zum Treiber der Veränderungen im Gesundheitswesen, sondern schleichend zum Träger des neuen Wohlfahrtstaates. Regulieren durch pragmatisches unternehmerisches Handeln, gemäß dem flapsigen Posterspruch: „Alle haben gesagt, das geht nicht. Dann kam einer, der wusste das nicht, und hat es einfach gemacht".

Die von den großen Anbietern wie Apple, IBM und Google sowie unzähligen frischen Start-ups forcierte Digitalisierung der Branche weckt nicht nur bei Patienten die Hoffnung, dass sie in diesem höchst sensiblen Bereich ihres Lebens endlich ernster genommen, besser behandelt, schneller und zielgerichteter durch das komplizierte System gelotst werden. Gleichzeitig deckt die Digitalisierung mittels smarter kunden- und patientenzentrierter Apps oder durch ein Mega-Instrument wie IBM Watson Health schonungslos auf, wie phlegmatisch-rückständig das deutsche Gesundheitssystem – bei gleichzeitig unbestritten hoher medizinischer Kompetenz – derzeit noch ist, unbeschadet des doch beachtlichen Umstands, dass dort jährlich hunderte Milliarden EUR umgesetzt werden. In seiner volkswirtschaftlichen Bedeutung kommt es damit der allseits bewunderten und technisch ebenso an der Spitze stehenden Automobilbranche bereits sehr nahe. Während viele in- und ausländische Start-ups mit häufig doch überschaubaren Budgets neue Apps zur Erhöhung der Diagnose- und Behandlungssicherheit und der Patientensteuerung fast im Wochenrhythmus auf den Markt bringen und diesen beleben, haben laut Frankfurter Allgemeine Zeitung die Krankenkassen bis dato eine Milliarde EUR in die Gesundheitskarte investiert, deren „einziger bisher nutzbarer Mehrwert" das Foto des Versicherten sei. Überrascht es da noch, dass der im E-Health-Gesetzentwurf vorgegebene Starttermin für die elektronische Kommunikation im Gesundheitswesen, der 1. Juli 2016, wohl erneut nicht eingehalten werden kann? Wird der Ruf nach längst überfälligen Veränderungen für die Bewahrer dann doch unangenehm laut, schwellen in der Parallelwelt des zurückgebliebenen alten Systems spontan Datenschutzgesänge an – ein typischer Reflex, mit dem wir uns in diesem Buch eingehend auf empirischer Basis beschäftigen werden. Oder wir erleben die Renaissance sozialromantisch geprägter Ärzte, die nicht müde werden, die ausschlaggebende Bedeutung der Arzt-Patientenbeziehung zu intonieren. Als ob das Arzt-Patientengespräch heute durchschnittlich noch länger als acht Minuten dauern würde, wie die Studie einer Krankenkasse verdeutlicht.

Obwohl der „kick-off" für die Digitalisierung des deutschen Gesundheitswesens schon zur Jahrtausendwende stattgefunden hat, verfügen wir hierzulande 2015 noch immer nicht über elektronische Patientenakten oder Rezepte – damit bleibt der Alltag der Patienten trotz ihrer Milliarden an Beitragsgeldern weiterhin oft mühsam und kompliziert: Sie müssen ihre persönliche Leidensgeschichte immer und immer wieder Ärzten bei ihren Praxis- oder Hausbesuchen erzählen, Fragebogen um Fragebogen ausfüllen, und sie dürften dabei, wohl allzu menschlich, wichtige Details vergessen oder verdrängen und frühere Befundunterlagen unerwähnt lassen. Das ist gefährlich: Alleine durch unerwünschte Arzneimittelinteraktionen wegen mangelnder Transparenz bei der Medikation oder schlecht leserlicher, per Hand verfasster Rezepte sollen hierzulande einige tausend Menschen jährlich den Tod finden.

Womit wir wieder beim Eingangsthema wären. Den Tod besiegen – das wird die Netzwerkmedizin, das Thema dieses Buches, natürlich nicht leisten können. Das ist weder ihr Anspruch noch ihre Aufgabe. Was sie hingegen leisten kann, ist ein spürbarer Effizienzsprung in einem zur tiefgreifenden, nachhaltigen Reform augenscheinlich nicht fähigen System. Dort, wo Politiker und Gesundheitsfunktionäre den Ernst der Lage vielleicht erkennen, ihn wohl aber glauben weiter ignorieren zu können, sind mehr denn je unternehmerische Konzepte gefragt, die das jetzige System aufbrechen und im besten Sinne der Patienten weiter entwickeln.

Netzwerkmedizin ist ein unternehmerisches Konzept für die altersdominierte Gesundheitsversorgung. 2014 wurde sie als ein wichtiger Pfeiler für die dringend erforderliche Weiterentwicklung des Gesundheits- und Krankenhauswesens hierzulande erstmals in Buchform vorgestellt. Der ganzheitlichen, aber damals auch noch etwas abstrakten Beschreibung folgt mit dem hier vorliegenden Buch eine Auffächerung und Vertiefung des Themas, das damit noch plausibler gemacht wird.

Erneut konnten wir hochkarätige Experten mittels Interviews in dieses Projekt einbinden. Ihnen gilt unser herzlicher Dank für ihre Bereitschaft, ihre – teilweise auch konträren – Ansichten und Überzeugungen mit uns zu teilen. Dank gebührt auch Stefan Scheytt, der mit seiner redaktionellen Arbeit einen großen Anteil am Gelingen des neuen Buchprojekts innehat. Annette Kennel schließlich gebührt Dank für die Koordination der redaktionellen Arbeiten und die Abstimmung mit dem Verlag sowie Professor Bernd Griewing für seine wertvolle Kommentierung.

Eugen Münch hat es nicht anders gewollt: Mit seiner Stiftung hat er eine Institution ins Leben gerufen, die mit ihren Veranstaltungen, Positionspapieren, Projekten und auch Publikationen wie dieser den kritischen Dialog im Gesundheitswesen konstruktiv und dauerhaft vorantreiben soll und wird. Das ist ein Auftrag, den wir in der Stiftung gerne erfüllen. Denn um mit Jean Cocteau zu sprechen: Es geht nicht nur darum, den Toten die Augen zu schließen, ebenso muss man den Lebenden die Augen behutsam öffnen.

München im September 2015 — Die Autoren

Inhaltsverzeichnis

Teil I Die Vision

1 Netzwerkmedizin als Antwort auf die anstehenden Herausforderungen

1.1 Warum es die Politik nicht schafft

„Krankenhaus-Reform? So nicht!“ So lautet der Slogan einer Kampagne, mit der die Deutsche Krankenhausgesellschaft (DKG) im Sommer 2015 ihrer „breiten Kritik und großen Empörung“ gegen die geplante Krankenhausreform 2015 der Bundesregierung Ausdruck verliehen hat. Mal ist auf der mehrteiligen Plakatserie ein Neugeborenes abgebildet, darüber die Aussage „Wir kümmern uns. Sorgfältig und verantwortungsvoll.“ Mal ist das Motiv ein alter Mann im Krankenhausbett im Gespräch mit einer Krankenschwester, darüber steht „Wir geben Menschen Wärme. Mit mehr als 400.000 Pflegekräften.“ Ein drittes Plakat zeigt einen Arzt vor zwei Computerbildschirmen, darüber ist zu lesen „Wir geben Menschen Hoffnung. Mithilfe moderner Technik.“ Drei emotionale Botschaften, denen auf jedem Plakat in riesigen Buchstaben die Aussage gegenübergestellt wird: „Aber die Politik lässt uns im Stich.“ Weil sie nicht die nötigen Mittel für Investitionen bereitstelle. Weil sie am Patienten spare. Weil das Personal in den Kliniken noch mehr belastet werde.[1] Die Krankenhausreform sei „absurd“ heißt es in begleitenden Zeitungsanzeigen.[2]

Die auf den Plakaten gezeigten Menschen sind nicht nur Patienten, Ärzte und Pfleger, sondern auch Wähler, die anderen Wählern und vor allem der Politik hier das Signal senden: „So nicht!“ Das Ziel von politischen Parteien wiederum ist die Maximierung ihrer Wählerstimmen. Politische Maßnahmen wie das Krankenhausstrukturgesetz oder das Rentenpaket aus 2014 werden daher unter dem Aspekt der so genannten „politischen Rendite“ bewertet. Die regierenden politischen Parteien haben die Möglichkeit, gesellschaftliche Ressourcen zum Zweck der Optimierung ihrer politischen Rendite einzusetzen. Ihr Ziel ist der Machterhalt oder Machtausbau. In Bezug auf gesundheitspolitische Maßnahmen muss die Politik dabei darauf achten, dass manche Leistungserbringer im Gesundheitswesen durch ihre Tätigkeit direkt am Patienten einen guten Zugang zu einem Großteil der Wählerschaft haben. So können bei einer Milliarde Arztkontakten jährlich niedergelassene Ärzte die Bevölkerung sehr gut erreichen. Gleiches gilt für Krankenhäuser, in denen jedes Jahr 19 Millionen stationäre und etliche ambulante Fälle gezählt werden, sowie für Apotheken.

Die politische Rendite ist nicht unbedingt deckungsgleich mit der volkswirtschaftlichen Rendite. Die politische Rendite definiert sich über die Zahl der Wählerstimmen, die für die eigene Partei gewonnen werden kann. Es ist dabei zunächst unerheblich, ob die dazu verbrauchten Ressourcen wieder erwirtschaftet werden

1 Deutsche Krankenhausgesellschaft e. V.: Kampagne für eine bessere Krankenhausreform 2015. Online: http://www.dkgev.de/dkg.php/cat/301/aid/13677/title/ [abgerufen am 9.9.2015].

2 Deutsche Krankenhausgesellschaft e. V.: Kampagnenmaterialien. Online: http://www.dkgev.de/dkg.php/cat/308/aid/13695/title/ [abgerufen am 9.9.2015].

können oder nicht. Die volkswirtschaftliche Rendite definiert sich über die gesamtgesellschaftliche Wohlfahrt, die durch eine Maßnahme erreicht werden kann. Sie bezieht unter anderem auch die Kosten einer Maßnahme mit ein. Oft verteilen sich die Kosten auf sehr viele Menschen, während der Nutzen einer kleineren Gruppe zu Gute kommt. Gerne werden die Kosten statt auf die heute lebenden Menschen auch auf zukünftige Generationen geschoben, indem man den noch Ungeborenen eine entsprechende Schuldenlast oder künftige Verpflichtungen aus den Sozialversicherungen überträgt. Insbesondere beinhaltet die volkswirtschaftliche Rendite mindestens den Erhalt, idealerweise sogar die Ausweitung der eingesetzten gesellschaftlichen Ressourcen.

Zur Illustration dienen folgende Beispiele. Mit dem Rentenpaket 2014 hat die Große Koalition die Möglichkeit der Frühverrentung für in der gesetzlichen Rentenversicherung Versicherte geschaffen. Wer 45 Jahre Beiträge zur Rentenversicherung gezahlt hat, kann mit 63 Jahren ohne Abzüge in Rente gehen. Damit werden die Anspruchsberechtigten gegenüber anderen Beitragszahlern besser gestellt, die nur unter Abzügen früher in Rente gehen können. Die angesammelten Rentenanwartschaften der Anspruchsberechtigten werden also höher bewertet als die der anderen Versicherten – zu Lasten der Gesamtheit aller Beitragszahler. Die Politik verspricht sich dadurch Wohlwollen bei den Begünstigten und hofft, dass das Gros der Beitragszahler nicht durchschaut, dass sie für diesen Zweck zur Kasse gebeten werden. Im Fall der Frühverrentung kommt sogar ergänzend ein beträchtlicher volkswirtschaftlicher Schaden hinzu, weil dem Arbeitsmarkt nötige Fachkräfte entzogen werden.

Ähnlich verhält es sich mit der zeitgleichen Ausweitung der Mütterrente auf Mütter, die vor 1992 Kinder bekommen haben. Sie führt zu einer hohen Belastung der Beitragszahler, ohne dass volkswirtschaftlich positive Effekte zu erwarten wären. Die politische Rendite mancher Maßnahmen kann auch negativ ausfallen. So hatte die Umsetzung der Agenda 2010 unter Bundeskanzler Schröder zwar sichtbar positive volkswirtschaftliche Effekte gebracht. Allerdings konnte die damalige Koalition ihre Amtszeit nicht mehr regulär beenden. Es wurden vorzeitig Neuwahlen angesetzt, die zu einer Niederlage der bis dahin regierenden Koalition führte. Die politische Rendite der Agenda 2010 war also in der Rückschau negativ.

Allerdings vermag es keine Regierung, dauerhaft gegen ökonomische Realitäten Politik zu machen. Sollten viele ihrer Maßnahmen zwar eine positive politische Rendite, aber negative ökonomische Rendite erzielen, sägt die Politik an dem Ast, auf dem sie selbst sitzt. Ohne eine produktive Volkswirtschaft werden die Ressourcen fehlen, um politische Maßnahmen finanzieren zu können. Auch erkennt ein Teil der Wählerschaft, dass viele politische Versprechungen und Wohltaten volkswirtschaftliche Kosten nach sich ziehen – selbst wenn sie persönlich vielleicht sogar Nutznießer einer politischen Maßnahme sind. Das dürfte aber nur eine Minderheit sein. Für politische Mehrheiten reicht sie in der Regel nicht.

Die Politik steckt also in dem ständigen Dilemma, kurzfristig für den Machterhalt kostenträchtige Maßnahmen beschließen und umsetzen zu wollen und gleichzeitig langfristig die ökonomische Basis damit nicht zu gefährden. Sie wird daher in der Regel ökonomisch notwendige, aber unpopuläre Maßnahmen nur sehr behutsam angehen. Für die Wählerschaft schmerzhafte Veränderungen wird sie nur in geringer Dosis planen, um den Widerstand klein zu halten bzw. über die Zeit zu strecken. Bestehende Besitzstände wird sie möglichst nicht antasten, weil sonst mit massiven Widerständen zu rechnen wäre. Große Schritte, gar revolutionäre Veränderungen wird sie wegen des damit verbundenen hohen politischen Risikos scheuen.

Dies gilt auch und erst recht für das Gesundheitswesen. Auf bahnbrechende Reformen und „große Würfe" wird man vergeblich warten. Es wird stets in Trippelschritten vorwärts gehen. Zwar kann man ein Ziel auch auf diese Weise ansteuern und irgendwann erreichen. Die Frage ist aber, ob erstens die Zeit dafür reicht und ob zweitens auf dem Weg der kleinen Schritte der eine oder andere effizienzsteigernde Pfad gar überhaupt jemals erreicht werden kann. Man kann zwar in kleinen Schritten „gemütlich" über eine Wiese laufen und hoffnungsvoll aufs Ziel am anderen Ende blicken. Wenn aber ein breiter Bach durch die Wiese führt und man nicht bereit ist, mit Anlauf in einem Satz über eben diesen Bach zu springen, wird man das andere Ende nicht erreichen. Genau das passiert im Gesundheitswesen: Offiziell verkündet die Politik zwar, im Gesundheitswesen könne jeder alles bekommen, inoffiziell aber müssen die Patienten mangels ausreichender Ressourcen oder Produktivität eine Rationierung der Leistungen befürchten oder teilweise bereits in Kauf nehmen.

1.2 Netzwerkmedizin als unternehmerischer Impuls

Wenn die Politik wie oben gezeigt aus strukturellen Gründen, wegen mangelnder Weitsicht und mangelndem politischen Mut nicht dazu in der Lage ist, das deutsche Gesundheitswesen zukunftsfähig zu machen, könnte eine unternehmerische Lösung, wie sie Eugen Münch mit seinem Konzept der Netzwerkmedizin in die Diskussion eingebracht hat, die Antwort sein. Münchs Konzept ist keines, das – wie manche mit Blick auf das US-amerikanische Gesundheitssystem vorschnell urteilen – auf eine simple Deregulierung setzt mit der Folge, dass sich eine Zwei- oder Mehr-Klassen-Medizin verfestigt. Im Gegenteil postuliert das Konzept, allen Menschen den Zugang zu bester Gesundheitsversorgung zu bieten und die mehr oder weniger versteckte Rationierung medizinischer Leistungen, die gerade Versicherte der gesetzlichen Krankenkassen trifft, zu überwinden. Der Grundgedanke des Konzepts ist es, dass Rationierung in Form langer Wartezeiten und ungleicher Zugangsmöglichkeiten zu medizinisch-technischem Fortschritt in einem der vermögendsten Länder der Welt keine Option sein darf. Das Modell setzt auf einen vom Staat regulierten und von den Medien und der Öffentlichkeit kritisch begleiteten Wettbewerb, in dem konsequent die Qualität der medizinischen Leistung belohnt wird und nicht die Menge, wozu das heutige System einen Anreiz setzt. Auch soll der Staat durch kartellrechtliche Vorgaben dafür sorgen, dass ein einzelnes Netzwerk nicht mehr als etwa 15 % des Marktes beherrschen darf und damit der Wettbewerb um Qualität dauerhaft sichergestellt wird.

Die Medizin steht unter einem wachsenden ökonomischen Druck. Zum einen führt der Übergang der geburtenstarken Jahrgänge ins Rentenalter ab der Mitte der 2020er Jahren zu einer steigenden Zahl an Patienten, die altersbedingt mehr Gesundheitsleistungen nachfragen. Gleichzeitig sinkt die Zahl der Beitragszahler ebenso wie die Zahl qualifizierter Fachkräfte im Gesundheitssystem. Hinzu kommen die sinkenden Investitionsfördermittel der Länder. Bleibt das Gesundheitssystem angesichts dieser Entwicklungen unverändert, sind zunächst nur zwei Szenarien denkbar: Entweder wird jeder Nachfrager mit allem versorgt, was medizinisch möglich ist – dann wird das System jedoch wesentlich teurer, entsprechend müssten die Beiträge zur Krankversicherung stark steigen. Scheut die Politik davor zurück, wovon wohl ausgegangen werden kann, müssen die Leistungen noch mehr rationiert werden als das heute bereits der Fall ist. Das alternative dritte Szenario ergibt sich aus dem Netzwerkkonzept. Dabei bilden sich große bundesweite Verbünde von Leistungserbringern, die angeheizt durch einen Qualitätswettbewerb jeweils die Qualitätsführerschaft anstreben. Über die Qualitätsführerschaft erreicht der Verbund eine starke Patientenbindung, mithin ein überdurchschnittlich hohes organisches Wachstum. Dies und eine effektive Steuerung im Netzwerk erhöhen die Produktivität, sodass das Mehr an Patienten und das Mehr an medizinisch Machbarem mit den vorhandenen Ressourcen erbracht werden können.

Ein wesentliches Instrument zur Steigerung der Produktivität ist die bessere Steuerung der Patienten. Allzu oft werden sie schlicht ins nächste Krankenhaus eingewiesen, aber nicht immer in das Krankenhaus, das dafür fachlich, personell und materiell am besten geeignet ist. Konkret: Ist ein Patient eher pflegebedürftig oder kann er unter Einsatz der Telemedizin bei maximaler Qualität auch ambulant betreut werden und dadurch in seinem gewohnten Umfeld bleiben, belegt er kein teures Bett in einer hoch technologisierten Universitätsklinik; ebenso belasten Patienten mit Bagatellkrankheiten unnötig die Notaufnahmen der Universitätskrankenhäuser. Umgekehrt werden zum Beispiel Patienten mit komplexen neurologischen Indikationen oft in ein kleines Krankenhaus der Grundversorgung überwiesen, wo sie nicht so behandelt werden können, wie das dem neuesten Stand der Medizin entspricht.

In der richtigen Zuweisung der Patienten in die dafür geeigneten Häuser und Versorgungsstufen – als ein Angebot an die Patienten – liegt daher ein enormes Effizienzpotenzial, das bis dato nicht systematisch gehoben wird. Durch die bessere Steuerung der Patienten entsprechend dem Schweregrad ihrer Erkrankung werden die Kapazitäten der Krankenhäuser besser ausgelastet bzw. entfallen Leerkosten. Nach wie vor scheint jedoch bei der Zuweisung der Patienten oft die lokale Erreichbarkeit wichtiger zu sein als die Qualität der medizinischen Versorgung, weshalb teure Überversorgung hier und gefährliche Unterversorgung dort heute zum Alltag in vielen Krankenhäusern gehören. Die Erhöhung der Produktivität bedeutet, dass die Krankenhäuser mit den vorhandenen Ressourcen eine größere Leistungsmenge erreichen und höhere Erlöse für zusätzliche Investitionen erzielen können. Der Blick auf diese ökonomischen Realitäten sorgt gleichzeitig für eine bessere medizinische und pflegerische Versorgung der Patienten, weil sie am richtigen, und nicht am nächstgelegenen Ort behandelt werden. Damit sinkt das Risiko fehlerhafter Diagnosen, unnötig teurer Versorgung und mangelhafter Qualität.

Die Verbesserung der Produktivität allein im Krankenhausbereich reicht aber nicht aus. Beim Netzwerkkonzept geht es deshalb um die Etablierung eines Netzes aus aufeinander abgestimmten Versorgungsstufen von ambulanten Versorgungszentren, Grundversorgern und Maximalversorgern. Damit wird deutlich, dass die Netzwerkmedizin nicht per se die stationäre Versorgung favorisiert, sondern eine ganzheitliche Sicht auf die Versorgung einnimmt und wo immer möglich die Ambulantisierung voranbringen soll. Erste Anlaufstelle für den Netz-Patienten ist der ambulante Zugangspunkt. Dort wird er von einem breit ausgebildeten Arzt untersucht, der dank der digitalen Vernetzung der Leistungserbringer bei Bedarf auf die diagnostischen Kapazitäten der nachgelagerten Versorgungsstufen zugreifen kann. So erhöht sich die diagnostische Qualität beim Erstkontakt und ermöglicht eine zielgenaue und bruchlose Weitervermittlung des Patienten an den fachlich geeigneten Spezialisten – unter Berücksichtigung der Qualität, freien Kapazitäten, Wartezeiten und Distanzen. Mit der großen Bedeutung einer erstklassigen, also treffsicheren Diagnose quasi am Eingangsportal des Netzwerks steigt zugleich der Anspruch an die dafür benötigten Ärzte und deren fachlicher Ausbildung. Hieraus kann sich eine Renaissance der Allgemeinmedizin in diesem Kontext ergeben.

Auch ein Angebot an Zweitmeinungen kann in diesem System leicht organisiert werden. Eine elektronische Patientenakte (ePA) stellt dabei sicher, dass Mediziner und autorisiertes Fachpersonal jederzeit auf alle vorliegenden Untersuchungsergebnisse zugreifen kann, unabhängig davon, in welchem Teil des Netzwerkes sich der Patient gerade bewegt. Zudem ermöglicht die ePA, Abläufe effizienter und Services für die Patienten bedienerfreundlicher zu gestalten sowie eine umfassende Versorgungsforschung zu etablieren mit dem Ziel, gute von schlechter Qualität zu trennen. Die Netzwerkmedizin markiert damit den Übergang von der anbieter- zur nachfrageorientierten Medizin.

Zugang zum Netzwerk erhält der Patient durch ein neuartiges Versicherungsangebot: Für eine zusätzliche Versicherungsprämie in geringer Höhe, die im Sinne der Mitarbeiterbindung beispielsweise auch der Arbeitgeber übernehmen kann, erhält der Patient, der weiterhin Mitglied seiner gesetzlichen Krankenversicherung (GKV) bleibt und damit alle Leistungserbringer auch außerhalb des Netzwerks weiterhin als GKV-Versicherter aufsuchen kann, sämtliche Leistungen des Verbundnetzes. Darin enthalten sind zum Beispiel die herkömmlichen Wahlleistungen 1- und 2-Bett-Zimmer und Wahlarztbehandlung. Das Leistungsversprechen enthält außerdem die Garantie für die freie Arztwahl im Netzwerk, für zeitnahe Zusagen für Arzttermine und Großgerätediagnostik, für Zweitmeinungen und zusätzliche Serviceleistungen. Mittelfristig ist denkbar, dass die Zusatzversicherung auch eine Zusage für all jene Leistungen macht, die das herrschende System entgegen aller Dementis mehr oder weniger versteckt rationiert und priorisiert.

Gedacht ist das Netzwerk als ein Medizindienstleister, der ausreichend groß ist, um bundesweit sämtliche Gesundheitsleistungen, darunter ambulante, stationäre und Rehabilitationsleistungen, anzubieten und dabei alle medizinischen Gebiete und Spezialitäten abzudecken. Die Einrichtungen des Verbunds wären so über das ganze Land verteilt, dass kein Patient weiter als eine Autostunde entfernt vom nächsten Eincheckpunkt ins stationäre Verbundnetz wohnt. Aufgrund der Kostenvorteile könnte der Verbund sowohl in medizinischer Hinsicht als auch bei den Serviceleistungen überdurchschnittliche Qualität garantieren. Und er würde dies auch tun wollen, um über eine Qualitätsführerschaft um die Patienten zu werben. Zu den weiteren Nebenbedingungen gehören höchstmögliche Transparenz über die Qualität sowie eine aktive und prominente Rolle von Patientenvertretern, die ein Gegengewicht zum allein durch seine Größe bereits mächtigen Verbund an Leistungserbringern darstellen.

In den folgenden Kapiteln sollen die strukturellen Probleme und Herausforderungen des deutschen Gesundheitswesens analysiert und im Anschluss daran der Aufbau, die Funktionsweise und Finanzierung der Netzwerkmedizin eingehender vorgestellt werden.

2 Herausforderungen

2.1 Trends

Die Medizin steht immer stärker unter dem Einfluss ökonomischer Überlegungen. Während Anfang der 1990er Jahre ökonomische Abwägungen kaum eine Bedeutung hatten, spielen sie mittlerweile eine gewichtige Rolle. Der Grund ist einfach: Die medizinische Leistungsmenge ist seitdem stark gestiegen, die Ressourcen zur Finanzierung und Erbringung derselben jedoch in einem geringeren Ausmaß. Mit anderen Worten: Die Ressourcen werden relativ knapper. Sobald Güter knapper werden, spielt die Ökonomie automatisch eine größere Rolle.

Da in den vergangenen Jahren einerseits das von Krankenhäusern eingesetzte Personal teurer sowie das Kapital knapper geworden ist und andererseits die Preise für Krankenhausleistungen weniger stark gewachsen sind, musste das durchschnittliche Krankenhaus produktiver werden, um Verluste zu vermeiden. Dies wurde durch steigende Patientenzahlen sowie durch Verbesserungen bei den betrieblichen Abläufen und Strukturen erreicht. Es stellt sich aber die Frage, ob und in welchem Maße in Zukunft noch weiter nennenswerte Produktivitätsverbesserungen möglich sind.

Verlässt man diese betriebswirtschaftliche Ebene und geht über auf die volkswirtschaftliche Ebene, wird ersichtlich, dass in den kommenden Jahren und Jahrzehnten sogar ein enormer Produktivitätsfortschritt erzielt werden muss. Denn die Nachfrage nach Gesundheitsleistungen wird aufgrund der Alterung der Bevölkerung weiterhin wachsen. Nachfragesteigernd dürfte außerdem der medizinisch-technische Fortschritt wirken. Gleichzeitig wird die Zahl der jüngeren Menschen abnehmen – und damit sowohl die Zahl derjenigen, welche die Gesundheitsleistungen finanzieren, als auch die Zahl der Nachwuchskräfte in den Kliniken und Praxen. Personal wird knapper und damit teurer. Bei Fortschreibung des Status quo steigt mithin der Rationierungsdruck. Abbildung 1 stellt die Veränderung der Bevölkerungszahlen verschiedener Altersklassen dar. Besonders im Laufe der 2020er Jahre weitet sich die Kluft zwischen der Zahl älterer und jüngerer Menschen, weil die geburtenstarken Jahrgänge in Rente gehen.

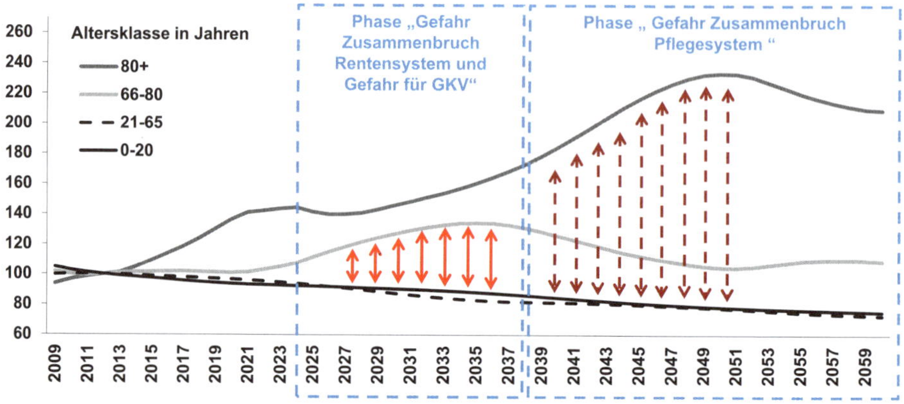

Abb. 1: Bevölkerung nach Altersklassen

2009 bis 2060; 2012 = 100

Quelle: Eigene Darstellung auf Basis von Statistisches Bundesamt (Hrsg.): 12. Koordinierte Bevölkerungsprognose Variante 1-W2. 2011.

Nach Untersuchungen des Instituts der deutschen Wirtschaft Köln (IW)[3] finden zahlreiche Unternehmen kein geeignetes Personal für freie Stellen. Demnach gab es im September 2014 in 139 von 615 Berufsgruppen in Deutschland nicht genügend Fachkräfte. Besonders im Bereich „Gesundheit, Soziales und Bildung“ sowie „Bau- und Gebäudetechnik“ fehle es an qualifizierten Arbeitskräften. Laut der Untersuchung wird sich der Fachkräftemangel in den nächsten Jahren aufgrund des demografischen Wandels weiter verschärfen. Ein besonderer Engpass wird in der Gesundheitsbranche erwartet, weil hier erschwerend der steigende Bedarf an Fachkräften durch die nachfragesteigernde Alterung der Gesellschaft hinzukommt. Der geodemografische Wandel verstärkt in einigen ländlichen Regionen die hier beschriebenen Probleme zusätzlich (siehe nächster Abschnitt). Wegen sinkender öffentlicher Investitionsfördermittel der Länder wird außerdem Kapital knapper.

Ein einfacher Weg, um der sich anbahnenden Kluft zwischen steigender Nachfrage und schrumpfender Finanzierungsbasis entgegenzutreten, ist die Erhöhung der Beitragssätze zu den Sozialversicherungen. Für die Pflegeversicherung wurde bereits zum 1.1.2015 eine nennenswerte Beitragssatzerhöhung von 0,3 Prozentpunkten vorgenommen. Weitere sollen folgen. Für die Beitragssätze in der Gesetzlichen Krankenversicherung geht der Trend mittel- und langfristig ebenfalls nach oben. Augurzky und Felder (2013)[4] gehen davon aus, dass der durchschnittliche Beitragssatz zur GKV von derzeit 15,5 % auf 22,4 % bis 2040 ansteigt. Dabei

3 Greive: Fachkräftemangel ist jetzt schon dramatisch. In: Die Welt v. 1.1.2015. Online: http://www.welt.de/wirtschaft/article135924717/Fachkraeftemangel-ist-jetzt-schon-dramatisch.html [abgerufen am 5.1.2015].

4 Augurzky/Felder: Volkswirtschaftliche Kosten und Nebenwirkungen einer Bürgerversicherung. RWI Materialien Nr. 75. 2013.

sind gesamtwirtschaftliche Rückkopplungseffekte und unter anderem ein wachsendes Bruttoinlandsprodukt bereits berücksichtigt. Die Gesetzliche Rentenversicherung hat derzeit aufgrund weniger Neurentner noch eine „Verschnaufpause". Jedoch führt das 2014 beschlossene Rentenpaket zu sehr hohen Belastungen für die Rentenversicherung, die mittelfristig unweigerlich zusätzlich zu höheren Beitragssätzen führen werden.

Für die Politik ist eine Beitragssatzerhöhung bei einer älter werdenden Gesellschaft, d. h. Wählerschaft, ein bequemer Weg, weil sie dadurch einer immer größer werdenden Wählerschaft nicht besonders wehtun muss und nur eine in die Minderheit abdriftende Wählerschaft der Erwerbstätigen belastet. Langfristig führt diese Politik jedoch in eine gefährliche Abwärtsspirale. Zwar verlieren die Erwerbstätigen an Gewicht bei Wahlen und damit in den Parlamenten. Sie gewinnen jedoch deutlich an ökonomischem Gewicht. Da Erwerbstätige knapper werden, werden sie „wertvoller". Damit verteuern sich vor allem Dienstleistungen, die unter anderem wiederum von älteren Menschen nachgefragt werden. Am Ende müssen die älteren nicht-erwerbstätigen Konsumenten schlichtweg so viel mehr für ihre nachgefragten Güter und Dienstleistungen zahlen, bis die jüngeren Erwerbstätigen das durch höhere Beitragssätze für die Sozialversicherungen sinkende Nettogehalt - zumindest teilweise - wieder durch Lohnsteigerungen wettgemacht haben.

Der Politik wird es kaum gelingen, diesen Kreislauf zu durchbrechen. Es handelt sich um ein Pingpong-Spiel zwischen demokratischen Mehrheiten in den Parlamenten und ökonomischen Realitäten. Es kommt zu einem schleichenden Auseinanderdriften von Wunsch und Realität: Offiziell „verkauft" die Politik der Wählerschaft die Erfüllung ihrer Wünsche. In der Welt relativ knapper werdender Ressourcen aber unterbleibt ihre Erfüllung. Die Folge ist, dass die Leistungserbringer, darunter Krankenhäuser, in Sippenhaft genommen werden, wenn sie die von der Politik an sie formulierten Wünsche nicht mit den ihnen zur Verfügung gestellten Ressourcen erfüllen. Es kommt zu einer versteckten Rationierung, insofern als nicht mehr alles medizinisch Machbare auch erbracht werden kann.

Abbildung 2 stellt schematisch das Dilemma bei Fortschreibung des Status quo („keine Anpassungen" = 0) dar. Die vorhandenen Ressourcen, insbesondere qualifiziertes Personal, gehen relativ zur Nachfrage zurück. Zwar ist weiterhin eine steigende Produktivität anzunehmen. Sie dürfte aber nicht ausreichen, um das bestehende Angebot (relativ zur Nachfrage) in vollem Umfang aufrechtzuerhalten. Es kommt zu einer (relativen) Reduktion des Angebots an Gesundheitsleistungen. Gleichzeitig steigt die Nachfrage nach Gesundheitsleistungen überproportional. Die gestrichelte rote Linie in der Abbildung deutet schematisch an, dass die Nachfrage nicht befriedigt werden kann, d. h. dass es zu einer Rationierung kommt.

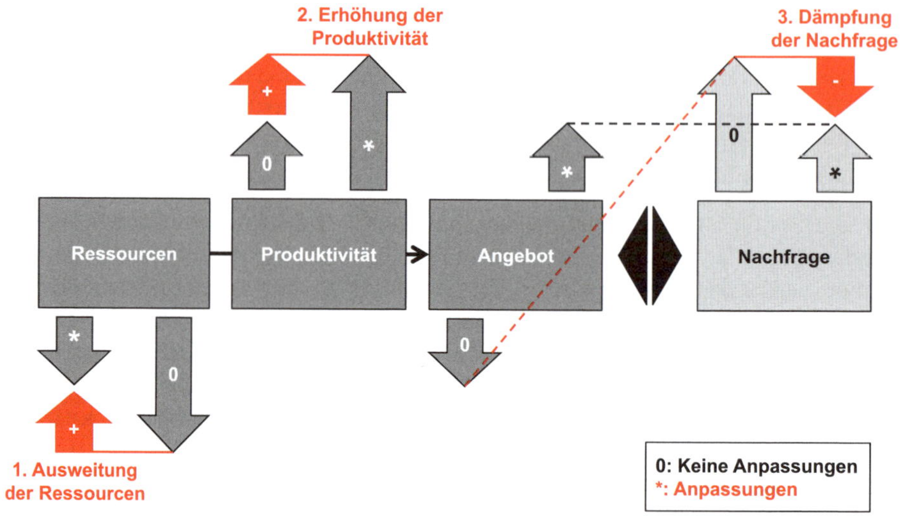

Abb. 2: Dilemma

Graue Figuren: Fortschreibung des Status quo. Rote Figuren: Anpassungsnotwendigkeiten

Quelle: Eigene Darstellung.

Es sind also Mittel und Wege zu suchen (in der Grafik „Anpassungen“ = *), um erstens die Ressourcen auszuweiten, zweitens die Produktivität noch stärker zu steigern und drittens das Nachfragewachstum zu dämpfen. Die Frage ist, wie man an diesen drei „Hebeln“ ansetzen kann, um das Gewünschte zu erreichen. Zunächst gilt es, alle Anstrengungen zu unternehmen, um die gesamtwirtschaftlichen Ressourcen auszuweiten. Hierunter fallen Maßnahmen wie hochwertige Bildung, Aus- und Weiterbildung, qualifizierte Zuwanderung, Investitionen bzw. ein investitionsfreundliches Klima, Erhöhung des Renteneintrittsalters und generell eine Erhöhung der Erwerbstätigkeitsquote. Mit dem Rentenpaket und anderen politischen Maßnahmen 2014 hat die Politik zunächst die gegenteilige Richtung eingeschlagen.

Zur Dämpfung des Nachfragewachstums ist verstärkt auf Prävention zu setzen. Zur Vermeidung von Behandlungen mit geringem oder keinem medizinischen Nutzen für die Patienten oder zur Nutzung alternativer kostengünstigerer Methoden ist die Indikationsqualität zu erhöhen. Dazu ist das Vergütungssystem entsprechend anzupassen.

Eine große Bedeutung kommt der Eigenbeteiligung der Patienten zu. Auch sie müssen bei elektiven Leistungen ein Interesse an deren Kosten-Nutzen-Verhältnis haben. Eine soziale Schieflage ist dabei nicht zu erwarten, weil jede Eigenbeteiligung bei der Überschreitung gewisser Grenzen einkommensabhängig ausgestaltet werden kann. Ohnehin besitzt aber die Zielgruppe der älteren Menschen ein höheres Vermögen als jüngere und ist deutlich seltener vermögens- und einkommensarm.[5] Eine Umfrage der Genossenschaftlichen Finanzgruppe Volksbanken Raiffeisenbanken (2014)[6] hat außerdem ergeben, dass 53 % der befragten über 50-Jährigen ganz sicher oder wahrscheinlich im Bereich Gesundheits- und Pflegeleistungen investieren werden. Dies waren 6 Prozentpunkte mehr als 2013, und es war der höchste Wert verglichen mit anderen Investitionsoptionen.

Die Erhöhung der Produktivität bedeutet schließlich, dass mit den vorhandenen Ressourcen eine größere Leistungsmenge erreicht wird. Auf der einzelbetrieblichen Ebene wurde hier in den vergangenen Jahren schon viel erreicht. Manche Krankenhäuser sind diesbezüglich sehr gut aufgestellt, andere haben noch einen Teil dieses Weges vor sich (siehe folgendes Unterkapitel). Die Verbesserung der Produktivität allein auf der betrieblichen Ebene wird jedoch nicht genügen. Vielmehr müssen die nächsten Schritte eine Optimierung auf der Verbundebene und sektorenübergreifend sein. Gerade Fixkostenprobleme kleinerer Krankenhäuser mit einer geringen Leistungsmenge können nur auf der Verbundebene, möglicherweise sogar nur sektorenübergreifend gelöst werden.

2.2 Die Situation der Krankenhäuser

Die Krankenhausdichte in Deutschland ist zwar hoch, die durchschnittliche Größe eines Krankenhauses dagegen gering. Mithin fallen die Vorhalteleistungen in Deutschland in der Summe hoch aus. Damit zum Teil zusammenhängend fällt der Grad an Spezialisierung moderat aus. Statt auf ein schlankes spezialisiertes Leistungsangebot zu setzen, bieten viele Häuser ein breites Portfolio an Leistungen an. Hinzu kommt ein oft nicht optimales „Matching" von Angebot und Nachfrage, d. h. dass der Patient in dem für ihn passenden Krankenhaus behandelt wird. Gleichzeitig sind die Krankenhäuser im Durchschnitt unterkapitalisiert, d. h. ihre Unternehmenssubstanz ist gering, und es liegt ein nennenswerter Investitionsstau vor.[7] Ein hoher Anteil des Sachanlagevermögens ist bereits stark abgeschrieben. Dies kann negative Konsequenzen für die Wirtschaftlichkeit haben. Der jährliche Investitionsbedarf der Krankenhäuser (ohne Universitätskliniken) wird auf rund 5,3 Milliarden EUR geschätzt, das Doppelte des derzeitigen Fördervolumens der Länder. Geht man von einem nötigen Kapitaleinsatz von 75 Cent Sachanlagevermögen je EUR Erlös aus, ergibt sich mittlerweile ein bundesweit kumulierter Investitionstau in Höhe von mindestens 12 Milliarden EUR.

---

5 DIW Berlin: DIW Wochenbericht Nr. 4/2009.

6 Genossenschaftlichen Finanzgruppe Volksbanken Raiffeisenbanken: Studie Liquidität 50Plus. Befragung. Abruf über: http://www.faz.net/aktuell/finanzen/meine-finanzen/geld-ausgeben/generation-50plus-jeder-zweite-ueber-50-will-in-seine-gesundheit-investieren-13285004/infografik-studie-50plus-13285143.html [abgerufen am 6.1.2015].

7 Augurzky et al.: Krankenhaus Rating Report 2015 – Bad Bank für Krankenhäuser – Krankenhausausstieg vor der Tür? 2015.

Auch ist der Krankenhausbetrieb wirtschaftlich schwach aufgestellt. Seit einigen Jahren ist die Lage der Krankenhäuser angespannt. 2013 wiesen 16 % der Häuser eine erhöhte Insolvenzgefahr auf. Die durchschnittliche Ausfallwahrscheinlichkeit ist von 0,77 % im Jahr 2010 auf 1,33 % bis 2013 gestiegen (Abbildung 3). 30 % der Krankenhäuser schrieben 2013 auf Konzernebene einen Jahresverlust. 2010 waren es nur 18 %. Lediglich 56 % der Krankenhäuser waren 2013 voll investitionsfähig. Viele Häuser können manche effizienzverbessernden Maßnahmen mangels Investitionskraft nicht umsetzen. Hohe Marktaustrittsbarrieren verhindern schließlich die Schließung eines wirtschaftlich defizitären und nicht versorgungsnotwendigen Krankenhauses. Die hohen Austrittsbarrieren ergeben sich aufgrund lokalpolitischer Interessenslagen.

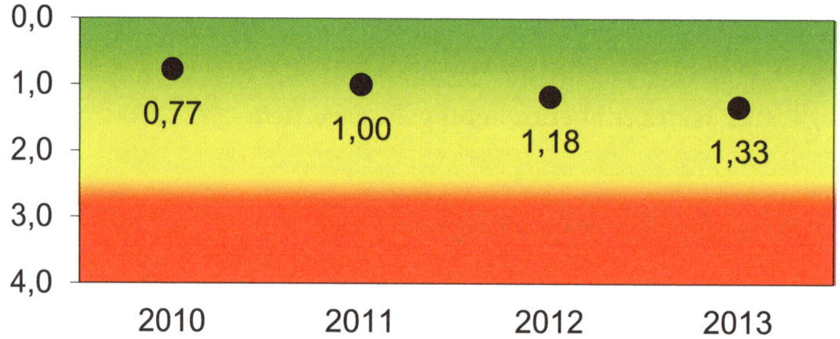

Abb. 3: Durchschnittliche Ausfallwahrscheinlichkeit

2010 bis 2013; in %

Quelle: Augurzky et al. (2015).

Interessanterweise ist die wirtschaftliche Lage der Krankenhäuser in den Neuen Bundesländern seit Jahren am besten. Am schwierigsten war sie 2013 in Niedersachen/Bremen, Baden-Württemberg, Bayern und Hessen. Gründe dafür dürften die deutlich bessere Kapitalausstattung in den Neuen Bundesländern und die im Vergleich zu den Alten Bundesländern vorteilhafteren Krankenhausstrukturen sein. Dort sind im Durchschnitt weniger, aber größere Kliniken zu finden, was zu relativ günstigeren Vorhaltekosten führt. Abbildung 4 zeigt die Zahl der Krankenhäuser je 10 Millionen Einwohnern im Jahr 2013.

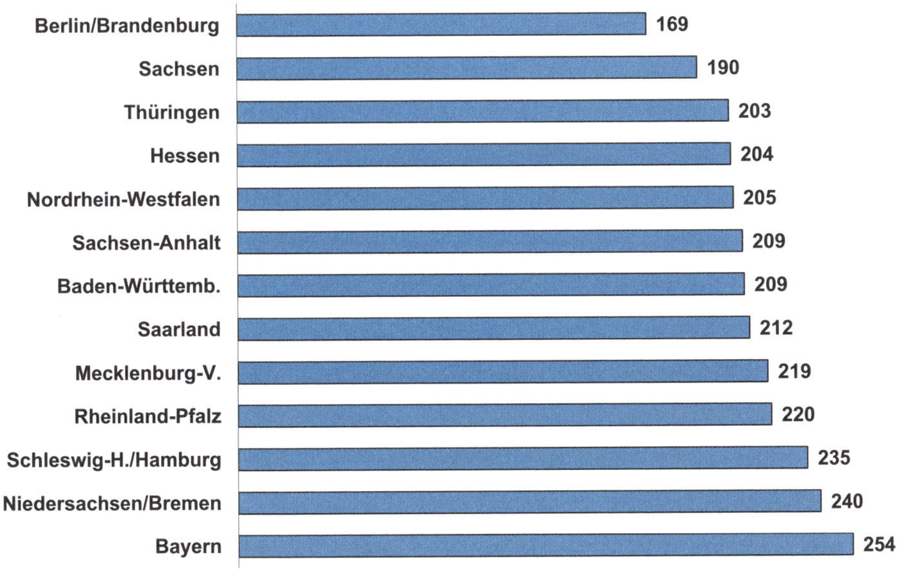

Abb. 4: Anzahl Krankenhäuser[8]

2013; je 10 Mio. Einwohner

Quelle: Eigene Analyse auf Grundlage des Krankenhausverzeichnisses des Statistischen Bundesamts 2015.

Bei Fortschreibung des Status quo, unter Berücksichtigung von Preis-, Mengen- und Lohnentwicklungen sowie unter Berücksichtigung der geplanten Maßnahmen des Krankenhausstrukturgesetzes ab 2016, würde der Anteil der Krankenhäuser mit erhöhter Insolvenzgefahr bis 2020 weiter auf rund 20 % steigen. Bei einem jährlichen Produktivitätsfortschritt von 0,8 % oder bei einem Marktaustritt von wirtschaftlich schwachen Häusern könnte sich dagegen die Lage langfristig bessern. Die Frage ist jedoch, wie neben Marktaustritten nennenswerte Produktivitätsverbesserungen erreicht werden können.

2.3 Geodemografischer Wandel und ländliche Versorgung

Besonderes Augenmerk verdient die Versorgung in ländlich geprägten Gebieten. Zwar ist auch dort eine geringere Krankenhausdichte vielfach noch nicht versorgungsgefährdend, in manchen Fällen ist dies jedoch nicht auszuschließen. Nach Einschätzung der von BDO und DKI 2014 befragten Krankenhäuser sind in fast jeder zweiten ländlichen Region nicht ausreichend viele Hausärzte und in 38 % der Fälle nicht ausreichend viele Fachärzte vorhanden. Im Jahr 2014 meldeten 44 % der ländlichen Krankenhäuser Schwierigkeiten, offene Arztstellen

8 Anmerkung: Es handelt sich um Universitätsklinika, Plankrankenhäuser und Krankenhäuser mit Versorgungsvertrag.

zu besetzen. Bei den anderen Berufsgruppen ist die Situation etwas entspannter. Auffällig ist der Bereich der Intensivpflege, bei der fast 30 % der ländlichen Krankenhäuser Probleme mit der Besetzung offener Stellen melden. In Krankenhäusern mit Stellenbesetzungsproblemen sind im Mittel rund 5 % der ärztlichen Stellen, 10 % in der Intensivpflege sowie im nicht-ärztlichen Anästhesie- und OP-Dienst und etwa 6 % der Pflegestellen unbesetzt.[9] Gleichzeitig ist vermehrt zu beobachten, dass die ambulante Notfallversorgung durch Arztpraxen nicht in ausreichendem Maße stattfindet oder von den Patienten nicht angenommen wird und deshalb die Notfallambulanzen in vielen Krankenhäusern übermäßig in Anspruch genommen werden. Für diesen Ansturm sind sie jedoch nicht immer ausgerüstet bzw. ausreichend finanziert. Umgekehrt könnten manche stationären Fälle auch ambulant erbracht werden, was aber wegen unterschiedlicher Budgettöpfe unterbleibt.

Die Alterung der Bevölkerung wird außerdem insgesamt zu einer steigenden Nachfrage nach Krankenhausleistungen führen. In manchen Regionen kann der Alterungseffekt jedoch durch einen starken Bevölkerungsrückgang überkompensiert werden, so dass Patientenzahlen lokal sinken können (Abbildung 5). Dies führt zu sinkenden Auslastungen und relativ höheren Vorhaltekosten. Auch deshalb ist davon auszugehen, dass die Krankenhausinfrastruktur in den betroffenen Gebieten nicht in ihrem heutigen Umfang aufrechterhalten werden kann.

9 BDO AG/Deutsches Krankenhausinstitut e. V.: Ländliche Krankenhausversorgung heute und 2020. 2014.

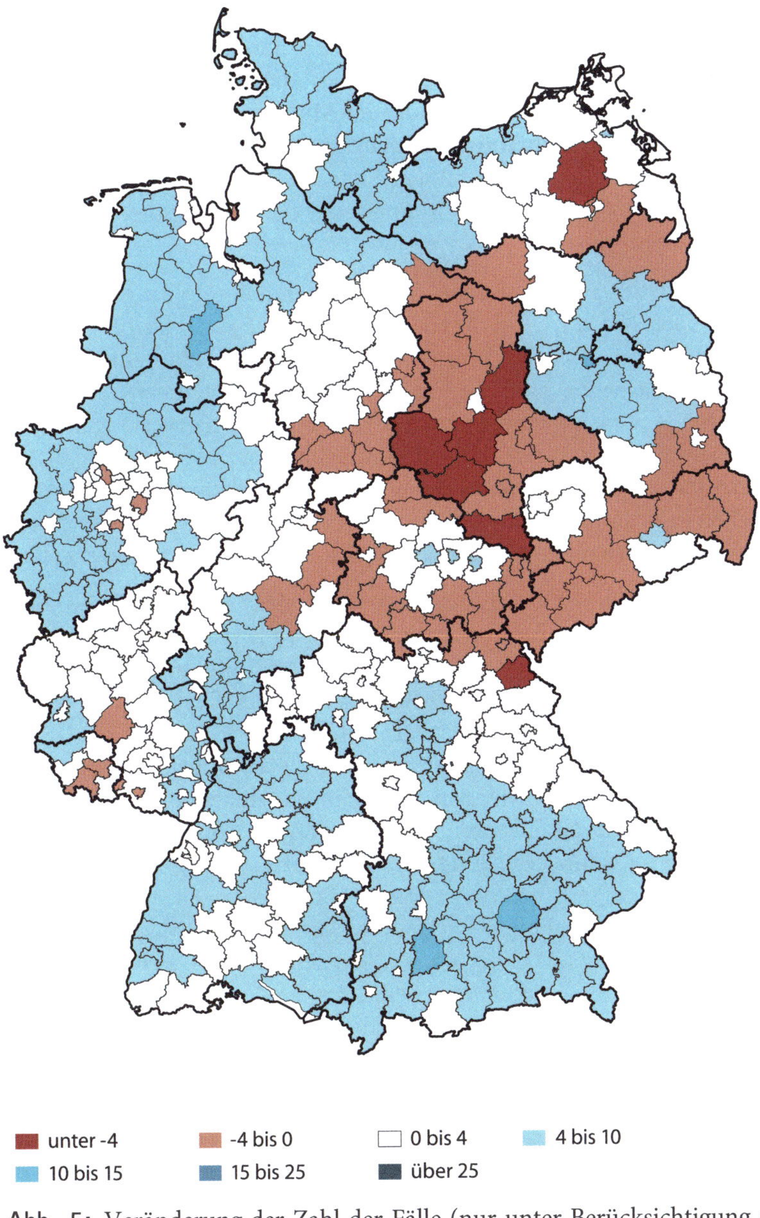

Abb. 5: Veränderung der Zahl der Fälle (nur unter Berücksichtigung der demografischen Entwicklung)[10]

2013 bis 2020; in %

Quelle: Augurzky et. al (2015).

10 Anmerkung: Veränderung der Zahl der Fälle bei konstanten Prävalenzraten ohne ambulantem Potenzial.

Daraus ergibt sich, dass – neben klar definierten Sicherstellungszuschlägen – für ländliche Gebiete neue Versorgungskonzepte dringend nötig sind. Einerseits müssen auf dem Land durch eine stärkere Zentralisierung die Wirtschaftlichkeit und die Qualität des medizinischen Angebots gehalten werden. Andererseits gilt es, die Erreichbarkeit des ländlichen Angebots weiterhin zu gewährleisten. Hierzu muss die Versorgung zwingend sektorenübergreifend erfolgen. Insbesondere auch die ambulante und stationäre Notfallversorgung sowie der Rettungsdienst sind aus einer Hand zu gestalten.

Zwar steigt die Zahl der Medizinischen Versorgungszentren, die Einzelpraxis dominiert jedoch nach wie vor. Und obwohl sich über eine solch kleinteilige und damit teure Struktur eine große Fläche gut versorgen ließe, ist eher eine Clusterbildung von Praxen zu beobachten. In ländlich geprägten Regionen mit einem außerdem geringen Anteil an Privatversicherten ist eine Unterversorgung mit ambulanten Leistungen festzustellen. In Ballungsgebieten mit einem hohen Privatversichertenanteil dagegen eine Überversorgung. Sundmacher und Ozegowski[11] kommen in einer Studie zu dem Ergebnis, dass die regionale Ärztedichte signifikant positiv mit dem regionalen Anteil der PKV-Versicherten korreliert.

In Zukunft dürfte es noch schwieriger werden. Wie eine Analyse des Bundesinstituts für Bau-, Stadt- und Raumforschung (BBSR) von 2015 zeigt[12], sind vor allem viele ostdeutsche Regionen bereits seit vielen Jahren und auch in Zukunft von enormen Bevölkerungsverlusten betroffen; aber auch Regionen in Westdeutschland (z. B. Nordhessen, Südwestpfalz und Oberfranken) leiden unter dieser Entwicklung (Abbildung 6). Dabei zeigt sich die eigentliche Problematik schrumpfender Räume erst, wenn man nicht allein die sinkende Zahl der Einwohner betrachtet, sondern das Zusammenspiel mit anderen Parametern wie die selektive Abwanderung qualifizierter junger Arbeitskräfte, nicht gelingende Integration von Zuwanderern, negative ökonomische Entwicklungen, hohe Arbeitslosigkeit, sinkende kommunale Finanzspielräume, Auflösung der Stadtgestalt und Ausdünnung der Versorgung mit Gütern und Dienstleistungen. Das BBSR spricht von einer „Abwärtsspirale“ sich gegenseitig verstärkender Prozesse:

„Schrumpfung kommt einer Negativspirale gleich. Die Bevölkerung nimmt ab, weil immer mehr Menschen fortziehen – vor allem weil Arbeitsplätze fehlen. Weniger Einwohner und ein mangelhaftes Arbeitsplatzangebot bedeuten eine sinkende Kaufkraft und zurückgehende Steuereinnahmen. Wenn immer weniger Geld investiert werden kann, verstärkt das den negativen Trend.“

---

11 Sundmacher/Ozegowski: Regional Distribution of Physicians: the Role of Comprehensive Private Health Insurance in Germany. In: European Journal of Health Economics (im Erscheinen).

12 Bundesinstitut für Bau-, Stadt- und Raumforschung: Wachsen oder schrumpfen? BBSR-Analysen KOMPAKT 12/2015. Online: http://www.bbsr.bund.de/BBSR/DE/Veroeffentlichungen/AnalysenKompakt/2015/DL_12_2015.pdf?__blob=publicationFile&v=3 [abgerufen am 25.9.2015].

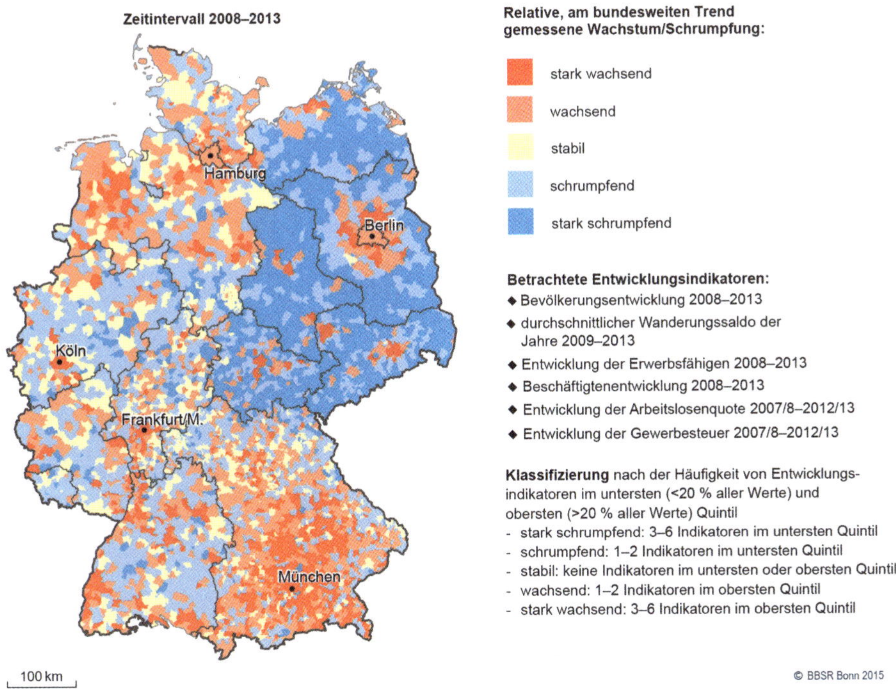

Abb. 6: Wachsende und schrumpfende Städte und Gemeinden im Zeitvergleich 2008 bis 2013
Quelle: BBSR (2015).

Einer dieser „mehrdimensionalen Prozesse", der vor allem relevant für die Gesundheitsversorgung ist, ergibt sich aus der Tatsache, dass sich aus schrumpfenden Räumen in stärkerem Maße die Jüngeren verabschieden. Zurück bleiben die Älteren, die relativ mehr ärztliche und pflegerische Leistungen nachfragen. „*In schrumpfenden Städten und Gemeinden steigt der Anteil der älteren Bevölkerung proportional stärker als in wachsenden*", so das BBSR. Lag der Bevölkerungsanteil der über 50-Jährigen im Jahr 2000 noch bei rund 35 %, war 2013 in stark schrumpfenden Gemeinden bereits fast jeder zweite Bürger 50 Jahre oder älter, während sich der Anteil dieser Altersgruppe in wachsenden und stark wachsenden Räumen gegenüber dem Jahr 2000 nur leicht erhöhte. Entsprechend verlieren in den schrumpfenden Gemeinden proportional alle jüngeren Altersgruppen an Gewicht: Dort ist nicht mehr jeder dritte Bürger 30 Jahre oder jünger, sondern nur noch jeder vierte; in den stark wachsenden Gemeinden blieb der Anteil dieser Altersgruppe in den Jahren zwischen 2000 und 2013 dagegen nahezu konstant, bedingt durch den hohen Zuzug an 18- bis unter 30-Jährigen. Und weil auch die Generation der 30- bis unter 50-Jährigen als Übergangs- und Bindeglied zwischen den Jüngeren und den Älteren schwindet, treffen in den schrumpfenden Räumen zwei Generationen mit sehr unterschiedlichen Erfahrungen und Lebenskonzepten aufeinander. Das legt die Vermutung nahe, dass solche Räume gerade für jene mittlere Generation, die zum Beispiel als Arzt oder als Vertreter eines anderen Gesundheitsberufs nach neuen beruflichen Perspektiven sucht, nur wenig attraktiv sind.

Wichtig erscheint in diesem Zusammenhang außerdem, dass sich in den Regionen mit Bevölkerungsverlusten nicht nur die Generationenverhältnisse verschieben, sondern auch die Geschlechterproportionen. *„Ähnlich schwierig und bisher noch nicht in seiner Tragweite gänzlich erforscht sind die Verschiebungen hinsichtlich der Geschlechter. Aufgrund der höheren Abwanderungsrate der 18- bis unter 25-jährigen Frauen aus ländlichen und schrumpfenden Regionen und Gemeinden herrscht in diesen Kommunen ein starkes Geschlechterungleichgewicht.“* Auch diese Erkenntnis dürfte die wohnortnahe ambulante und pflegerische Versorgung zusätzlich erschweren.

Zwar hat sich die Arztdichte nach Daten des Statistischen Bundesamtes und der Bundesärztekammer seit 1980 mehr als verdoppelt und steigt jedes Jahr weiter an. Im internationalen Vergleich nimmt Deutschland damit einen der Spitzenplätze ein. *„Nach Maßstab der heutigen Bedarfsplanung für niedergelassene Ärzte liegt insgesamt kein Mangel vor, eher das Gegenteil ist der Fall“*, heißt es im Ärzteatlas 2015 des Wissenschaftlichen Instituts der AOK: *„Über alle Arztgruppen hinweg wird das Plansoll bundesweit um fast ein Drittel übertroffen. Dabei liegt der Gesamtversorgungsgrad bei sämtlichen Arztgruppen deutlich über dem Soll.“* Selbst im hausärztlichen Bereich ergebe sich bundesweit ein Gesamtversorgungsgrad von 110,4 %. Allerdings zeigten sich gerade in diesem Bereich zum Teil enorme regionale Unterschiede: *„Einer Unterversorgung oder drohenden Unterversorgung in einigen Landstrichen steht eine deutliche Überversorgung insbesondere in Ballungsgebieten und für Ärzte attraktiven Regionen gegenüber.“* Zusammenfassend stellt das AOK-Institut fest, dass es bei den niedergelassenen Ärzten keinen Mangel gebe, sondern ein Verteilungsproblem: *„Dies schafft Probleme, denn die Überversorgung bindet Ressourcen, die in anderen Regionen fehlen.“*[13]

Diese zunehmende Verteilungsproblematik zeigt sich auch in einer Umfrage der Universität Trier im Jahr 2014 unter rund 11.500 Medizinstudenten im Auftrag der Kassenärztlichen Bundesvereinigung (KBV). *„Wo wollen Sie auf keinen Fall arbeiten, wenn Sie Ihren späteren Arbeitsort völlig frei wählen könnten?“*, fragten die Forscher. Als „No-Go-Areas“ stehen an erster Stelle der Antworten Orte mit weniger als 2.000 Einwohnern (46 %). Die Ablehnung wird umso schwächer, je größer die potenziellen zukünftigen Arbeitsorte werden und ist am geringsten bei Zentren mit 100.000 bis 500.000 Einwohnern – dort wollen nur 8 % der Befragten auf keinen Fall arbeiten. Nur bei Ballungsräumen mit mehr als 500.000 Einwoh-

13 Wissenschaftliches Institut der AOK: Ärzteatlas 2015. Daten zur Versorgungsdichte von Vertragsärzten. 2015. Online: http://www.wido.de/fileadmin/wido/downloads/pdf_ambulaten_versorg/wido_amb_pub-aerzteatlas2015_0615.pdf [abgerufen am 25.9.2015].

nern steigt die Ablehnung wieder auf 16,5 % an.[14] Doch genau in diesen von den angehenden Ärzten gemiedenen Gegenden im ländlichen Raum zeigt sich der demografische Wandel in Form eines wachsenden Durchschnittsalters besonders deutlich. Umso wichtiger wären dort Hausärzte, die sich dem altersbedingt erweiterten Aufgabenspektrum (chronische Krankheiten, Multimorbidität, Palliativmedizin, Langzeitbetreuung, wohnortnahe Versorgung etc.) widmen und ihre Patienten als Koordinator, System-Lotse und Berater unterstützen.

Ein Schlaglicht auf die demografische Situation und die damit verbundene Versorgungslage im ländlichen Raum wirft das Beispiel Büsum. Die 5.000-Einwohner-Gemeinde im schrumpfenden schleswig-holsteinischen Landkreis Dithmarschen[15] hat in jüngster Zeit für einige Schlagzeilen gesorgt. Der Grund: Der Hafenort an der Nordsee will Anfang 2016 das erste kommunale Ärztezentrum in Deutschland eröffnen – eine Gemeinschaftspraxis mit Ärzten, die bei der Kommune angestellt sind. Der Anlass dafür kam nicht über Nacht, sondern ist seit Langem absehbar und längst nicht nur an der Nordseeküste gegeben: Mehr als die Hälfte der Büsumer ist älter als 60 Jahre, und ältere Menschen gehen häufiger zum Arzt als jüngere; weil aber auch die Ärzte älter werden – die fünf Büsumer Hausärzte sind im Schnitt 63, und einige von ihnen wollen in den nächsten Jahren in Rente gehen – bestand in der Gemeinde dringender Handlungsbedarf. Bald nur noch drei oder zwei Hausärzte für die 8.000 Menschen in Büsum und Umland sind zu wenig, erst recht dann, wenn im Sommer tausende von Feriengästen in die Gegend kommen. Die Gemeinde will deshalb nun ein Haus kaufen, in dem sich schon jetzt Arztpraxen befinden, und dort eine Gemeinschaftspraxis einrichten; eine neu gegründete kommunale Betreibergesellschaft soll den Ärzten die bürokratische Arbeit weitgehend abnehmen.[16] Ein solches Modell, so hoffen die Initiatoren, sei gerade für jüngere Ärzte und vor allem Ärztinnen attraktiv, die nicht mehr unbedingt den unternehmerischen Einzelkämpfer geben wollen wie frühere Ärztegenerationen, und die stattdessen den Angestelltenstatus mit geregelten Arbeitszeiten und Teilzeitmöglichkeiten schätzen, eingebettet in ein größeres Team, das eine bessere Balance zwischen Arbeit und Familie verspricht.

Das ungewöhnliche Konzept ist möglich, seit das 2012 in Kraft getretene Gesetz zur Verbesserung der Versorgungsstrukturen in der gesetzlichen Krankenversicherung (GKV-VStG) mehrere Maßnahmen für die wohnortnahe und flächendeckende Versorgung auf den Weg brachte, darunter unter bestimmten Bedin-

14 Kassenärztliche Bundesvereinigung (Hrsg.): Berufsmonitoring Medizinstudenten 2014. Ergebnisse einer bundesweiten Befragung. Berlin 2015. Online: http://www.kbv.de/media/sp/2015_04_08_Berufsmonitoring_2014_web.pdf [abgerufen am 25.9.2015].

15 Dithmarschen. Das offizielle Kreisportal. Online: http://www.dithmarschen.de/Neues-erfahren/Aktuelle-Kreis-Themen/index.php?La=1&NavID=2046.150&object=tx%7c2046.5469.1&kat=&kuo=2&sub=0 [abgerufen am 12.9.2015].

16 Albrecht: Lockruf der Provinz. In: Die Zeit 32/2015 v. 6.8.2015. Online: http://www.zeit.de/2015/32/landarzt-aerztemangel [abgerufen am 12.9.2015].

gungen auch die Zulassung neuer Träger zur ambulanten Versorgung.[17] Im Landkreis Dithmarschen überlegen inzwischen auch weitere Gemeinden, dem Beispiel Büsum zu folgen, die Kassenärztliche Vereinigung Schleswig-Holstein und weitere Partner stellen Fördergelder zur Verfügung (wie auch andere KVen in anderen Bundesländern).[18] Das Beispiel Büsum zeigt aber auch, wie langsam sich Veränderungen im deutschen Gesundheitswesen vollziehen, wenn man bedenkt, dass eine rechtlich seit 2012 mögliche Lösung für die gefährdete Versorgung im ländlichen Raum so zögerlich ergriffen wird. Ein anderer, größere Kreise ziehender Ansatz dafür wäre das Konzept der Netzwerkmedizin.

2.4 Digitalisierung

Der A380 von Miami nach Frankfurt hat gerade seine Reiseflughöhe erreicht, als sich eine Stimme aus dem Cockpit meldet: *„Ist ein Arzt an Bord?"* Dr. Sebastian Krolop ist Arzt und Notarzt, aber als Unternehmensberater praktiziert er schon seit einigen Jahren nicht mehr; deshalb zögert er kurz, um einem aktiven Kollegen den Vortritt zu lassen. Keiner meldet sich, und so lässt sich Krolop von der Stewardess zu dem Passagier führen, der ärztliche Hilfe braucht. Es ist eine junge, allein reisende Frau, die scheinbar einen epileptischen Anfall erlitten hat. Als sie wieder ansprechbar ist, erfährt Krolop, dass sie im vierten Monat schwanger ist. Die Kommunikation mit ihr ist schwierig, sie kommt aus einem arabischen Staat und spricht kaum Englisch. Ihre Handtasche ist voller Medikamente, deren Beschriftung und Beipackzettel in arabischer Sprache Krolop nicht lesen kann. Die Durchsage im Flugzeug nach einem Übersetzer bleibt erfolglos. Plötzlich verschlechtert sich der Zustand der jungen Schwangeren wieder, sie hat Krampfanfälle, wird erneut bewusstlos, atmet nicht mehr richtig und hat kaum noch messbaren Puls und Blutdruck. Krolop legt ihr einen intravenösen Zugang, gibt ihr Medikamente und Infusionen zur Stabilisierung des Kreislaufs und verabreicht Sauerstoff. *„Ich hatte kein gutes Gefühl"*, erinnert sich der Arzt, *„man steht alleine mit seinem medizinischen Wissen, vor sich eine junge Patientin, mehr Kind als Frau, mit einem instablien Kreislauf, mit wiederholten epileptischen Anfällen und einem ungeborenen Kind. Aber man hat keinerlei Informationen über ihre Vorerkrankungen, den Schwangerschaftsverlauf, über Medikation oder Familienanamnese. Es war klar: Wenn wir die Ostküste der USA erst einmal verlassen haben würden, gäbe es für mehr als vier Stunden nichts als Wasser unter uns."* Sebastian Krolop gelingt es, den Piloten zur außerplanmäßigen Landung zu bewegen: Bevor der A380 zur Atlantiküberquerung nach Osten abdreht, setzt er zum Sinkflug auf Montreal an.

17 Bundeszentrale für politische Bildung: Die Maßnahmen des GKV-Versorgungsstrukturgesetzes. Online: http://www.bpb.de/politik/innenpolitik/gesundheitspolitik/156009/gkv-versorgungsstrukturgesetz [abgerufen am 7.9.2015].

18 Albrecht: Lockruf der Provinz. In: Die Zeit 32/2015 v. 6.8.2015. Online: http://www.zeit.de/2015/32/landarzt-aerztemangel [abgerufen am 12.9.2015]

Wie es mit der jungen Frau nach der Landung weiterging, weiß Sebastian Krolop nicht, *„aber möglicherweise hätte ich ihr schneller und besser helfen können, wenn ich mehr Informationen gehabt hätte. Schon der Notfallpass auf einem Smartphone zum Beispiel wäre enorm hilfreich gewesen.“* Ein solcher digitaler Notfallpass erlaubt es Ersthelfern, wichtige medizinische Informationen über den Patienten in kürzester Zeit abzurufen, ohne das Gerät entsperren zu müssen: Blutgruppe, Vorerkrankungen und Befunde, Impfungen, Allergien, Unverträglichkeiten, Medikationen, Kontaktdaten von Angehörigen, Ärzten, Krankenhäusern und vieles mehr. *„Es wäre natürlich grandios gewesen, wenn ich mich in dieser Situation mit dem behandelnden Ärztenetzwerk der Patientin hätte austauschen und wir gemeinsam das optimale Vorgehen hätten diskutieren können.“*

Der digitale Notfallpass auf einem Smartphone ist nur eine winzige Facette in einem riesigen Bild der Digitalisierung, dessen Ausmaße sich heute noch gar nicht abschätzen lassen. Sicher ist: Es ist eine digitale Revolution im Gang, die die Welt bereits tief verändert hat und weiter tief verändern wird. Und das in einem atemberaubenden Tempo. Der Digital-Pionier Marc Andreessen, der in den 1990er Jahren den Browser Netscape mitentwickelte, hat dieses Tempo eindrücklich so beschrieben: *„Es brauchte nur zwanzig Jahre von ‚Nur Nerds brauchen das Internet‘ bis ‚Alle starren den ganzen Tag lang auf ihre Smartphones.‘“*[19] Der Wissenschaftsjournalist Ranga Yogeshwar schreibt: *„Wir erleben derzeit eine epochale Scharnierphase, so wie einst, als das Mittelalter durch die Renaissance abgelöst wurde oder die Moderne das Bürgertum erschütterte. In solchen historischen Epochen veränderten technische Neuerungen die Gesellschaft und die Selbstsicht des Menschen. Die digitale Revolution wird uns fundamental verändern...“*[20] Globale Vernetzung, Social Media, Big Data: Die Digitalisierung ist dabei, praktisch sämtliche Lebensbereiche und Branchen umzupflügen.

2.4.1 Die „Data-Economy"

Zum Beispiel die Landwirtschaft, eine der konservativsten Branchen überhaupt. Unter dem Schlagwort „Prescriptive Planting“ zeichne sich eine „digital disruption“ ab, so bedeutungsvoll wie die Erfindung gentechnisch veränderter Pflanzen, schrieb 2014 die britische Zeitschrift The Economist.[21] Zwei ehemalige Mitarbeiter von Google und Gründer eines Start-ups im Silicon Valley machten sich vor Jahren daran, die landwirtschaftliche Fläche der USA Meter für Meter zu erfassen und verknüpften diese Daten mit jenen sämtlicher verfügbarer Wetter- und Klimadaten. Der Saatguthersteller Monsanto kaufte die Firma und verknüpfte

19 von Rutenberg: Zurück in die Gegenwart. In: Zeit-Magazin v. 16.7.2015.

20 Yogeshwar: „Die digitale Revolution wird uns fundamental verändern“. In: mobil 6/2015, S. 32–34.

21 O. V: Digital disruption on the farm. In: The Economist v. 24.5.2014. Online: http://www.economist.com/news/business/21602757-managers-most-traditional-industries-distrust-promising-new-technology-digital [abgerufen am 12.9.2015].

wiederum seine Saatgut-Daten mit jenen der übernommenen Firma. So entstand eine Karte Nordamerikas, die dem Landwirt in seinem GPS-gesteuerten Traktor mit höchster Präzision sagt, welche Pflanzensorte unter welchen Boden- und Wetterbedingungen wann und wo ausgesät werden muss, um am besten zu gedeihen. „*Es ist, als würde der Landwirt jede seiner Pflanzen beim Namen kennen*“, schrieb die Zeitschrift. Die große Verheißung sind enorme Ertragssteigerungen.

Ein anderes, für viele Außenstehende ebenso wenig bekanntes Beispiel, ist die digitale Fotografie. Mussten früher Retuscheure, die ein Bild verfremden, aufhübschen oder fälschen wollten, stundenlang im Fotolabor mit Filmnegativen hantieren, macht heute Software die digitale Bildbearbeitung fast zum Kinderspiel – und kann Fotografen unter dem Konkurrenzdruck verleiten, ihre Bilder zu manipulieren. „*Nie war es einfacher, Bilder zu fälschen*“, schrieb die Wochenzeitung DIE ZEIT. Sie berichtete über einen US-amerikanischen Mathematiker und Informatiker, der sozusagen einen neuen Beruf erfunden hat – den des Foto.Forensikers: Seine Software analysiert, welche Bilder echt sind und welche gefälscht. „*Das Zeitalter der Daten*“, schreibt die Zeitung, „*ermöglicht Ausspähung und Manipulation, aber eben auch Aufklärung.*“[22]

Die digitale Transformation hat die Art und Weise verändert, wie wir kommunizieren, einkaufen, reisen. Sie bringt selbst steuernde Drohnen und mitdenkende Häuser hervor, sie verändert das Verhältnis von Bürgern zu ihren Kommunen, die bürgernah online über Trinkwasserqualität und freie Kita-Plätze informieren. Feuerwehren setzen auf digitale Roboter, die löschen, in gefährlicher Umgebung messen und die Kommunikation mit Verunglückten aufnehmen können. Automobilhersteller testen selbstfahrende Pkw und Lkw und zahlen Milliarden von EUR für die Übernahme von Kartendiensten, um ihre Geschäft mit dem vernetzten Fahren voranzubringen. Unter der Überschrift „Industrie 4.0“ treibt das produzierende Gewerbe die Idee der vollständigen digitalen Abbildung der gesamten Wertschöpfungskette voran, bei der Fabriken, Maschinen und Produkte miteinander kommunizieren und so die Prozesse optimieren. Jack Ma, Gründer und Chef des chinesischen Internetunternehmens Alibaba, spricht von der „Data Economy“: „*Die Maschinen der Zukunft laufen nicht mit Öl, sie laufen mit Daten.*“[23]

2.4.2 Das deutsche Gesundheitswesen – digital nur im Mittelfeld

Weite Teile der Gesundheitswirtschaft freilich begegnen dieser umwälzenden Entwicklung abwartend oder mit offener Ablehnung. Während internationale Konzerne, allen voran „fachfremde“ Unternehmen wie Apple und Google, das Thema längst für sich entdeckt haben und mit Hilfe von Big-Data-Technologien

22 Coen: Diese Bilder lügen. In: Die Zeit v. 9.7.2015.
23 Koenen: Suche nach der Produktion von Morgen. In: Handelsblatt v. 20./21./22.3.2015.

in den neuen Milliardenmarkt der digitalen Medizin eindringen, stellt Alexander Schachinger, Geschäftsführer des Berliner Marktforschungs- und Strategieunternehmens EPatient RSD, die provozierende Frage, ob der digitale Gesundheitsmarkt der *„große blinde Fleck des deutschen Gesundheitssystems“* sei. Schachinger konstatiert *„zwei nicht vernetzte Parallelwelten“* – hier die *„traditionelle Versorgungswelt“*, dort die *„digitale Gesundheit“*: *„In den Selbstverwaltungsstrukturen sowie in den relevanten Akteursgruppen des deutschen Gesundheitswesens herrscht eine erschreckende Inkompetenz, die neue Wirklichkeit einer digitalen Gesellschaft zu verstehen und für sich konstruktiv zu nutzen.“*[24]

In einer Studie der Europäischen Union aus dem Jahr 2013 über die Nutzung von E-Health durch Allgemeinmediziner lag Deutschland gerade mal im hinteren Mittelfeld auf dem 18. von 27 Rängen, weit abgeschlagen hinter Vorreitern wie Dänemark, Spanien und Norwegen und leicht unter dem Durchschnitt aller EU-Länder.[25] Dieser Befund zeigt sich auch in der Studienreihe „Ärzte im Zukunftsmarkt Gesundheit“ der Stiftung Gesundheit: 2014 antworteten auf die Frage, ob Telemedizin die Versorgung ihrer Patienten verbessern könne, 50,3 % der niedergelassenen Ärzte mit *„nein, auf keinen Fall“* oder *„eher nein“*.[26] 2015 gaben in derselben Reihe fast 60 % der Befragten an, sie würden Videokonferenzen mit ihren Patienten grundsätzlich ausschließen bzw. würden dies nur tun, wenn sie gesetzlich dazu verpflichtet wären. Ihr Hauptargument: Dies entspreche nicht ihrer Vorstellung von einer Arzt-Patienten-Beziehung. Selbst Videokonferenzen mit Kollegen lehnte ein Drittel der Ärzte rundweg ab. Und ebenfalls knapp ein Drittel der befragten Niedergelassenen schließt es grundsätzlich aus, ihr Praxisverwaltungssystem mit den diagnostischen Geräten in ihrer Praxis zu verknüpfen.[27] Laut dem Index der EU-Kommission für die digitale Wirtschaft und Gesellschaft 2015 tauschen nur 24 % der deutschen Allgemeinmediziner Daten auf elektronischem Weg aus. In der EU sind es durchschnittlich 36 %. Und nur 15 % der Ärzte schicken Rezepte über das Internet an Apotheken, in der EU sind es 27 %. *„Effizienz und Umfang der im Rahmen der Gesundheitssysteme angebote-*

24 Healthcare Sector Startup Bootcamp Kickoff, Berlin, 6. März 2015, Dr. Alexander Schachinger, EPatient RSD Gmbh, E-Mail von Schachinger am 18.8.2015.

25 European Commission: Benchmarking Deployment eHealth among General Practitioners. 2013; HealthBaytes Blog: EU-Studie: eHealth erreicht Allgemeinärzte, Deutschland mit Potenzial. Online: http://www.healthbytes.de/eu-studie-ehealth-durchdringung-allgemeinaerzte-deutschland-potenzial/ [abgerufen am 12.9.2015].

26 Stiftung Gesundheit: Ärzte im Zukunftsmarkt Gesundheit 2014. Eine deutschlandweite Befragung niedergelassener Ärztinnen und Ärzte. 2014. Online: https://www.stiftung-gesundheit.de/pdf/studien/Aerzte_im_Zukunftsmarkt_Gesundheit_2014_Kurzfassung.pdf [abgerufen am 12.9.2015]; O. V.: Jeder zweite Arzt hat keine Erwartung. In: Ärzte Zeitung v. 30.3.2015. Online: http://www.aerztezeitung.de/praxis_wirtschaft/telemedizin/article/882647/telemedizin-jeder-zweite-arzt-keine-erwartung.html [abgerufen am 12.9.2015].

27 Stiftung Gesundheit: Ärzte im Zukunftsmarkt Gesundheit 2015: Die eHealth-Studie. Vorabergebnisse zur Präsentation auf dem Hauptstadtkongress 2015. 2015 Online: https://www.stiftung-gesundheit.de/pdf/studien/Aerzte_im_Zukunftsmarkt_Gesundheit_2015_eHealth-Studie_Vorabergebnisse.pdf [abgerufen am 12.9.2015].

nen Dienste könnten durch eine Digitalisierung erheblich gestärkt werden", kommentieren die Autoren des Indexes.[28]

Ein ähnlich durchwachsenes Bild ergab eine 2014 veröffentlichte Studie der Europäischen Kommission über die Digitalisierung und Vernetzung in europäischen Kliniken. Danach liegen deutsche Krankenhäuser nur knapp über dem EU-Durchschnitt im Mittelfeld, deutlich hinter den skandinavischen Ländern oder Großbritannien. Den deutschen Krankenhäusern werden nicht nur Schwächen bei der Sicherheit sensibler Patientendaten attestiert – nur in 40 % der Häuser ist eine Verschlüsselung gespeicherter Patientendaten üblich. Die Krankenhäuser würden auch die Möglichkeiten der Digitalisierung nur unzureichend nutzen. Vor allem bei der elektronischen Übermittlung von Befunden, Patientenbriefen und Laborergebnissen an Ärzte oder Krankenkassen seien die Kliniken in anderen Ländern weiter. Gerade einmal 60 % der deutschen Kliniken nutzen eine elektronische Patientenakte (EPA) in einzelnen Bereichen, jede siebte deutsche Klinik der Akutversorgung hat überhaupt keine elektronische Patientenakte.[29]

Einer der wenigen Leuchttürme ist das Universitätsklinikum Hamburg-Eppendorf (UKE). Es ist eine von nur drei europäischen Kliniken, die ihre Patientenakte von der Aufnahme bis zur Entlassung vollständig digitalisiert haben, bereits 2011 wurde das Haus als erstes komplett digitales Krankenhaus in Europa zertifiziert. „*Solange noch parallel Papierdokumente existieren, ist der Nutzen einer EPA fast vollständig neutralisiert*", schreibt Henning Schneider, Leiter des Geschäftsbereichs Informationstechnologie am UKE. Deshalb muss jeder, der etwas auf Papier ausdruckt, anschließend selbst dafür sorgen, dass es eingescannt wird. So entstand ein zentrales „klinisches Informationssystem", das als einzig relevante Datenquelle alle Patientendaten enthält und diese miteinander verknüpft. Leistungsanforderungen wie Labor- und Röntgenuntersuchungen werden ausschließlich elektronisch dokumentiert und automatisch an die Abteilungen weitergeleitet. Medikamente werden digital erfasst und schon bei der Verordnung auf Wechselwirkungen mit anderen Medikamenten, Allergien oder Laborparametern geprüft. Die gesamten Patienteninformationen sind für die an der Behandlung beteiligten Ärzte und Pflegekräfte immer vollständig, aktuell und ortsunabhängig abrufbar. Gleichzeitig können diese strukturierten Daten weitere Abläufe elektronisch unterstützen und absichern: So schlägt das System für schwer verletzte Patienten bereits in der Notaufnahme die notwendigen Labor- und Röntgenanforderungen

28 Karabasz: Deutschland – digital verschnupft. In: Handelsblatt v. 10.4.2015. Online: http://www.handelsblatt.com/technik/vernetzt/vernetztes-gesundheitssystem-deutschland-digital-verschnupft/11611514.html [abgerufen am 12.9.2015].

29 O. V.: EU-Studien: Deutsche Kliniken schwächeln in der Datensicherheit. In: Spiegel Online v. 29.4.2014. Online: http://www.spiegel.de/gesundheit/diagnose/ehealth-deutsche-kliniken-schwaecheln-bei-der-datensicherheit-a-966725.html [abgerufen am 12.9.2015]; European Commission: European Hospital Survey – Benchmarking Deployment of eHealth services (2012–2013). 2014. Online: http://ec.europa.eu/digital-agenda/en/news/european-hospital-survey-benchmarking-deployment-ehealth-services-2012-2013 [abgerufen am 12.9.2015].

vor; das spart Zeit und stellt sicher, dass nichts vergessen wird. Die Hinterlegung solcher Qualitäts- und Behandlungsstandards im System macht die Betreuung des Patienten sicherer und besser: So konnten einheitliche elektronische Screenings auf multiresistente Erreger (MRSA) *„quasi über Nacht krankenhausweit eingeführt werden"*, schreibt Chief Information Officer (CIO) Henning Schneider. *„Krankenhäuser mit heterogenen Prozessen und IT-Landschaften benötigen hierfür Jahre."* Ein anderes Beispiel sind digitale Checklisten für die Vorbereitung von OPs. Erst wenn diese Checklisten korrekt abgearbeitet sind, aktiviert das System den Krankentransport in den OP-Bereich. *„Diese digitale Funktion reduzierte Wartezeiten und Störungen im OP-Bereich für die Patienten enorm, obwohl ähnliche Checklisten auch schon zuvor auf Papier vorhanden waren."*[30]

Welche Einsparungen die elektronische Krankenakte gebracht habe, sei schwer zu beziffern, so der CIO. Ein IT-System allein könne keine Kosten sparen, wenn nicht auch die Organisation und die Prozesse verändert würden. Fakt ist jedoch, dass sich das UKE in den vergangenen zehn Jahren von einem defizitären Unternehmen mit einem jährlichen Verlust in zweistelliger Millionenhöhe zu einem profitablen Betrieb entwickelt hat. Wie das Beispiel zeigt, ist die elektronische Krankenakte gleichzeitig aber auch ein Instrument für mehr Patientensicherheit und Qualitätsmanagement.[31]

Vor diesem Hintergrund ist die Entwicklung bei der Einführung der elektronischen Gesundheitskarte (eGK) besorgniserregend. Zurecht gilt sie inzwischen als Symbol für die Schwerfälligkeit des deutschen Gesundheitssystems in Sachen Digitalisierung. Seit 2005 läuft in einer eigens gegründeten Gesellschaft der Spitzenorganisationen der Leistungserbringer und Kostenträger der Großversuch zur Einführung dieser Karte. Sie soll Ärzte, Krankenhäuser, Krankenkassen, Apotheken und Patienten sicher vernetzen und so eine bessere Behandlungsqualität, mehr Transparenz und Wirtschaftlichkeit bringen. Geplante Anwendungen sind das elektronische Rezept und der elektronische Entlassbrief im Krankenhaus; Ärzte und Patienten sollen einfacher auf Bluttests oder Verschreibungen zugreifen können, Doppeluntersuchungen und Fehlmedikation sollen vermieden werden; auch im Notfall sollen die Daten schnell zur Verfügung stehen. Mehr als eine Milliarde EUR Beitragsgelder wurden in den vergangenen Jahren dafür ausgegeben, doch die elektronische Karte erfüllt bislang immer noch nur die Funktion eines Patientenausweises. Unter Insidern kursiert deshalb schon der Vergleich der als Vorzeigeprojekt gestarteten Karte mit dem Fiasko am Flughafen Berlin Brandenburg.

30 Schneider: Digital hält besser. In: f&w führen und wirtschaften im krankenhaus 4/2015, S. 220–223; Quack: Klinikum Eppendorf nutzt die digitale Patientenakte durchgängig. In: Computerwoche v. 18.6.2015. Online: http://www.computerwoche.de/a/klinikum-eppendorf-nutzt-die-digitale-patientenakte-durchgaengig,3210945 [abgerufen am 14.9.2015].

31 Schneider: Digital hält besser. In: f&w führen und wirtschaften im krankenhaus 4/2015, S. 220–223; Quack: Klinikum Eppendorf nutzt die digitale Patientenakte durchgängig. In: Computerwoche v. 18.6.2015. Online: http://www.computerwoche.de/a/klinikum-eppendorf-nutzt-die-digitale-patientenakte-durchgaengig,3210945 [abgerufen am 14.9.2015].

Nun soll das neue E-Health-Gesetz durch Sondervergütungen, Strafgelder und strikte Terminvorgaben den digitalen Datenaustausch vorantreiben. Ärzte sollen etwa eine Pauschale für jeden elektronisch übertragenen Arztbrief erhalten. Vorgesehen ist außerdem, die für die Karte entwickelte Telematik-Infrastruktur auch für andere Akteure im Gesundheitssystem zu öffnen, zum Beispiel für nicht approbierte Gesundheitsberufe wie Physiotherapeuten oder für ambulante Pflegedienste, für die Gesundheitsforschung und für externe Angebote von Start-ups. Wie weitgehend das realisiert werden wird, ist noch offen. Es wäre ein wichtiger Schritt dahin, die Potenziale von Big Data auch im deutschen Gesundheitswesen nutzbar zu machen. Es wäre aber auch ein Schritt zu jener Transparenz, die viele Mediziner, Kassen und Kliniken fürchten, weil ihre Leistungen dann besser zu kontrollieren und zu vergleichen wären. Wenn die Selbstverwaltung der Krankenkassen- und Arztvereinigungen den Prozess weiter ausbremsen oder gar blockieren, droht der Vorsprung internationaler IT-Konzerne größer zu werden. Bis 2020 soll sich das Geschäft mit der digitalen Medizin von 60 auf 233 Milliarden Dollar fast vervierfachen, schätzt das Beratungsunternehmen Arthur D. Little.[32] Umso gefährdeter wären auf Dauer die Geschäftsmodelle der Pharmabranche, der Medizintechnikkonzerne und auch der Ärzte in Deutschland. An den technischen Voraussetzungen für mehr Digitalisierung jedenfalls mangelt es nicht. „*Die Rätsel und Probleme rund um das Thema E-Health sind gelöst*", sagt Thomas Norgall, E-Health-Experte des Fraunhofer-Instituts für Integrierte Schaltungen. „*Jetzt geht es darum, es in die Praxis umzusetzen.*"[33]

2.4.3 Neue Anbieter befriedigen Kundenbedürfnisse

Millionen von Patienten sind in dieser digitalen Praxis längst angekommen. Sie stimmen ab – mit den Fingern auf der Tastatur ihrer Computer. In seinem „E-Patienten Survey 2015"[34] geht der Marktforscher Alexander Schachinger (EPatient RSD GmbH) von zirka 40 Millionen deutschen Gesundheits-Surfern aus, denen mehr als 8.000 Webdienste und Apps zu Gesundheitsthemen zur Verfügung stehen. Dieser wachsende digitale Gesundheitsmarkt sei jedoch „*so gut wie nicht mit den Strukturen des traditionellen Gesundheitssystems verknüpft*", konstatiert Schachinger. Im Durchschnitt sind die Nutzer von Gesundheitsangeboten im Internet 55 Jahre alt, wobei die häufigsten Alter zwischen 38 und 72 Jahren liegen. Nach Erhebungen in der Studie des Vorjahres stellen chronisch Kranke mit 43 % die Mehrheit der Gesundheits-Surfer, gefolgt von Menschen mit akuten Beschwerden (knapp 23 %) und gesunden, aber interessierten Surfern (gut

32 Goebel et al.: iPhone auf Rezept. In: Wirtschaftswoche 37/2014, S. 86–94.

33 Karabasz: Deutschland – digital verschnupft. In: Handelsblatt v. 10.4.2015. Online: http://www.handelsblatt.com/technik/vernetzt/vernetztes-gesundheitssystem-deutschland-digital-verschnupft/11611514.html [abgerufen am 12.9.2015].

34 EPatient RSD GmbH: Pressemappe zum E-Patienten Survey 2015. Online: http://epatient-rsd.com/pressemappe_2015/.

20 %).[35] Als Motive geben die Befragten an, dass sie *„grundlegend etwas über ihre Erkrankung lernen wollen"* (62 %), *„Erfahrungen von Patienten in ähnlicher Situation"* suchen (40 %), *„Informationen zu gesundem Leben, Prävention, Vorsorge und Impfungen"* brauchen (32 %) oder eine *„Zweitmeinung zu einer Diagnose oder Behandlung"* (26 %). Bemerkenswert ist, dass bereits 20 % angeben, Apps in Kombination mit einem Messgerät oder Tracking-Dienste zu verwenden. Nach den Auswirkungen ihrer Online-Suche befragt, sagen 38 %, das Internet habe ihnen *„auf jeden Fall im Alltag und im Umgang mit meiner Erkrankung gut geholfen"*; 22 % geben an, dass sie ihren *„Arzt jetzt deutlich besser verstehen, die Kommunikation mit dem Arzt besser geworden ist"*; 6 % sagen *„ohne die Erfahrungen im Internet hätte ich niemals eine so gute Therapie von meinem Arzt oder Krankenhaus bekommen"*. Unter den Medikamentenverwendern sagen 44 %, dass sie *„jetzt die Anweisungen von meinem Arzt zu meinen Medikamenten deutlich besser verstehen und befolgen"*; 31 % versichern, sie könnten jetzt *„mit Medikamenten und der regelmäßigen Einnahme deutlich besser umgehen."* Aufschlussreich ist auch ein Ergebnis von EPatient RSD, wonach die Zahl geschlossener Webseiten – also Webseiten, für die man sich als registrierter Nutzer anmelden muss und deren Inhalte nicht öffentlich zugänglich sind – zunimmt. Diese Zunahme spreche, so Schachinger, *„für die verstärkte Etablierung individualisierter Dienste, welche eine klare Nutzen- und Anwendungsstrategie mit klarer Patientenbindung verfolgen..."*.[36] Man könnte auch sagen: Die Patienten werden selbstbewusster, mündiger.

Spiegelbildlich zum offensichtlichen Bedürfnis von Kranken und Gesunden nach Information und Kommunikation mithilfe digitaler Medien wächst die Zahl neuer Anbieter stark – aber eben oft jenseits der verkrusteten und hochregulierten Strukturen des traditionellen Gesundheitssystems. Mit Milliarden von Dollar und EUR von Wagniskapitalgebern macht eine bunte Start-up-Szene digitale Angebote, die den Geschmack vieler Menschen treffen und so den Medizinmarkt umkrempeln wie zuvor den Einzelhandel, die Musikindustrie oder die Medienbranche. So genannte Wearables am Handgelenk sammeln Daten über Puls, Blutdruck, Herzfrequenz oder zu Fuß zurückgelegte Strecken; elektronische Kontaktlinsen für Diabetiker messen den Blutzuckerspiegel; Bilder von auffälligen Hautstellen wechseln innerhalb von Sekunden vom privaten Smartphone zum Hautarzt, der sie begutachtet (siehe Interview mit Simon Bolz, S. 38. Smartphones mit ihren Medizin-Apps werden zum medizinischen Begleiter in der Hosentasche: Eine App mit einem digitalen Memory lässt Kinder spielerisch ihr schwächeres Auge trainieren (was sonst durch ein Pflaster auf dem gesunden Auge geschieht). Andere Apps erinnern an die Medikamenten-Einnahme, helfen bei der Dokumentation des eigenen Essverhaltens, bei der Verwaltung von Arztterminen und gegen den Tinnitus. Sie berechnen für Allergiker den Bedarf an Eiweiß, Kalorien

35 EPatient RSD GmbH: E-Patienten-Studie 2014. Online: http://epatient-rsd.com.
36 Healthcare Sector Startup Bootcamp Kickoff, Berlin, 6. März 2015, Dr. Alexander Schachinger, EPatient RSD GmbH.

oder Fetten. In Dresden entwickeln Ärzte für manisch-depressive Patienten ein Smartphone-Programm, das ihre Bewegungsmuster, Aktivitäten, Telefonate und SMS erfasst und beim Überschreiten bestimmter Schwellen dem Arzt eine Nachricht schicken soll.[37] Ebenfalls in Dresden entstand ein gemeinnütziges Internet-Portal, bei dem Ärzte und Medizinstudenten unverständliche Arztbriefe, Röntgenbefunde oder Entlassungsbriefe aus dem Krankenhaus für die betroffenen Patienten übersetzen. „*Vor 40 Jahren hätte noch kein Patient seinen Arzt gefragt, warum er denn diese Pillen überhaupt nehmen soll. Heute fordern sie mehr Infos – und wollen mehr selbst entscheiden*", sagt Anja Bittner, die Initiatorin des Portals.[38]

2.4.4 Chancen für die Versorgungsforschung

Was aber, wenn IT-Konzerne die Milliarden persönlicher Daten nicht mehr nur für personalisierte Werbung nutzen, sondern mit individuell zugeschnittenen Angeboten ins Geschäft mit Versicherungsdiensten einsteigen? Für Schlagzeilen sorgte Mitte 2015 die AOK Nordost, die den Kauf einer Apple Watch mit bis zu 50 EUR belohnen will. Bei einigen wenigen Kassen gibt es erste Apps auf Rezept, weitere prüfen, ob sie den Vorreitern folgen sollen.[39] Das zeigt nicht nur, wie vorsichtig und unsicher die Branche in Deutschland auf die Digitalisierung reagiert. Hinter der Frage, welche Kasse welche App bezahlt oder bezuschusst, steht die viel spannendere Frage, welche weiteren Möglichkeiten sich für die gesamte Gesundheitsbranche eröffnen. Und zwar dadurch, dass Hochleistungscomputer wie der Watson von IBM (siehe Interview mit Matthias Reumann, S. 53) heute in der Lage sind, aus unvorstellbar großen Datenmengen (Volume), die zudem als sehr heterogene Datenbestände vorliegen (Variety), in kürzester Zeit (Velocity) relevante Erkenntnisse zu ziehen. Aus einem Ozean medizinischer Daten fischen die Big Data-Technologien Zusammenhänge und erkennen Muster, die schließlich in Diagnose- und Behandlungsvorschläge für Patienten münden können. Der Zugang und die Nutzung großer Datenmengen ist die Basis für die Versorgungsforschung, die ihrerseits das Bindeglied zwischen der Grundlagen- und klinischen Forschung und der Anwendung bei Patienten ist. Je größer die Datensätze und je leistungsfähiger die Computer, umso eher kann Versorgungs-

37 O. V.: Pilotprojekt für Manisch-Depressive. In: Die Welt v. 15.4.2015. Online: http://www.welt.de/regionales/sachsen/article139571146/Pilotprojekt-fuer-Manisch-Depressive.html [abgerufen am 12.9.2015].

38 https://washabich.de u. Goebel et al.: iPhone auf Rezept. In: Wirtschaftswoche 37/2014, S. 86–94.

39 O. V.: Krankenkasse: Politiker kritisieren Zuschuss für Apple Watch. In: Spiegel Online v. 8.8.2015. Online: http://www.spiegel.de/gesundheit/ernaehrung/apple-watch-als-kassen-bonus-politiker-kritisieren-die-idee-a-1047201.html [abgerufen am 12.9.2015]; Berres/Weber: Zuschuss für Wearables: Die Kasse trainiert mit. In: Spiegel Online v. 7.8.2015. Online: http://www.spiegel.de/gesundheit/ernaehrung/apple-watch-und-co-was-soll-die-krankenkasse-bezuschussen-a-1046835.html [abgerufen am 12.9.2015]; o. V.: AOK finanziert die Apple-Watch. In: Süddeutsche Zeitung v. 6.8.2015; Goebel et al.: iPhone auf Rezept. In: Wirtschaftswoche 37/2014, S. 86–94.

forschung bessere Informationen über Einsatz, Erfolg und Risiken von diagnostischen und therapeutischen Verfahren und von Versorgungskonzepten unter Alltagsbedingungen liefern. Für Hochrisikopatienten können neue Versorgungsangebote auf der Basis analysierter Routinedaten durch die frühzeitige Identifizierung sogar lebensrettend sein.

- Eine Datenanalyse bei der Kaufmännischen Krankenkasse KKH über die Behandlung von Vorhofflimmern, das als größter Risikofaktor für Schlaganfall gilt, zeigte, dass bei jedem zehnten Teilnehmer Vorhofflimmern diagnostiziert wird, allerdings nur die Hälfte von ihnen zum Kardiologen überwiesen wurde und davon nur knapp die Hälfte die nötige medikamentöse Therapie erhielt.[40]
- Aus den anonymisierten GKV-Routinedaten von rund sieben Millionen gesetzlich Versicherten wurden rund 18.000 Patienten identifiziert, deren akute Rückenschmerzen im Jahr 2010 mit Manueller Therapie behandelt wurden. Die Datenanalyse ergab, dass diese Therapieform für akuten Rückenschmerz zu einer geringeren Arbeitsunfähigkeit (7,4 statt 8 Tage) und weniger Vorfällen an (kodierten) Rückenschmerzen in den Folgequartalen führt. Patienten mit Manueller Therapie erhielten geringfügig mehr Physiotherapie, Bildgebung und Akupunktur und etwas weniger Schmerzmittel. Trotz der höheren ambulanten Kosten waren die Gesamtkosten dieser Patienten aufgrund von Einsparungen im Krankenhausbereich sogar geringfügig niedriger.[41]
- Ebenfalls auf der Basis von GKV-Routinedaten fanden Forscher heraus, dass drei Viertel der Patienten mit schweren Depressionen nicht nach aktuellem Standard versorgt werden und nur ein Viertel von ihnen die von der Nationalen Leitlinie empfohlene Behandlung erhalten. So bekamen nur 12 % die empfohlene Kombinationsbehandlung aus Antidepressiva- und Psychotherapie mit entsprechender Mindestdauer. 18 % sind in dem dreijährigen Untersuchungszeitraum (2010–2012) gar nicht behandelt worden.[42]

2.4.5 Datenschutzaspekte

Es ist völlig klar und auch gerechtfertigt, dass der Umgang mit Unmengen an privaten medizinischen Daten die Frage nach dem Schutz dieser Daten aufwirft. Der Zugriff auf die individuellen Informationen ist strengstens zu reglementieren, der Patient muss immer Herr über seine Daten bleiben. Allein er muss darüber entscheiden können, wer Zugriffsrechte auf seine Daten erhält. Die Risiken des Datenmissbrauchs sind ernst zu nehmen und mit allen vernünftigen Mitteln zu minimieren. Allerdings darf die Sorge um den Datenschutz nicht den Blick auf die

40 O. V.: Datenanalysen retten Leben. Online: http://www.elsevieranalytics.de/symposium-beim-bmc-kongress/ [abgerufen am 12.9.2015].
41 O. V.: GKV-Routinedaten verbessern Versorgung. Online: http://www.elsevieranalytics.de/gkv-routinedaten-verbessern-versorgung/ [abgerufen am 12.9.2015].
42 O. V.: GKV-Routinedaten verbessern Versorgung. Online: http://www.elsevieranalytics.de/gkv-routinedaten-verbessern-versorgung/ [abgerufen am 12.9.2015].

enormen Chancen verstellen, die in der Digitalisierung des Gesundheitswesens liegen (siehe Interview mit Sebastian Vorberg, S. 59). Das zeigen zum Beispiel die Erfolge in der Versorgungsforschung, die wohlgemerkt mit anonymisierten Daten arbeitet. Aber auch im ganz normalen medizinischen Alltag erleben Patienten den Vorteil des ungehinderten, aber sicheren Datenflusses. Etwa wenn der niedergelassene Facharzt ein Röntgenbild angefertigt hat, das dann dank elektronischer Übertragung ins Krankenhaus nicht noch einmal gemacht werden muss. Ebenso kann Datenaustausch Doppelverschreibungen vermeiden oder gar Kollisionen neuer mit bereits verordneten Medikamenten verhindern, weil alle Ärzte in der Behandlungskette durch die elektronische Patientenakte auf dem aktuellen Stand sind. Dasselbe gilt für den Abgleich mit Allergien, Medikamentenunverträglichkeit oder Vorerkrankungen. Von der flüssigen Kommunikation zwischen Hausärzten, Klinikmedizinern und Spezialisten profitieren in ganz besonderem Maß chronisch Kranke, bei denen der Blick auf die komplette Krankengeschichte entscheidend sein kann – auch nach der Entlassung aus dem Krankenhaus. Fehlende Daten zur Historie von Patienten wie Vorbefunde, Labordaten oder aktuelle Bilder binden nicht nur unnötig ärztliche Kapazitäten und schaden damit ökonomisch dem Gesamtsystem. Fehlende Daten führen auch zu unnötigen ärztlichen Interventionen, die nicht im Interesse des Patienten sind. Im Extremfall kann das sogar tödliche Wirkung haben.

Die Waage zwischen Datenschutz einerseits und dem Nutzen der digitalen Medizin andererseits muss neu austariert werden. Datenschutz ist vielfach zum Totschlagargument geworden, oft genießt er höhere Priorität als die Interessen der Patienten. Der strenge Datenschutz verliert aber seinen Zweck, wenn er sinnvolle neue Möglichkeiten der digitalen Medizin verhindert. Man kann einem Kranken nicht sagen, dass Datenschutz wichtiger ist als die schnelle und angemessene Hilfe. Bei der Neubewertung sind deshalb die Möglichkeiten der Datennutzung viel stärker zu betonen: Die neuen Technologien erlauben es, die Qualität und Produktivität der Ärzte, Apotheken und Krankenhäuser zu messen, zu bewerten und transparent darzustellen. Damit wird die Stellung des Patienten gegenüber den Leistungserbringern enorm gestärkt: Er kann – erstmals in der Geschichte der Medizin – die Qualität der an ihm erbrachten medizinischen Leistungen wirksam kontrollieren. Es wäre ein Akt der Emanzipation und ein Schritt hin zu mehr Verantwortung für die eigene Gesundheit.

Dass die Patienten diesen Weg gehen wollen, zeigen ihre täglich millionenfachen Anfragen zu medizinischen Themen im Internet und die steigende Beliebtheit von Gesundheits- und Lifestyle-Apps (siehe auch die Umfrage der Stiftung Münch, S. 34). Um den Schutz ihrer Daten sorgen sich die Nutzer offensichtlich nicht oder nicht so sehr, dass sie deshalb auf die digitalen Dienste verzichten. Dass viele Anwendungen sinnlos und manche sogar zweifelhaft sind, dass Behandlungsempfehlungen aus dem Smartphone den Arztbesuch nicht automatisch ersetzen, kann in einer digitalisierten Welt hinreichend kommuniziert werden. Unbegründet ist auch die Sorge, das Solidarprinzip der gesetzlichen Krankenversicherungen könnte durchlöchert werden, indem Gesundheitsbewusste, die ihre Daten freizügig zur Verfügung stellen, günstigere Versicherungskonditionen erhalten könnten und Daten-Verweigerer überhaupt nicht mehr versichert werden könnten. Das sind keine Fragen des Datenschutzes, sondern des Sozialgesetzbuches.

Die entscheidendere Frage wird sein, ob es den neuen digitalen Dienstleistern und den Leistungserbringern im Gesundheitswesen gelingen wird, Vertrauen in die neuen Geschäftsmodelle aufzubauen. Das gilt für alle ökonomischen Beziehungen. Über die amerikanischen Farmer, die jetzt vor der Frage stehen, ob sie ins „Prescriptive Planting" einsteigen sollen, und wenn ja, wem die Daten über ihre Felder und Saatpraktiken gehören und wie Missbrauch verhindert werden kann, schreibt der Economist:

„Prescriptive Planting kann die landwirtschaftlichen Erträge steigern, so wie massenhafte und anonymisierte Medizindaten das Gesundheitswesen verbessern können. Ob das gelingt, hängt davon ab, ob die Dienstleister die Nutzer überzeugen können – ob Farmer oder Patienten – ihnen zu vertrauen. Wenn die Nutzer den Eindruck gewinnen, dass sie dabei ein unverhältnismäßig großes Risiko aufgebürdet bekommen, während die Datenanbieter den größeren Teil des Nutzens einfahren, wird das Vertrauen Mangelware bleiben."[43]

43 O. V: Digital disruption on the farm. In: The Economist v. 24.5.2014. Online: http://www.economist.com/news/business/21602757-managers-most-traditional-industries-distrust-promising-new-technology-digital [abgerufen am 12.9.2015].

2.4.6 Umfrage der Stiftung Münch zum Datenschutz

Im Auftrag der Stiftung Münch hat das infas Institut für angewandte Sozialwissenschaft, Bonn, im Juni und Juli 2015 2.001 repräsentativ ausgewählte Personen ab 18 Jahren telefonisch befragt, wie sie die neuen elektronischen Möglichkeiten im Gesundheitsbereich bewerten und wie sie unter Datenschutzaspekten über die Sammlung medizinischer Daten zum Beispiel in einer „elektronischen Patientenakte" denken. Anlass für die Studie ist die fortschreitende Digitalisierung des Gesundheitswesens, die eine wesentliche Grundlage für das Anliegen der Stiftung Münch ist, den Aufbau bundesweiter Gesundheitsnetzwerke zu fördern.

Wichtige Erkenntnisse im Überblick

- Das Internet ist heute bereits Gesundheitsratgeber. 52 % haben schon Krankheitssymptome im Internet gegoogelt – unter den 18- bis 45-Jährigen waren es sogar 70 %. Gesundheitsbezogene Apps werden bereits von 27 % der Menschen genutzt, auch hier dominiert die jüngere Generation.
- Datenschutz ist allen sehr wichtig, vor allem im Hinblick darauf, dass man selbst über die Verwendung seiner Daten bestimmen kann. Dabei werden die Vorteile der Freigabe von Daten durchaus gesehen, besonders im Gesundheitswesen, wo sich eine Mehrheit für die Einführung einer ePA ausspricht.
- 59 % stimmen der Einführung einer ePA zu. Der Wert sinkt zwar mit dem Alter, bleibt jedoch stets über 50 %. Die Werte liegen bei Personen, die mindestens einmal pro Monat einen Arzt aufsuchen, mit 73 % deutlich höher. Wesentliche Vorteile der ePA werden bei der Behandlung von Notfällen, der medizinischen Forschung und der Reduktion von Bürokratie gesehen. 78 % gehen aber davon aus, dass Ärzte die Patienten auch generell mit der ePA besser behandeln können, weil sie sich ein umfassenderes Bild vom Patienten machen können.
- 72 % der Befragten sprechen sich für eine verstärkte Nutzung von medizinischen Daten für wissenschaftliche Zwecke aus. 85 % sehen einen Vorteil der ePA für die medizinische Forschung.
- Einer großen Mehrheit erscheinen auch die Nachteile der ePA evident. 76 % erwarten einen leichteren Missbrauch der medizinischen Daten durch Unbeteiligte, wenngleich 71 % kein Problem mit der Speicherung ihrer medizinischen Daten haben, wenn sie wissen, was genau über sie gespeichert wird. 85 % würden gerne auch die Möglichkeit nutzen, auf die eigene ePA zuzugreifen.
- 81 % der Befragten ärgern sich, dass Unternehmen immer mehr Daten sammeln, ohne dass sie dies beeinflussen können. Denn der großen Mehrheit der befragten Personen, 92 %, ist es wichtig, selbst zu bestimmen, welche Daten sie wem anvertrauen. Dies ist wiederum abhängig davon, ob sich die Personen einen persönlichen Nutzen davon versprechen.

Die Ergebnisse im Detail

Für die meisten Menschen (73 %) ist ihre Gesundheit ein wichtiges Thema. Dieser Wert ist unabhängig vom Alter. Erwartungsgemäß ist er wesentlich höher (93 %) bei Menschen, die mindestens einmal im Monat zum Arzt gehen. 52 % der Befragten haben bereits Krankheitssymptome im Internet gegoogelt, unter den 18- bis 45-Jährigen und den höher Gebildeten waren es sogar 70 %. Während sich unter den chronisch Kranken im Alter von 18 bis 45 bereits 73 % im Internet über ihre Symptome informiert haben, ist der Wert in der Gruppe der über 45-Jährigen mit 36 % deutlich niedriger.

Gesundheitsbezogene Apps wie Kalorien- oder Schrittzähler werden von 27 % der Menschen genutzt. Unter den chronisch Kranken liegt der Anteil der App-Nutzer mit 28 % auf einem vergleichbaren Niveau. Auch hier zeigt sich eine Altersabhängigkeit: Unter den jüngeren (18 bis 45) chronisch Kranken ist der Wert mit 34 % etwa doppelt so hoch wie bei den älteren (46+) chronisch Kranken (17 %).

Internetseiten, auf denen Ärzte von Patienten bewertet werden, sind von insgesamt 26 % der Menschen schon einmal besucht worden. Dies gilt im gleichen Maß für chronisch Kranke (27 %). Einmal mehr wird das Gefälle zwischen Jung und Alt deutlich: Unter den chronisch Kranken im Alter von 18 bis 45 nutzten bereits 46 % der Menschen solche Angebote, wohingegen der Anteil bei den älteren mit 19 % deutlich niedriger lag.

55 % der Befragten finden es mühsam, bei jedem Arztwechsel alle relevanten Informationen immer wieder neu mitteilen zu müssen. Bei chronisch kranken Menschen trifft dies sogar auf 61 % zu. Auffällig ist dabei, dass diejenigen, die ein Wiederholen relevanter Informationen als mühsam erachten, eine positivere Einstellung zur Sammlung medizinischer Daten und zur elektronischen Patientenakte haben. Der großen Mehrheit der Befragten (92 %) ist es dabei wichtig, selbst zu bestimmen, welche Daten sie wem anvertrauen – und zwar altersunabhängig. Jüngere internetaffinere Menschen sind sich also sehr wohl bewusst, wem sie welche Daten anvertrauen möchten. Mit höherer Bildung fallen die Werte höher aus. 81 % der Befragten ärgern sich, dass Unternehmen immer mehr Daten sammeln, ohne dass sie dies beeinflussen können. Dies gilt weitgehend altersunabhängig. Wichtig ist den Menschen, selbst Einfluss nehmen zu können, wie ihre Daten genutzt werden. Dies zeigt sich auch im Zusammenhang zwischen der Bereitstellung von eigenen Daten und einem persönlichen Nutzen: 38 % würde es nichts ausmachen, persönliche Daten preiszugeben, sofern sie davon einen erkennbaren Nutzen haben. Bei den 18- bis 45-Jährigen liegt der Wert bei 45 %.

59 % der Befragten befürworten die Einführung einer elektronischen Patientenakte (ePA). Interessanterweise stimmen dem nur 54 % der Frauen zu, aber 64 % der Männer. Auch mit dem Alter sinkt die Affinität zu einer ePA, wenngleich sich in allen Altersklassen eine Mehrheit für die elektronische Patientenakte ausspricht. Wer mindestens einmal pro Monat einen Arzt aufsucht, tut dies sogar

mit einer Zustimmung von 73 %. Unter den chronisch Kranken liegt dieser Wert mit 63 % etwas niedriger. Bei den 18- bis 45-Jährigen, die unter einer chronischen Krankheit leiden, fällt die Zustimmung mit 68 % leicht höher aus als bei den älteren (60 %).

85 % der Befragten sehen einen Vorteil der ePA im medizinischen Notfall, bei dem dann alle wichtigen medizinischen Daten vorliegen würden. 78 % gehen davon aus, dass Ärzte die Patienten mit der ePA besser behandeln können, weil sie sich ein umfassenderes Bild vom Patienten machen können. 80 % erwarten einen geringeren bürokratischen Aufwand durch die ePA. Allerdings werden auch die Nachteile der ePA gesehen. 71 % meinen, dass zu viele Personen Zugriff auf sensible Daten hätten. 76 % erwarten einen leichteren Missbrauch der medizinischen Daten durch Unbeteiligte. 85 % sehen dagegen Vorteile für die medizinische Forschung. Ebenfalls 85 % würde die Möglichkeit nutzen, auf die eigene ePA zuzugreifen. Hier zeigen sich kaum Altersunterschiede, jedoch sehr wohl eine Bildungsabhängigkeit: Je höher die Bildung, desto stärker ist der Wunsch, auf die eigenen Daten zugreifen zu können.

Hinsichtlich der generellen Sammlung medizinischer Daten sprechen sich 72 % für eine verstärkte Nutzung von medizinischen Daten für wissenschaftliche Zwecke aus. Ein ähnlich hoher Anteil (74 %) glaubt, dass die medizinische Versorgung durch die elektronische Erfassung medizinischer Daten verbessert werden könnte. Grundsätzliche haben 71 % kein Problem mit der Speicherung ihrer medizinischen Daten, wenn sie wissen, was genau über sie gespeichert wird. Die Zustimmung ist zwar weitestgehend unabhängig von Geschlecht und Bildung, es zeigen sich allerdings leichte Tendenzen dahingehend, dass die Zustimmung unter Frauen und im unteren Bildungssegment etwas niedriger ausfällt. Interessanterweise fällt die Zustimmung zur Sammlung medizinischer Daten unter den chronisch Kranken etwas höher aus, und das weitestgehend unabhängig vom Alter – vermutlich, weil diese Personengruppe besonders von der Speicherung medizinischer Daten profitieren dürfte.

Bei der Einstellung zum Datenschutz im Allgemeinen zeigt sich, dass Frauen insgesamt eine kritischere Einstellung zum Datenschutz haben als Männer. Zudem ist auffällig, dass Menschen, die älter als 30 Jahre sind, eine vorsichtigere Einstellung zum Datenschutz haben, während die jüngere Generation (18 bis 30) eine eher nutzenorientierte Einstellung dazu hat. Ein ähnliches Bild ergibt sich für den Einfluss von Bildung: Während Personen im unteren Bildungssegment eine nutzenorientierte Haltung zum Datenschutz haben, wächst die Skepsis mit zunehmender Bildung. Die persönliche wirtschaftliche Situation scheint dagegen keinen separaten Einfluss auf die Einstellung zum Datenschutz zu haben.

Personen, die unter einer chronischen Krankheit leiden, sehen den Datenschutz weniger kritisch als Menschen ohne chronische Erkrankung. Im Gegensatz dazu spielt der Datenschutz für Menschen, die es mühsam finden, beim Arztwechsel alle relevanten Informationen zu wiederholen, überraschenderweise eine wichtigere Rolle als für solche, die dies weniger stört. Die Art der Krankenversicherung und die Tatsache, ob sich Personen verstärkt mit ihrer eigenen Gesundheit beschäftigen, stehen dagegen in keinem Zusammenhang mit der Einstellung zum Datenschutz.

Betrachtet man ein spezifisches Feld des Datenschutzes, nämlich das Sammeln von medizinischen Daten, ergibt sich ein anderes Bild. Während Frauen auch hier eine kritischere Einstellung als Männer aufweisen, zeigen sich nun keine signifikanten Unterschiede mehr hinsichtlich verschiedener Altersgruppen und unterschiedlicher Bildungsniveaus. Ähnlich verhält es bei der wirtschaftlichen Situation einer Person und der Art der Krankenversichehrung. Chronisch kranke Personen haben, ähnlich wie beim allgemeinen Datenschutz, eine positive Einstellung gegenüber der Sammlung medizinischer Daten. Anders als beim allgemeinen Datenschutz sind Personen, die es mühsam finden, beim Arztwechsel ihre Krankengeschichte immer wieder zu wiederholen, hinsichtlich der Sammlung medizinischer Daten deutlich offener eingestellt. Gleiches gilt für Menschen, die sich intensiv mit ihrer eigenen Gesundheit beschäftigen.

Da die ePA ein Instrument zur Sammlung von medizinischen Daten ist, ist es nicht weiter überraschend, dass die Ergebnisse im Wesentlichen ähnlich wie in Bezug auf das Sammeln medizinischer Daten sind – mit folgenden Unterschieden: jüngere Menschen scheinen der ePA gegenüber leicht aufgeschlossener zu sein. Dies gilt auch für GKV-Versicherte. Möglicherweise lässt sich dies dadurch erklären, dass der Einsatz der ePA im Wesentlichen in der GKV diskutiert wird. Dagegen weisen Menschen, die sich intensiver mit ihrer eigenen Gesundheit befassen, keine größere Neigung für die ePA auf. Schließlich beobachten wir, dass Personen mit einer nutzenorientierten Einstellung zum allgemeinen Datenschutz auch eher Befürwortung der ePA sind.

2.4.7 Interviews mit den Experten Simon Bolz, Sebastian Krolop, Matthias Reumann und Sebastian Vorberg

Simon Bolz, Gründer des Berliner Medizin-Unternehmens Klara

„Was online geht, wird auch online gemacht werden"

Zur Person:

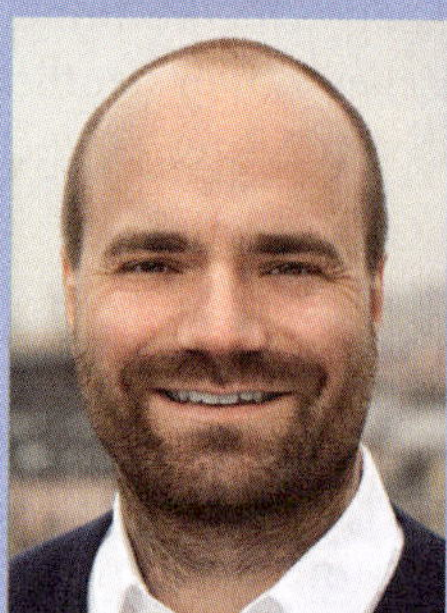

Simon Bolz ist Gründer und Geschäftsführer des jungen Berliner Unternehmens **Klara**, das sich auf Softwareentwicklung für das Gesundheitswesen spezialisiert hat. Hauptprodukt ist eine Kommunikationsplattform für Ärzte und Patienten. Bolz, Sohn eines Zahnarztes, studierte Betriebswirtschaft in Berlin und Political Science in New York. Vor der Gründung des E-Health-Start-ups in 2013 leitete er mehrere Unternehmen im Bereich der digitalen Medizin. Mitgründer von Klara ist Simon Lorenz, der ebenfalls Betriebswirtschaft studierte und in Gesundheits-ökonomie promovierte. Lorenz, der aus einer großen Ärztefamilie stammt, ist inzwischen nach New York gewechselt, wo er mit sieben Mitarbeitern das operative Geschäft steuert. Die zehnköpfige Produkt- und Entwicklungsabteilung sitzt weiterhin in Berlin. In naher Zukunft will das Unternehmen die Zahl seiner Mitarbeiter verdoppeln. Klara hat mehrere Millionen Euro Kapital bei privaten Investoren in Deutschland eingesammelt, zuletzt kamen auch institutionelle Wagnisfinanzierer und Geldgeber aus den USA dazu. *„Es kann sein, dass wir eines Tages mit der ganzen Firma in die USA gehen"*, sagt Bolz, *„es kann aber auch sein, dass wir schnell internationalisieren und dann weiter alles von der Berliner Zentrale aus steuern."*

Herr Bolz, Sie sind Digital-Unternehmer im Gesundheitswesen. Was halten Sie von der These, dass Big Data in der Medizin eine Art medizinische Vorratsdatenspeicherung ist, die jeden Menschen unweigerlich zu einem Kranken macht, weil jeder immer mit irgendeinem persönlichen Merkmal von den statistischen „Normalwerten" der Masse abweicht? Insofern wäre die Digitalisierung in der Medizin auch ein Geschäftsmodell mit einem gigantischen Wachstumsmotor.

BOLZ: Natürlich birgt die Digitalisierung im Gesundheitswesen ein enormes Wachstumspotenzial. Wir glauben daran, dass Patienten im 21. Jahrhundert ihre Gesundheitsleistungen zum größten Teil online konsumieren werden. Wir haben das bei Büchern erlebt, bei Elektronikartikeln, im gesamten Einzelhandel, jetzt auch immer stärker bei Lebensmitteln und in der Bildung. Deshalb habe ich keinen Zweifel daran, dass auch in der Medizin alles, was online abbildbar ist, auch online gemacht werden wird. Aus dem einfachen Grund, weil es viele Vorteile bringt – bei der Effizienz, der Convenience und auch bei den medizinischen Ergebnissen. Schon jetzt informieren sich doch Patienten sehr intensiv im Internet über Gesundheitsthemen, in wenigen Jahren wird es ebenso normal sein, online einen Arzt zu konsultieren. In den USA gibt es eine neue Krankenversicherung, Oscar, sie ist der Superstar am Start-up-Himmel. Die setzen extrem auf Digitalisierung, unter anderem mit einer App, mit der man Ärzte suchen, Termine vereinbaren, elektronische Rezepte erhalten kann. Und wer bei Oscar über seinen Fitness Tracker am Handgelenk nachweist, dass er körperlich aktiv ist, erläuft sich bis zu 240 Dollar Rabatt im Jahr. Natürlich kann man es auch kritisch sehen, welche riesigen Datenmengen durch die Digitalisierung entstehen und was das für den Einzelnen bedeutet – gerade in Deutschland gibt es da sehr viele Bedenken. Als Unternehmer denke ich aber eher positiv und sehe die Chance, mit Big Data auch viele große Probleme zu lösen.

Wie sieht Ihr Geschäftsmodell aus?

BOLZ: Wir produzieren Software für Ärzte. Wir bauen ihnen einen datensicheren digitalen Kanal, über den sie mit ihren Patienten jegliche Art von Kommunikation pflegen können, sie also digital behandeln und betreuen. Jeder Patient ist über Klara mit seinem Arzt direkt und kontinuierlich verbunden. Der Arzt kann den Patienten leichter einbestellen, wenn sich etwas unerwartet verschlechtert, umgekehrt kann der Patient seinen Arzt jederzeit und von jedem Ort aus konsultieren. Dadurch ist auch die Chance gegeben, Krankheiten früher zu erkennen. Wir haben einen Kanal mit text messages gebaut, an die man sämtliche medizinisch relevanten Informationen anhängen kann. Arzt und Patient können also nicht nur Text-Nachrichten austauschen, sondern auch Fotos, PDFs von Laborergebnissen, Behandlungspläne, Aufklärungsbögen, Röntgenbilder, auch elektronische Rezepte laufen über diesen Kanal. Das alles wird automatisch dokumentiert und chronologisch sortiert, so dass über die Zeit eine elektronische Patientenakte entsteht. Wir haben uns für den messaging-Ansatz entschieden, weil wir daran glauben, dass jeder Gesundheitsleistung eine fortlaufende Konversation zwischen Arzt und Patient zugrunde liegt. Dazu gehört selbstverständlich auch das persönliche physische Gespräch in der Praxis, aber die Beziehung geht danach eben weiter oder hat überhaupt erst mit einem online-Kontakt begonnen. Health care ist nicht nur die Summe aller Arztbesuche, sondern wesentlich mehr.

Warum bieten Sie Ihren Dienst nur in der Dermatologie an?

BOLZ: Das ist *derzeit* unser Fokus, weil sich die Dermatologie sehr gut dafür eignet. Wir gehen davon aus, dass 50 % der Leistungen in der Dermatologie online abgebildet werden können, weil es keiner Operation bedarf, keiner Urin- oder Blutproben. 90 % aller Hautkrankheiten können über Fotos diagnostiziert oder beurteilt werden, dafür muss der Arzt den Patienten nicht persönlich sehen. Der Patient schickt ein Foto ein, der Arzt beurteilt es und schickt die Antwort und das Rezept über die App zurück. Wenn er meint, die Hautstelle direkt am Patienten sehen und anfassen zu müssen, dann soll der Patient selbstverständlich in die Praxis kommen können. Aber wenn die Diagnose einmal gestellt ist und es nur noch um die Folgebehandlung und Verlaufskontrollen geht, kann der Patient die Hautstelle auch immer wieder neu fotografieren und das Bild einschicken. In der Phase nach der Diagnose sind bestimmt 70, 80 % der Arztbesuche unnötig. Allerdings expandieren wir derzeit schon in weitere medizinische Gebiete, wie Plastische Chirurgie und Pädiatrie. Hier sehen wir extrem spannende Use-Cases, die durch unsere Apps ermöglicht werden.

Sie sind 2014 mit einer App gestartet, bei der Patienten via Handy Fotos von verdächtigen Hautstellen in ein Ärztenetzwerk schicken, in dem dann irgendein Hautarzt, nicht der behandelnde Dermatologe, die Fotos begutachtet und dem Absender gegen Gebühr eine Antwort schickt. Diesen Dienst haben Sie komplett eingestellt, warum?

BOLZ: Dieser Dienst funktionierte, wir hatten damals einige tausend Patienten aus aller Welt, die das Angebot nutzten. Die teilnehmenden Ärzte kamen dann aber sehr bald mit dem Wunsch auf uns zu, diese Art der Kommunikation auch mit ihren Bestandspatienten führen zu können. Denn von den täglich dreißig oder vierzig Patienten, die in ihre Praxis kommen, müssen sie etwa nur die Hälfte persönlich sehen, bei der anderen Hälfte geht es um Folgebehandlungen oder eben um jene harmlosen Auffälligkeiten, die sich auch über ein eingeschicktes Foto beurteilen lassen. So kamen wir darauf, nicht mehr per Direktmarketing die Patienten als Endkunden zu gewinnen, sondern die Ärzte. Der einmalige oder sporadische online-Kontakt zwischen Patient und Arzt hat auch weiterhin Zukunft, ein amerikanisches Unternehmen hat für eine solche Dienstleistung gerade 15 Millionen Dollar von Google eingesammelt. Aber wir haben unser Geschäftsmodell verändert und wollen jetzt ein größeres Problem lösen – nämlich den kontinuierlichen Kanal zwischen Arzt und Patient etablieren. Warum funktionieren Netzwerke wie facebook oder Xing so gut? Weil sie an einer bereits bestehenden Verbindung zwischen Personen in der realen Welt ansetzen. Und wir setzen jetzt an der bestehenden Verbindung zwischen Arzt und Patient an und nutzen eine neue Technologie, um diese Verbindung auszubauen. Für ein Start-up ist das oberste Gebot, einen klaren Fokus zu haben und einer klaren Vision und Hypothese zu folgen. Sich zu verzetteln ist lebensgefährlich. Als Gründer ist es unsere Aufgabe, den Fokus ständig zu hinterfragen und mit den täglichen Erfahrungen abzugleichen. Bei diesem Abgleich haben wir gelernt, dass eine Fokussierung auf existierende Arzt-Patienten-Beziehungen im Gegensatz zum Direktvertrieb an Patienten – zumindest derzeit noch – der bessere Ansatz ist, um Patienten und Ärzte digital zu verbinden.

Sie haben Ihr Geschäftsmodell auch dahingehend verändert, dass Sie Ihre Software ausschließlich in den USA vertreiben. Warum?

BOLZ: Das hat mehrere Gründe. Zum einen ist da natürlich die Größe des Marktes. Zum anderen ist man in den USA bei der Digitalisierung in der Medizin insgesamt schon weiter, das Geschäftsklima für solche Neuerungen ist günstiger: Es gibt in den USA jede Menge Firmen, die im medizinischen B2C tätig sind, bei denen der Patient einen Arzt online konsultiert und dann auch online bezahlt. Und die Patienten haben weniger Probleme damit, medizinische Daten über ihr Handy an den Arzt zu schicken. Außerdem können wir dort elektronische Rezepte verschicken, in Deutschland ist das leider noch eine Art missing link. Mit dem elektronischen Rezept bilden wir in den USA mit Klara die vollständige Behandlungskette ab, inklusive der Bezahlung: Der Patient, der dort ja häufig Selbstzahler ist, kann dem Arzt über unsere App Geld überweisen. Das ist gerade für uns als Start-up wichtig, weil wir dadurch schneller erste Umsätze generieren können. Außerdem ist in mehr als zwanzig Bundesstaaten die Fernbehandlung erlaubt, der Arzt darf voll behandeln, ohne den Patienten physisch gesehen zu haben. Das hat auch damit zu tun, dass das amerikanische Gesundheitssystem extrem ineffizient ist, jährlich werden Milliarden von Dollar verschleudert. Die Regierung ist wild entschlossen, durch eine möglichst tiefgreifende Digitalisierung gegenzusteuern, zum Beispiel durch ein Gesetz, das von 2016 an vorschreibt, dass jede Versicherung die Video-Konsultation eines Arztes genauso vergüten muss wie einen Besuch in der Praxis.

Welche Resultate können Sie – Stand: Sommer 2015 – vorweisen?

BOLZ: Wir arbeiten daran, dass in drei bis fünf Jahren all jene Ärzte, die innovativ denken, eine Software für den online-Kontakt mit ihren Patienten haben. Deshalb suchen wir die early adopter, solche Ärzte, die sich vor zwanzig Jahren auch einen Apple kauften, obwohl der viel teurer war als andere Computer. Und die sich heute auf die Digitalisierung einlassen und ihren Patienten zeigen, dass sie mit ihnen ein digitales Netzwerk aufbauen können. Viele Ärzte in den USA sind sehr technologie-affin, 70 % der Niedergelassenen haben ein Tablet in ihrer Praxis. Wir haben inzwischen mehrere hundert niedergelassene Dermatologen, die unsere Software nutzen, es wurden schon mehrere tausend Bilder von Patienten hochgeladen und zigtausende text messages zwischen Arzt und Patient ausgetauscht. Wir sind in den USA auch mit der größten Dermatologiekette in der Pilotphase, um Klara an deren rund 200 Provider auszurollen. Und es gibt Kontakte zu mehreren Krankenhäusern, um Klara im Bereich der dermatologischen Nachsorgeuntersuchungen zu implementieren.

Heißt das, in Deutschland könnte Ihr Unternehmen gar nicht operieren?

BOLZ: Doch. Was wir jetzt in den USA machen – die online-Kommunikation *nach* dem ersten persönlichen Kontakt zwischen Arzt und Patient in der Praxis – ist auch in Deutschland erlaubt. Es gibt ja auch einige Start-ups hier, die den Markt bearbeiten. Man kann das in Deutschland mit den Privatversicherten versuchen, die allerdings nur etwa zehn Prozent der Versicherten ausmachen, das macht es nicht leicht. Die Strukturen und Institutionen sind hier auch so, dass alles unendlich mühselig und langwierig ist. Ich war 2014 zweimal bei der Bundesärztekammer, zweimal bei der Kassenärztlichen Bundesvereinigung, ich war im Bundestag, habe mit vielen Gesundheitspolitikern gesprochen; wir waren mit einigen privaten und einer gesetzlichen Krankenkasse bereits in einem Pilotprojekt. Aber diese Pilotprojekte haben eine so lange Laufzeit mit Planungsphase, Pilotphase, Evaluierung, dass das aus unternehmerischer Sicht kaum noch machbar ist, schon gar nicht für ein Start-up wie uns. Alle reden überall über diese Themen, man trifft sich bei tausend Kongressen, aber keiner macht etwas. Und wenn einer etwas macht, hat er am nächsten Tag einstweilige Verfügungen auf dem Tisch, wie uns das schon zweimal passiert ist wegen des Wettbewerbsverbots und des Fernbehandlungsverbots. Und die Datenschützer in Berlin sagen uns etwas anderes als die Datenschützer in Bayern. Wir haben uns deshalb entschlossen, unsere Vision erstmal in den USA aufzubauen, später können wir dann ja wieder zurückkommen, wenn der Markt hier bereit ist.

Verbinden Sie nur Arzt und Patient, oder auch Ärzte mit Ärzten?

BOLZ: Noch nicht, aber bald. Wir arbeiten daran, dass Ärzte sich miteinander vernetzen und über ganz spezifische Fälle austauschen können. Dann lädt zum Beispiel der Hausarzt – natürlich erst nach der Zustimmung des Patienten – den Facharzt via App ein, sich über diesen Patienten zu unterhalten und eventuell Daten auszutauschen. Immer wichtiger wird für Ärzte auch das Thema Überweisung. In der Dermatologie, die derzeit noch unser Fokus ist, ist es oft so, dass ein Patient vom Hausarzt an den Facharzt überwiesen wird, wenn es akut ist; es gibt aber auch in den USA Wartelisten, in den Städten sind es manchmal drei bis sechs Monate, auf dem Land teilweise noch länger. Mit unserem Kanal können sich die Ärzte verbinden und Fotos schicken; in einem hohen Prozentsatz der Fälle können die Fachärzte dann eine Diagnose stellen und schon ein elektrisches Rezept schicken, dann muss der Patient gar nicht mehr kommen – der Hausarzt macht dann eine Fernkonsultation bei einem Facharzt, was ja auch in Deutschland erlaubt ist, und bekommt von ihm eine Behandlungsanweisung. Oder der Facharzt erkennt, dass der Patient schneller kommen muss, dann kann er ihn auf der Warteliste nach vorne ziehen. Der Austausch kann auch zwischen Fachärzten nötig sein: Dermatologen haben häufig mit Geschlechtskrankheiten zu tun, es kann dann hilfreich sein, einen Gynäkologen hinzuzuziehen.

Müsste die Kette sinnvollerweise nicht bis ins Krankenhaus reichen?

BOLZ: Das wäre wünschenswert, absolut. Wir hatten sogar ein interessantes Pilotprojekt mit der Universitätsklinik Augsburg. Wir wollten das Klinikum mit allen umliegenden Dermatologen über Klara vernetzen, damit die Fachärzte die Folgebehandlung leisten können. Manche Patienten wohnen achtzig, hundert Kilometer entfernt, da kann die Klinik die Nachsorge gar nicht mehr leisten. Da es sich hierbei ausschließlich um Bestandspatienten handelte, wäre das Projekt in

Deutschland auch ohne rechtliche Widerstände möglich gewesen. Wir haben das Projekt dann aber abgesagt, weil wir uns auf *einen* Markt und *eine* Taktik fokussieren wollten.

Was hat der Arzt von der online-Kommunikation außer einem neuen technischen Hilfsmittel?

BOLZ: Am Ende des Tages muss er mehr verdienen, sonst wird sich die Technologie nicht durchsetzen. Er wird auch mehr verdienen, und die Rechnung ist relativ einfach: Ein Dermatologe hat wie gesagt etwa dreißig, vierzig Patienten am Tag, die Hälfte davon muss er aus medizinischen Gründen nicht unbedingt sehen, weil es Verlaufskontrollen sind, an denen er auch nicht viel verdient, oder weil es sich um harmlose Dinge handelt, die er genauso gut online abklären kann. Die Zahl der Krankheitsfälle wird weiter extrem ansteigen wegen des demografischen Wandels und des medizinischen Fortschritts, gleichzeitig stagniert die Zahl der Ärzte, die Zahl der Hautärzte wird sogar sinken. Der einzelne Hautarzt muss also mehr Patienten konsultieren also zuvor, und wir bieten ihm das Werkzeug, das zu leisten. Indem er jene Fälle online abklärt, die auf diese Weise abgeklärt werden können, hat er mehr Zeit für die wichtigen Fälle. Konkret: Der Patient mit einem harmlosen Fußpilz sollte nicht medizinische Kapazitäten blockieren für einen Patienten mit einem Melanom. Und mit dem anspruchsvolleren Fall, der vielleicht sogar einen Eingriff erfordert, verdient der Arzt auch mehr Geld. Wenn der Arzt es richtig macht, kann er durch optimierten Patienten-Flow bis zu doppelt so viele Patienten behandeln wie zuvor. Selbst wenn er überhaupt nichts für den online-Service in Rechnung stellen würde, würde er trotzdem unterm Strich mehr verdienen. Es geht schlicht um Effizienzgewinne durch Technologie.

Das klingt sehr arztzentriert nach dem Motto: Hauptsache, der Arzt profitiert. Ist es nicht eher so, dass der Arzt mitziehen* muss*, weil seine Patienten solche Dienstleistungen einfordern und andernfalls zu einem anderen Arzt wechseln?

BOLZ: Absolut. Auf Dauer werden sich immer mehr B2C-Dienste durchsetzen, die Patienten direkt mit einem beliebigen Arzt verbinden nach dem Motto „See a doctor now". In den USA sind das Unternehmen wie DoctorOnDemand, Spruce, Teladoc, American Well, die virtuelle Arztbesuche bei aufkommenden Beschwerden ermöglichen, oder Services wie Pager, Heal oder Mend, die unkomplizierte Hausbesuche durch Ärzte innerhalb einer Stunde ermöglichen. Diese Services entwickeln sich rasant und werden intensiv von prominenten Venture Capital-Gesellschaften finanziert. Es ist nur noch eine Frage der Zeit, bis es im Mainstream angekommen ist, einen Arzt auf Knopfdruck zu konsultieren. Klara ermöglicht es Ärzten, ihrer bestehenden Patientenbasis einen weiteren Service hinzuzufügen mit dem Ziel, die Behandlungsleistungen zu verbessern und die Patienten langfristig an sich zu binden und nicht an virtuelle Kliniken zu verlieren. Mit Klara kann der Patient eben mit *seinem* Arzt in Verbindung treten – und nicht mit *einem* Arzt.

Was hat der Patient von solchen ärztlichen Dienstleistungen?

BOLZ: Er spart wertvolle Zeit und Anfahrtskosten, er spart sogar medizinische Kosten: In den USA zahlen Patienten je nach Versicherungsplan Praxisgebühren zwischen zwanzig und siebzig Dollar. Die fällt weg, wenn er Praxisbesuche durch die digitale Vernetzung mit seinem Arzt überflüssig macht. Er zahlt dann nur noch etwa dreißig Dollar für den online-Service. Die Versicherungen werden unseren Service nicht nur bald bezahlen, sondern sogar erzwingen von ihren Kunden, weil sie dadurch eine Menge Geld sparen.

Leidet nicht die medizinische Qualität der Behandlung, wenn sich Arzt und Patient seltener sehen und immer mehr online abhandeln?

BOLZ: Wir sind überzeugt, dass das Gegenteil der Fall ist. Denn letztlich sorgen wir ja dafür, dass sich die Kontakt-Frequenz erhöht – sowohl beim Melanom-Patienten, für den der Arzt jetzt mehr Zeit hat, als auch für den Fußpilz-Patienten, mit dem Arzt oder Assistent jetzt häufiger online Informationen austauschen. Ich habe gelesen, dass selbst Patienten mit Schuppenflechte – eine oft sehr lange und sehr unangenehme Erkrankung – sich nur zu 60 % an den Behandlungsplan halten. Durch den häufigeren und regelmäßigeren Kontakt zur Praxis sind Patienten vielleicht mehr motiviert, sich an solche Abmachungen zu halten. Und der Arzt hat durch das kontinuierliche Monitoring die Möglichkeit, eher einzugreifen. Beides dürfte die Qualität der Behandlung erhöhen. Perspektivisch werden wir Funktionen in Klara einbauen, bei denen der Patient auf einer Skala von eins bis zehn mitteilen kann, wie es ihm mit der Therapie geht. Wenn man solche Daten von tausenden Patienten, natürlich anonymisiert, im Netzwerk der beteiligten Ärzte sammelt, gewinnt man über die Jahre wertvolle Daten: Man kann dann die Symptomatiken, Medikationen, Therapien, Krankheitsverläufe und den qualitativen Outcome vergleichen; der einzelne Arzt wird dadurch massiv unterstützt werden, das medizinische Ergebnis dürfte davon profitieren.

Was bedeutet all das für den Arzt? Wie wird sich das Verhältnis Arzt-Patient verändern?

BOLZ: Mein Vater ist Zahnarzt in München, im Bereich Zahnimplantate hat er zwei, drei Angestellte, die ausschließlich als treatment coordinator arbeiten. Sie haben spezielle Software, sitzen mit dem Headset am Computer und sind geschult darin, die Kommunikation mit den Patienten sicher und strukturiert zu führen, vor der Behandlung und danach. Ich bin fest davon überzeugt, dass sich in Arztpraxen die Rollenbeschreibungen von Mitarbeitern ändern werden, so wie das in den USA jetzt schon anfängt. Das wird natürlich zur Folge haben, dass auch der Arzt – teilweise jedenfalls – andere Tätigkeiten ausüben wird, er muss kontinuierlich antworten, reagieren. Dafür bauen wir gerade an einem Produkt namens collaboration, das dem Arzt hilft, mit seinen Mitarbeitern in der Praxis effizienter zusammenzuarbeiten und Tätigkeiten zu delegieren.

Was sehen Sie, wenn Sie in die Zukunft der digitalen Medizin schauen?

BOLZ: Die Welt wird sich in den nächsten zwanzig Jahren so stark verändern, wie wir uns das heute noch gar nicht vorstellen können. Der Arztbesuch wird zu einem großen Prozentsatz durch online-Konsultationen ersetzt werden, die Menschen werden nur noch zum Arzt gehen, wenn eine Operation nötig ist. Das wird sich so sehr verändern, wie sich die Art und Weise verändert hat, in der wir heute Bücher und viele andere Dinge völlig selbstverständlich online kaufen. Wir sehen das in den USA, wo heute schon Arzthelferinnen am healthpoint im Supermarkt Blut abnehmen, den Blutdruck messen oder den Kunden in eine Kabine setzen, wo er über Video mit einem Arzt reden kann; daneben ist dann eine Apotheke, wo man sich mit dem Rezept gleich das Medikament abholen kann. Gut möglich, dass in zwanzig Jahren Sensoren an der Uhr am Handgelenk ein Blutbild durch die Haut erstellen können, vielleicht kann die Uhr dann auch Krankheiten diagnostizieren; vielleicht wird es möglich sein, über die Ferne Medikamente zu übertragen und sie automatisiert zu injizieren; die ersten Firmen arbeiten daran, individuell zugeschnittene Medikamente von 3D-Printern herstellen zu lassen; es gibt Wissenschaftler, die sich damit beschäftigten, die Lebenserwartung der heute lebenden Menschen auf 130 Jahre zu erhöhen. Der medizinische Fortschritt wird weiter vorangehen, mit riesigen Schritten. Mal schauen, wohin das alles führt.

Sebastian Krolop, Philips Healthcare Transformation Services

„Braucht man dafür wirklich einen Arzt?“

Zur Person:

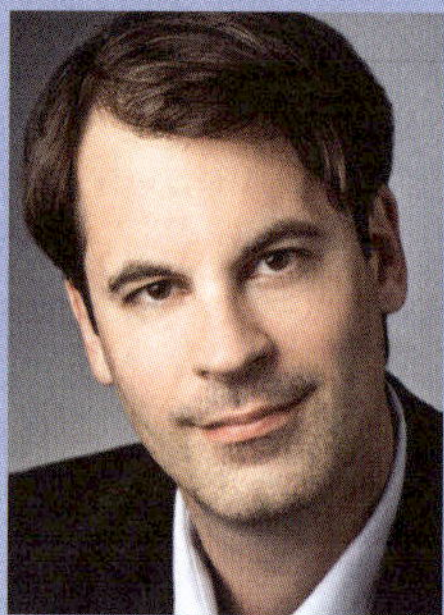

Sebastian Krolop ist beim Gesundheitstechnologiekonzern **Philips** Vize-Präsident und Partner im Bereich **Healthcare Transformation Services** für die Region Europa, Mittlerer Osten und Afrika. Zuvor war der Arzt und Ökonom, der in Deutschland und den USA studierte und an der Uniklinik Heidelberg als Arzt in der Anästhesiologie arbeitete, bei den Beratungsunternehmen Accenture Deutschland und Boston Consulting Group. Die Admed GmbH in Köln hatte er als geschäftsführender Gesellschafter zu einer der führenden deutschen Managementberatungen im Gesundheitswesen entwickelt. Krolop ist Lehrbeauftragter an der Hochschule Fresenius für Gesundheitsökonomie und Strategisches Krankenhausmanagement und langjähriger Mitautor des Krankenhaus, Pflegeheim und Reha Rating Reports.

Herr Krolop, Sie beschäftigen sich heute bei Philips mit der „Transformation des Gesundheitssystems“. Wie kommt man als gelernter Arzt zu dieser Rolle?

KROLOP: Ich habe Medizin und Ökonomie studiert und war zunächst als junger Arzt in der Klinik für Anästhesiologie an der Heidelberger Uniklinik tätig, bevor ich auf die Beraterseite wechselte. Als Arzt habe ich mich immer besonders für die Intensivmedizin und das Notarztverfahren interessiert, also auch für die Frage, wie man als Notarzt unter hohem Zeitdruck und trotz des sehr rudimentären Wissens über den Patienten schnell zu den richtigen Entscheidungen kommt. Je weniger Wissen man in so einer Situation über den individuellen Patienten hat, umso mehr ist man auf Standards und Lehrmeinung angewiesen, die den aktuellen Stand der Wissenschaft widerspiegeln. Die Lehrmeinung befindet sich aber im ständigen Wandel. Zum Beispiel konnten sich Ärzte lange nicht vorstellen, dass sie durch mangelnde Hygiene ihre eigenen Patienten gefährden. Erst als Ignaz Semmelweis 1847 durch die Einführung von konsequenten Hygienemaßnahmen die Kindbettfiebersterblichkeit von ca. 30 auf ca. 1 % reduzieren konnte, wurde das Thema – allerdings sehr langsam – von der Ärzteschaft aufgenommen. Obwohl heute die Studie von Semmelweis als erster praktischer Fall von evidenzbasierter Medizin in Österreich gilt, wurden seine Erkenntnisse zu seinen Lebzeiten von Kollegen nicht anerkannt. Für das Kindbettfieber machten sie vor allem Witterungsverhältnisse und Erkrankungen verantwortlich. Ein weiteres Beispiel sind die diversen und teilweise kuriosen Empfehlungen von Ärzten zur Wiederbelebung bei Patienten mit Atem- und Kreislaufstillstand: So sollte warme Luft oder Tabakrauch in die Gedärme geblasen werden, lange galt die rhythmische, passive Armbewegung des bewusstlosen Patienten als Standard. Später folgten die Mund-zu-Mund-Beatmung und die Herzdruckmassage. Heute empfehlen wir bei einer Laienreanimation den Verzicht der Mund-zu-Mund-Beatmung.

Es gibt viele solcher Beispiele, die zeigen, dass sich einmal gültige Standards nach einiger Zeit als überflüssig, fragwürdig oder sogar als falsch und gefährlich herausstellen. Die Konsequenzen erleben wir, wenn ein junger und unerfahrener Arzt in der Notaufnahme seine ersten Dienste absolviert: Er will auf Nummer sicher gehen und wird deshalb das ganze Programm der aktuellen Lehrmeinung abspulen, er wird mit dem großen Paket der Laboruntersuchungen anfangen, radiologisch weitermachen und den Patienten zuletzt, wenn er nichts Klares befunden kann, auf die Intensivstation legen – natürlich meist zum Entsetzen des Ober- oder Chefarztes.

Ein Plädoyer für erfahrene Ärzte auf dieser neuralgischen Position?

KROLOP: Das mag die Situation sicherlich ein Stück weit verbessern, aber es wäre keine langfristige Lösung für die Zukunft. Die Medizin hat sich enorm entwickelt, in die Tiefe und in die Breite. Als ich in den 1990er Jahren studierte, gab es noch den Chirurgen und den Internisten, das findet man heute gar nicht mehr. Heute gibt es den Internisten, der sich auf den Gastrointestinaltrakt spezialisiert hat und zum Beispiel sehr gut über die Bauchspeicheldrüse Bescheid weiß, aber ein EKG kann er im Zweifelsfall schon gar nicht mehr richtig lesen. Genauso bei den Chirurgen: Da gibt es Leberchirurgen, die aber keinen Knochenbruch mehr richten könnten, und wenn umgekehrt der Knochenchirurg in einem Krankenhaus Dienst hat und ein Patient mit „unklarem Bauch" operiert werden soll, stößt er ganz schnell an seine Grenzen. Die Vorstellung, dass man einen Arzt hat, der aufgrund seines Wissens und seiner Erfahrung das Gesamtbild seiner Patienten erfassen kann und deshalb weiß, wie er seinen Patienten optimal diagnostiziert und therapiert – und wann er seinen Patienten an eine andere, besser geeignete Stelle im System weiterlotsen muss – diese Vorstellung funktioniert nicht mehr. Ich bin absolut überzeugt, dass die Medizin, wie ich sie gelernt und praktiziert habe, nichts mehr mit dem zu tun hat, was morgen Medizin sein wird.

Das müssen Sie erklären.

KROLOP: Ich habe sechs Jahre Medizin studiert und bin seit über 15 Jahren im Gesundheitswesen beruflich aktiv. Wäre ich der einen Klinik treu geblieben, könnte man inzwischen sagen, dass ich nach dieser Zeit ein Arzt auf einem Niveau bin, wo langsam alles gut ist. Aber wir müssen – und können jetzt dank Digitalisierung und Vernetzung – diesen Moment viel früher einsetzen lassen. Der Erfahrungsschatz, den sich ein einzelner Arzt über die Jahre aufbauen kann, wird angesichts des medizinischen Wissens, das um ihn herum mit einem unglaublichen Tempo wächst, ja geradezu explodiert, immer unbedeutender und auch fragwürdiger. Als Spezialist kann ein Arzt von dieser Entwicklung ungemein profitieren. Spannend wird es aber für den Generalisten: Er wird immer weniger wissen, wie er mit all den Spezialfragen umgehen soll, die ihm begegnen. Das bedeutet, dass er den Patienten relativ schnell dorthin weiterlotsen muss, wo das Spezialwissen für diesen einen Fall vorhanden ist. Die spannende Frage ist: Braucht es dafür wirklich einen Arzt?

Wen denn sonst?

KROLOP: Natürlich geht es nicht darum, sinnlos einfach Ärztestellen zu streichen, sondern zu überlegen, wo das knappe Gut „Arzt" am dringendsten gebraucht wird. Wenn wir uns nochmal den oben erwähnten jungen Arzt anschauen, der wegen seiner geringen Erfahrung oft zu viel macht und dabei leider auch manchmal das Falsche, dann handelt er eigentlich im Sinne der Medizin: Er kompensiert Erfahrung durch Differential- und Ausschlussdiagnosen. Da er zu wenig Erfahrung hat, kann er nicht zielgerichtet eine sichere Diagnose stellen und schießt mit seinen vielen Tests und Untersuchungen quasi wie mit einer Schrotflinte in den Nebel der Unsicherheit – in der vagen Hoffnung, irgendeine Diagnose treffen zu können. Diese Vorgehensweise ist nichts anderes als ein Algorithmus, also eine genau definierte, logische Abfolge standardisierter Handlungsanweisungen. Medizin, das sind riesige Algorithmen. Bei der Menge an Daten, die heute vorliegt und täglich größer wird, kann der Arzt die richtige Abfolge der Handlungsanweisungen aber nicht mehr durch seine Erfahrung gewährleisten. Anders als in dem beschriebenen Beispiel sollten diese Algorithmen nicht bei Unwissenheit angewandt werden, sondern sie sollten basierend auf empirischen Erkenntnissen zielgerichtet und fokussiert eingesetzt werden. Wenn wir weiter so verfahren, wie wir es gelernt haben, schaden wir den Patienten eigentlich mehr, als dass wir ihnen helfen.

Der Algorithmus ersetzt Erfahrung?

KROLOP: Ja. Durch die Digitalisierung und die Netzwerkmöglichkeiten können wir heute dem Arzt medizinisches Wissen zur Verfügung stellen, das jede ärztliche Erfahrung in den Schatten stellt. Patienten generieren und sammeln heute schon freiwillig wertvolle medizinische Daten über sich, zum Beispiel über ihre sportlichen Aktivitäten oder über ihre Ernährung, und sie werden das mit Hilfe von Apps immer selbstverständlicher und in immer größerem Umfang tun. Gleichzeitig gibt es eine unendliche Fülle an historischer Medizinliteratur, die durch empirische Studien aus aller Welt täglich größer wird. Wenn wir all diese Daten durch einen klugen Algorithmus verknüpfen, entsteht ein Medizinwissen, das alle bisherigen Möglichkeiten übersteigt. Würde man die rund 19 Millionen stationären Patientendaten in Deutschland anonymisiert über zehn Jahre mit den nicht-stationären Daten verknüpfen und über den Zeitlauf analysieren, würden unglaublich genaue medizinische Raster entstehen. Man könnte dem Patienten bei einer bestimmten Konstellation genau sagen, mit welchen Medikamenten und welcher Therapie rein statistisch gesehen welches Resultat zu erwarten ist. Bei der Auswertung radiologischer Bilder beispielsweise könnte man zum Ergebnis kommen: Bei einem Patienten in diesem Alter und mit der bekannten Eigen- und Familienanamnese handelt es sich im Durchschnitt um einen Normalbefund. Bei 12 % der Fälle mit einem vergleichbaren Hintergrund gibt es aber Auffälligkeiten, welche nur durch eine weitere Untersuchung zu erkennen ist; dann käme der Vorschlag für eine weitere Differentialdiagnose. Und mit jedem neuen Verknüpfen und Analysieren der Daten würde das Ergebnis immer genauer. Die nächste wichtige Säule dieser disruptiven Veränderungen ist das Potenzial der individualisierten und personalisierten Medizin. Zurzeit segmentieren wir unsere Patienten u. a. mit der Hilfe von Diagnose- und Therapiekatalogen in scheinbar sinnvolle Cluster. Dieses Vorgehen funktioniert bei singulären Ereignissen einwandfrei, stößt aber bei multimorbiden und chronisch kranken Patienten schnell an seine Grenzen. Bei der personalisierten Medizin wird der Patient unter Berücksichtigung von individuellen Gegebenheiten therapiert, d. h. kausale Zusammenhänge zwischen Genvarianten, molekularbiologischen Konstellationen und Krankheitsprozessen werden berücksichtigt. Dauerte die Sequenzierung des menschlichen Genoms 2001 über zehn Jahre und verschlang ca. drei Milliarden Dollar, konnten 2012 menschliche Genome innerhalb von Stunden für ca. 1.000 EUR sequenziert werden. Das ist wie bei der Legende von dem Schachbrett, auf dem man die Zahl der Reiskörner mit jedem weiteren Feld verdoppelt – am Ende hat man eine Menge an Reiskörnern, die jede Vorstellungskraft sprengt. Wir kommen technologisch gesehen jetzt allmählich in die zweite Hälfte des Schachbretts, wo zu Grenzkosten extrem viel neues Wissen generiert werden kann. Das ist eine ideale Brutstätte für neue Medizin. Durch Digitalisierung und Netzwerke wird Wissen für Diagnose und Therapie aufbereitet, das sich in dieser Fülle kein individueller Arzt jemals aneignen kann.

Kein Arzt, nicht mal die Koryphäen ihres Fachs, werden sich dann noch trauen, gegen das geballte Wissen des Algorithmus zu entscheiden. Bekommen wir die maschinenbasierte Medizin?

KROLOP: Kein Arzt muss sich stoisch dem Computer unterwerfen, wir werden sicher eine Kombination aus ärztlicher Erfahrung und Intuition einerseits und Unterstützung durch den Algorithmus andererseits erleben. Wenn der Computer im Hintergrund läuft, werden die Ärzte das als eine extreme Entlastung und Optimierung ihrer Arbeit erleben. In den USA bekommen Ärzte oft schon gar keinen Versicherungsschutz mehr, wenn sie nicht nachweisen können, dass sie dem rechnerbasierten Clinical Decision Support in ihrer täglichen Routine nutzen. Trotzdem können Ärzte auch dort davon abweichen, sie müssen dann allerdings ihr Vorgehen gut begründen können. Dies ist vergleichbar mit dem Autopilot in der Luftfahrt: Natürlich kann der Pilot jederzeit übernehmen, im Durchschnitt wurde aber die Luftfahrt Jahr für Jahr sicherer. Wir sehen in Studien, dass deutsche Ärzte viel eher ein Problem mit der Hilfe durch den Rechner haben. Wir haben hier die Kultur, dass es jeder so macht, wie er glaubt, dass es am besten sei. Ein Arzt mag sich darauf berufen, dass er schon 10.000 Patienten behandelt und daher große Erfahrung hat. Aber 10.000 Patienten sind eben viel weniger als eine Million oder fünf Milliarden Patienten, aus denen der Algorithmus seine „Erfahrung" speist. Wenn ein Arzt bei einem bestimmten Krankheitsbild mit den letzten zehn Patienten die Erfahrung gemacht hat, dass Medikament X oder

Therapie Y ganz gut geklappt haben, dann ist es menschlich, dass er beim elften Patienten denselben Weg wählt. Es kann aber sein, dass ausgerechnet dieser elfte Patient – empirisch-statistisch gesehen – etwas ganz anderes bräuchte.

Inwiefern beeinflusst die Entwicklung, die Sie beschreiben, die Idee der Netzwerkmedizin?

KROLOP: Das Gesundheitswesen in Deutschland ist immer noch sehr stark durch „Silos“ geprägt: Jedes Krankenhaus, jeder Arzt wurstelt mehr oder weniger vor sich hin, sie kommunizieren viel zu wenig, holen sich viel zu selten gegenseitig an Bord. Wie der Patient behandelt wird, hängt zu einem guten Teil davon ab, an welchem Tag um welche Uhrzeit er durch welche Tür geht und wer dahinter sitzt. Wenn der Patient über unklaren Schwindel klagt, bekommt er mit hoher Wahrscheinlichkeit unterschiedliche Diagnosen und Therapien, je nachdem, ob er von einem Neurologen, einem Radiologen oder einem Gefäßchirurgen diagnostiziert wird. Oder unterhalten Sie sich mal mit Eltern von chronisch kranken Kindern! Die können Ihnen erzählen, wie sie seit vier Jahren alle drei Monate in dieselbe Spezialambulanz gehen, aber jedes Mal ein anderes Gesicht sehen und jedes Mal von vorne anfangen müssen; die erleben, dass ihnen dann ein Grünschnabel etwas vorschlägt, das sie ein Jahr zuvor in genau diesem Krankenhaus schon probiert und dabei einen enormen Rückschlag erlitten haben. Das ist gelebter Alltag. Ich mache meinen Kollegen keinen Vorwurf – sie können sich zurzeit kaum vernetzen und das Wissen der Kollegen in ihrer Arbeit einbeziehen, oft fehlt dazu die nötige Infrastruktur. Die Patienten aber werden mit den Füßen abstimmen und zu denjenigen Anbietern wechseln, die genau in diese Infrastruktur investieren und auf Knopfdruck das adäquate Informationsniveau bereithalten, weil sie vernetzt sind mit anderen Leistungsanbietern und mit dem aktuellen medizinischen Wissen der Welt. Netzwerkmedizin ist der wichtige und richtige Ansatz, den Patienten dorthin zu steuern, wo die beste Strukturqualität gegeben ist – also das richtige Personal, die richtigen Großgeräte etc. – und wo die notwendige Prozess- und Ergebnisqualität vorliegen. Beispiel: Ein Krankenhausverbund aus sechs, sieben kleineren Häusern hat eine gemeinschaftliche radiologische Abteilung mit fünf Radiologen, die zwar alle gute Leute sind, aber eben doch nicht so spezialisiert, dass der diensthabende Arzt Freitagnacht einen unklaren Kleinhirnbrückenwinkeltumor richtig befunden könnte; warum soll so etwas nicht via Telemedizin in einem Kompetenzzentrum in der nächsten Uniklinik geschehen, oder irgendwo auf der Welt, in Indien oder den USA, wo Spezialisten sitzen, die diese Fragestellung 15 mal am Tag sehen und nicht nur alle drei Monate oder Jahre? Die Wahrscheinlichkeit, dass dieses Spezialisten-Team besser und günstiger befundet, ist absolut gegeben. Die Netzwerkmedizin erhält durch die technologische Entwicklung der Digitalisierung enormen Rückenwind.

Was Sie beschreiben, klingt alles klingt sehr technisch getrieben. Will der Patient das überhaupt? Und was würde es ihm bringen?

KROLOP: In meiner klinischen Zeit als Arzt und als Berater im Gesundheitswesen galt und gilt für mich immer: Es geht um den Patienten, er steht im Mittelpunkt. Und ich bin überzeugt, dass er von dieser Entwicklung insgesamt profitieren und vor allem weiter ins Zentrum rücken wird.

Inwiefern? Wie misst man das?

KROLOP: Wir haben vor einigen Jahren untersucht, dass Krankenhäuser, die bestimmte Eingriffe eher selten vornehmen, teilweise vier- bis fünfmal höhere Mortalitätsraten (Sterblichkeitsraten) haben als Häuser, die solche Eingriffe häufiger machen. Die neuen, von Algorithmen gespeisten Hilfssysteme für Ärzte werden Messgrößen wie Komplikationsraten, Nachoperationen oder Sterblichkeitsraten reduzieren. Sie könnten auch dabei helfen, dort nicht mehr zu therapieren, wo die Therapie keine lebens- oder qualitätsverlängernde Wirkung mehr verspricht. Der Algorithmus würde klar sagen: In diesem Fall bringt eine Operation eindeutig keinen Mehrwert mehr für den Patienten, sondern verlängert nur sein Leiden. Ganz wichtig ist für mich aber der Gewinn an Transparenz für die Patienten. Die neue Medizin wird Ärzte unter Druck setzen, endlich ihre Blackbox zu öffnen. Bislang steht da für den Patienten drauf: „Ich bin Mediziner, Sie sind Laie; Sie müssen mir vertrauen, Kontrolle ist nicht möglich; Ich spreche eine Fachsprache, die Sie nicht verstehen; Ich mache Fehler, die Sie nicht merken; Ich kann sehr gut sein, aber auch das können Sie nicht erkennen." Diese Asymmetrie des Wissens können Ärzte im digitalen Zeitalter nicht mehr lange aufrechterhalten. Der Patient wird immer mehr zum Klienten, der sich fast spielerisch medizinisches Wissen aneignen kann – ohne einen Tag Medizin studiert zu haben. Diese Transparenz, die natürlich Vergleichbarkeit zur Folge hat, schmeckt nicht allen Ärzten, aber sie lässt sich nicht aufhalten.

Wie sieht Medizin in zehn, fünfzehn Jahren aus? Was ist Ihre Erwartung?

KROLOP: Man kann derzeit das Schumpetersche Prinzip der schöpferischen Zerstörung sehr gut studieren. Das Gesundheitswesen steht durch die Macht der Digitalisierung vor disruptiven Veränderungen so wie der Buch- und Einzelhandel durch Amazon, das Taxigewerbe durch Uber, die Hotellerie durch Airbnb, oder wie die Musikbranche durch Napster, Spotify & Co. Und der Klient beziehungsweise der Patient ist der Treiber: Er wird enormen Einfluss darauf haben, wie die Geschäftsmodelle in der Medizin in Zukunft aussehen. Es gibt heute schon Millionen von Menschen, die täglich ihre Fitnessdaten sammeln, den Puls messen, den Sauerstoffgehalt ihres Bluts und vieles mehr; chronisch Kranke sammeln immer mehr digitale Daten über sich; man kann heute schon für relativ wenige Dollar das eigene Genom entschlüsseln lassen. Der Wert solcher Daten ist nicht immer unmittelbar ersichtlich, teilweise sind das noch Daten-Silos, die nur für ganz bestimmte Anwendungen wertvoll sind. Aber das geht ja weiter. So wie die Menschen heute ihre Musiklisten digital pflegen, ihre Fotos und Texte, so werden sie auch immer genauer ihre medizinische Lebensgeschichte digital festhalten. Das medizinische Wissen, das jetzt noch in papiernen Krankenakten in Praxen und Krankenhäusern steckt, in privaten Schreibtischen oder im Keller, oder das gar nie kommuniziert wurde, tritt immer stärker an die digitale Oberfläche. Dienstleister, die es schaffen, diese Daten aus sehr unterschiedlichen Quellen zu aggregieren und Patienten und Leistungserbringer zu vernetzen, könnten so dominant werden wie Amazon heute im Buchhandel. Es wird immer noch Ärzte und Schwestern und Intensivstationen geben, aber der Patient wird sie sich aussuchen, das System wird sich von B2C („Business to Client“) zu C2B („Client to Business“) wandeln, d. h. der Klient wählt sich selber seinen Anbieter. Der digital vernetzte Kunde wird wissen und vergleichen, und wenn er feststellt, dass ihm seine gesetzliche oder private Krankenversicherung keinen Wert mehr für sein Geld bietet, weil sie ihn zu Ärzten und in Krankenhäuser schickt, die nicht wirklich helfen können, dann werden sie zurecht fragen, warum sie weiter in dieser Kasse bleiben sollen und ob es nicht andere Vermittler gibt. Ich bin mir sicher, dass die Versicherungen diesem Druck nachkommen müssen und ihrerseits Druck auf die Leistungserbringer ausüben werden, ihre Struktur-, Prozess- und Ergebnisqualität transparent für den Patienten nachzuweisen, Motto: Wir bezahlen nicht mehr nach *Volume* (Menge) sondern nur noch nach *Value* („Wert“).

Diese Entwicklung wird auch Ihr Unternehmen erfassen. Wie bereiten Sie sich darauf vor?

KROLOP: Sie haben Recht, auch wir könnten Getriebene dieser Entwicklung werden. Denn es könnte ein Anbieter auftauchen, der nur so oberflächliches Wissen von Medizin hat wie Uber vom Taxigewerbe und Airbnb von Hotels – und die dennoch Milliardenumsätze machen. Philips war ein klassisches Konglomerat mit einem Bauchladen an Produkten von der Glühbirne über den Fernseher, Rasierer und das Bügeleisen bis hin zum Herzkatheter, MR, CT und zur Intensivstation. Wir trennen uns seit einiger Zeit von einigen Produktbereichen und wollen als führender Gesundheitstechnologiekonzern zum führenden Gesundheits*dienstleister* werden – nicht zum führenden Produkthersteller. Keine Frage, wir produzieren wirklich imposante Maschinen für das Gesundheitssystem, die täglich Leben retten. Aber das wird an Bedeutung verlieren, sobald ein anderer Anbieter sagen kann: „Ich rette noch mehr Leben, weil ich mehr Informationen habe“; dann wären wir nur noch Lieferant von Maschinen. Daher wollen wir nicht Getriebene dieser Entwicklung werden, sondern selbst der Treiber sein. Wir arbeiten daran, auf einer Plattform medizinisches Wissen zu sammeln, das für die Nutzer Mehrwert generiert und wofür sie dann auch gerne bezahlen. Wir haben dazu ganz gute Voraussetzungen, weil uns der Kunde schon durch die vielen Produkte im privaten Bereich kennt und uns mit den Themen Gesundheit, Prävention, Diagnose, Behandlung und Genesung in Verbindung bringt. Aber wir müssen schnell sein, schneller als ein Unternehmen im Silicon Valley oder auch in Kreuzberg, das möglicherweise gerade an etwas Ähnlichem arbeitet und dann mit dem Wagniskapital von Internetinvestoren plötzlich mit Macht auf den Markt drängt.

Matthias Reumann, Wissenschaftler am IBM Forschungszentrum in Zürich

„Kein Superdoktor, sondern Assistent"

Zur Person:

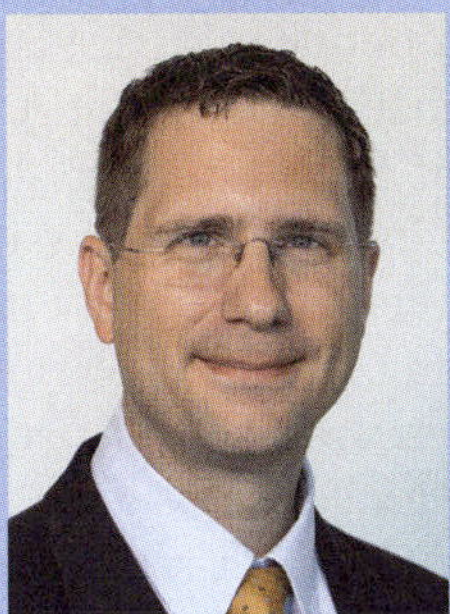

Der Elektrotechniker **Matthias Reumann** forscht im **IBM-Forschungszentrum Zürich** über den Einsatz von Hochleistungsrechnern und dem Cognitive Computing in der Medizin. Reumann studierte in England, Frankreich und an der Universität Karlsruhe, wo er am Institut für Biomedizinische Technik (IBT) in Elektrotechnik und Informatik promovierte. Am IBT widmete er sich zunächst der klinischen Anwendung von Computermodellen des Herzens und wechselte 2007 an das IBM Watson Research Center in New York, wo er sich ebenfalls mit dem Thema Herzmodellierung beschäftigte. Von 2010 bis 2013 arbeitete Reumann für IBM in Australien im Bereich der Genomforschung, bevor er Ende 2013 nach Zürich kam.

Herr Reumann, wenn man liest, was IBM mit Watson Health im Bereich kognitiver Computersysteme erforscht, kann man auf die Frage kommen, ob der enorme Aufwand, den Sie betreiben, nicht sehr technologielastig ist und ob es überhaupt noch um den Patienten geht?

REUMANN: Da kann ich Sie beruhigen. Seit meinem zweiten Studienjahr beschäftige ich mich mit der Bildgebung und -verarbeitung in der Medizin und bekam den letzten Kick für die Medizintechnik durch meinen Professor am Institut für Biomedizinische Technik in Karlsruhe. Natürlich ist das ein technisches Studium, aber fasziniert hat mich daran schon immer, damit letztlich Menschen helfen zu können. Übrigens bin ich mit einer Unfallchirurgin verheiratet und schon von daher nah dran am medizinischen Geschehen und an den Bedürfnissen von Patienten. Auch hier bei IBM Research steht der Patient im Mittelpunkt: Wir beschäftigen uns nicht nur damit, wie man effektiv Krankheitssymptome behandeln kann, es geht ganz stark auch darum, die Gesundheit des Patienten durch *präventive* Maßnahmen zu erhalten. Dazu braucht man nun mal Hochleistungsrechner, die in der Lage sind, riesige Datenmengen zu verarbeiten.

Der Supercomputer Watson von IBM sorgte 2011 für Aufsehen, als er in der US-amerikanischen TV-Quiz-Show Jeopardy gegen die zwei bis dato besten Kandidaten gewann. Seither verwendet IBM diesen Auftritt als Beispiel für die Einsatzmöglichkeiten von Hochleistungsrechnern auch in der Medizin. Inwiefern ist der Erfolg in einer Quiz-Show übertragbar auf die Anforderungen in der Medizin?

REUMANN: Bereits 1997 gewann der IBM-Rechner Deep Blue gegen den damals weltbesten Schachspieler Garri Kasparow. Der Auftritt von Watson in Jeopardy 2011 war der nächste große Schritt um zu demonstrieren, was solche Rechner inzwischen leisten können. Dazu füttert man sie nicht einfach mit dem Wissen aus Lexika und Fachzeitschriften, und dann spucken sie automatisch die richtigen Antworten aus. Jeopardy ist eine sehr anspruchsvolle Quiz-Show, bei der die Teilnehmer zu bestimmten Hinweisen die passende Frage finden müssen. Man muss schon „um die Ecke denken", sprachliche Doppeldeutigkeiten erkennen und bewusste Irreführungen durchschauen können. Und das kann Watson. Watson kann mit der menschlichen Art zu schreiben und zu sprechen umgehen. Watson kann auch logisch schlussfolgern, also Hypothesen generieren und diese evaluieren. Und er ist lernfähig, wird also mit jeder Interaktion intelligenter. Deshalb versteht er bei so einer Quiz-Show nicht nur die Aufgabe und findet die richtige Antwort. Das System kann auch blitzschnell entscheiden, ob es sich so sicher ist, dass es den Buzzer drückt. Watson bewies damals, dass kognitive Computersysteme bei der Genauigkeit, Geschwindigkeit und in der Fähigkeit, nach Wahrscheinlichkeiten abzuwägen, mit den Fähigkeiten eines menschlichen Experten absolut mithalten können. Was nun die Übertragbarkeit auf die Medizin anbelangt: Ich habe mir neulich mal erlaubt, in einer medizinischen Datenbank nachzuschauen. Ergebnis: 2014 sind *pro Minute* 2,24 Artikel zu medizinischen Themen publiziert worden. Selbst als Forscher kann man nur ein bis vier Artikel am Tag lesen und aufnehmen, als Arzt noch viel weniger. Um medizinisch auf dem neuesten Stand zu bleiben, müsste sich ein Arzt 160 Stunden pro Woche fortbilden. Kognitive Systeme wie Watson unterstützen ihn, indem sie ältere und hochaktuelle Fachliteratur und Studienergebnisse, also das gesamte verfügbare medizinische Wissen, durchforsten und anschaulich aufbereiten. Wenn der Arzt diese Informationen dann mit den Daten eines individuellen Patienten in Beziehung setzt – mit seiner Familiengeschichte, seiner aktuellen Medikation und anderen Bedingungen – hat er eine bessere Entscheidungsgrundlage für seine Diagnose und Therapieempfehlung. Nur 20 % des Wissens, das Ärzte heute für ihre Diagnosen und Therapieempfehlungen verwenden, ist evidenzbasiert, der große Rest resultiert aus Erfahrung, ärztlicher Intuition und aus Halbwissen. Deshalb ist eine von fünf Diagnosen falsch oder unvollständig, allein in den USA gibt es fast 1,5 Millionen Medikationsfehler pro Jahr. Vom negativen wirtschaftlichen Effekt solcher Fehlentscheidungen will ich gar nicht sprechen. Man muss sich also die Frage stellen, wie man dem Gesundheitswesen angesichts wachsender Komplexität helfen kann, diese Situation zu verbessern.

Ist diese Datenflut nicht geeignet, den Arzt vollends unter sich zu begraben, ihn zu überfordern?

REUMANN: Es ist schon so: Big Data produziert wieder Big Data, die Menge an medizinischen Daten verdoppelt sich alle fünf Jahre. Der Trick für den Umgang mit der Datenflut ist, dem Arzt nicht einfach tausende von Suchergebnissen „hinzuschmeißen". Er bekommt die Informationen so aufbereitet und dargestellt, dass er sie schnell verstehen und in den konkreten Kontext seines Falls einbauen kann. Dieser Kontextbezug ist wesentlich und zeichnet Watson aus. Der Arzt kann sich aber auch ganz leicht weiterklicken zu den zitierten Quellen und selbst beurteilen, auf welchen medizinischen „Beweisstücken" sie basieren. Cognitive Computing generiert aus der Datenflut nachvollziehbare und umsetzbare Informationen. Und das gelingt nicht nur bei der menschliche Sprache – trotz ihres oft nur andeutenden Charakters, trotz ihrer Bildhaftigkeit und obwohl ihr Inhalt oft nur zu begreifen ist im Kontext dessen, was zuvor gesagt oder geschrieben wurde. Wir arbeiten auch an Technologien, die das auch beim Erkennen und Interpretieren medizinischer Bilder zum Beispiel aus Röntgenapparaten oder MRTs ermöglichen. Watson ist deshalb eine Technologie, die dem Arzt und dem Pflegepersonal Zeit spart und die Arbeit erleichtert.

Müssen Patienten damit rechnen, sich in nicht allzu ferner Zukunft mit ihrer elektronischen Patientenakte selbständig in ein Computersystem einzuloggen, das dann Diagnosen stellt, ohne dass daran Ärzte noch nennenswert beteiligt wären?

REUMANN: Auf Kongressen habe ich solche „Zukunftsvisionen" schon gelegentlich erlebt: Da steht dann ein Health Booth, eine Art Kabine, in die man steigt, seine Karte durch ein Lesegerät zieht, und dann drehen sich Geräte um die Kabine. Zum Schluss bekommt man ein Papier mit diversen Angaben zum eigenen Gesundheitsstatus. Vieles wird sicher technisch bald möglich sein, aber wie wertvoll diese Services wirklich sind und ob sie angenommen werden, ist schwer zu sagen. Die Telemedizin gibt es auch schon seit vielen Jahren, aber sie hat nicht wirklich abgehoben. Bei den kognitiven Computersystemen ist mir wichtig zu betonen, dass sie Assistenzsysteme sind, die Daten akkumulieren und darstellen, damit der Arzt zu einer evidenzbasierten Entscheidung kommt. Das System sorgt dafür, dass wichtiges Wissen aus der Datenflut überhaupt erst an die Oberfläche dringt. Es ist aber definitiv kein Ersatz für den Arzt. Dessen kritisches Denken und verantwortungsvolles Handeln stehen weiterhin im Zentrum. Wie wichtig der persönliche Kontakt zwischen Patient und Arzt ist, weiß ich nicht zuletzt von meiner Frau, die mir immer wieder erzählt, wie dankbar Menschen sind, wenn sie sich Zeit für sie nimmt, ihnen die Situation erklärt. Das ist natürlich auch eine Herausforderung für die Kliniken, dass die Freiräume, die durch die computergestützte Hilfe entstehen, von den Ärzten und Pflegern auch tatsächlich für die Patienten genutzt werden können.

Wo kommt Watson heute schon im klinischen Alltag zum Einsatz und mit welchen messbaren Ergebnissen?

REUMANN: Die Technologie ist noch sehr jung, deshalb kann es noch keine klinischen Studien geben. Watson kommt aber zum Beispiel schon im Rahmen von Forschungs- und Pilotprojekten in mehr als einem Dutzend Krebskliniken in den USA zum Einsatz mit dem Ziel, Therapien noch schneller und personalisierter zu entwickeln. Normalerweise dauert es viele Wochen, um eine Krebsart und die dazu passende Therapie exakt zu identifizieren. Watson dagegen kann aus den molekularen und genomischen Daten des Patienten und der medizinischen Literatur innerhalb von Minuten sehr genaue Medikationsvorschläge ableiten. Das System kennt nicht nur den Inhalt von Millionen von Seiten aus Fachzeitschriften, es kennt auch 1,5 Millionen Fälle von Krebskranken und welche Medikation zu welchen Krankheitsverläufen und Ergebnissen führte. Dann kann man dem Patienten unter Umständen zwei anstrengende, aber nutzlose Chemotherapien ersparen und auch noch Kosten reduzieren. In Projekten mit anderen Partnern hilft der Watson Discovery Advisor, eine Watson-Anwendung für die Forschung, das Protein p53 besser zu verstehen, das bei Krebs eine wichtige Rolle spielt. Über p53 gibt es rund 70.000 Studien und Artikel, ihre automatisierte Auswertung trägt dazu bei, zielgerichteter und schneller weitere Forschungsschritte anzugehen. Ähnliches passiert bei der Suche nach den Ursachen für Wiedereinweisungen ins Krankenhaus, wovon in den USA etwa einer von fünf Patienten betroffen ist. Wiedereinweisungen führen zu hohen Kosten, und sie sind auch nicht im Interesse des Patienten. Mit unserer Software haben wir einem Partner geholfen herauszufinden, welche Patienten mit Herzinsuffizienz ein höheres Risiko für solche Wiedereinweisungen haben. Und ein letztes Beispiel: Einen amerikanischen Krankenversicherer hat die Watson-Technologie dabei unterstützt, die Zeit für Vor-Autorisierungen für eine Behandlung im Krankenhaus von drei Tagen auf wenige Sekunden zu verkürzen. Auch das hilft den Patienten.

Sie beschreiben Leuchtturmprojekte an ausgewählten, hoch spezialisierten Kliniken. Was muss passieren, damit sich dieser Ansatz breit durchsetzt?

REUMANN: Ein ganz großes Hindernis ist, dass es immer noch so viele papierbasierte Krankenhäuser gibt, darunter auch große Universitätskliniken. Und mehr als 80 % der Daten werden unstrukturiert in verschiedenen Daten-Silos vorgehalten. Damit sind sie nur sehr schwer verarbeitbar, das bedeutet, dass viele wertvolle Daten ungenutzt bleiben. Gerade in Deutschland wird vieles erschwert, weil manche Daten beim Hausarzt liegen, andere im Krankenhaus. Wir versuchen mit unserer Technologie, diese Daten-Silos aufzubrechen und zusammenzuführen, damit man die Informationen in ihrer Gesamtheit analysieren kann. Das hilft dem Patienten übrigens nicht nur durch bessere Diagnosen und spezifischere Therapien. Die Datenanalyse ermöglicht auch optimale, kostensparende Arbeitsprozesse, indem der Patient in den Krankenhäusern und über die Sektorengrenzen hinweg schneller und genauer von einer zur nächsten Stelle gesteuert wird. Es ist durch klinische Studien erwiesen, dass die Mortalitätsrate umso geringer ist, desto schneller Patienten zum Beispiel in der Notfallaufnahme behandelt werden. Die Idee des steuernden Betreuungsarztes, wie er in der Netzwerkmedizin beschrieben wird, finde ich deshalb absolut überzeugend. Unsere Technologie kann solche Betreuungsärzte hervorragend unterstützen. Leider kommt man mit der elektronischen Patientenakte, die dafür eine Voraussetzung ist, nicht wirklich voran.

Woran liegt das?

REUMANN: Es ist sehr viel Angst in der Bevölkerung, dass mit diesen sensitiven Daten Missbrauch getrieben werden könnte. Ich höre immer wieder von der Sorge, dass zum Beispiel das persönliche Ernährungsverhalten auf der elektronischen Patientenakte gespeichert werden könnte und dass dann möglicherweise herauskommt, ob jemand abends regelmäßig zwei Glas Bier trinkt oder zum Steak gerne eine große Portion Pommes frites isst; und das würde dann den Krankenversicherer veranlassen, den Beitrag zu erhöhen. Ich habe einmal mit dem CEO einer privaten Krankenversicherung in den USA gesprochen, der mir erklärte, dass solche Daten für sein Unternehmen wichtig sind, um den Versicherten präventive Maßnahmen anbieten zu können, und nicht, weil er die Beiträge erhöhen will. Für mich ist das einleuchtend: Keine Versicherung, die im Wettbewerb steht, erhöht gerne Beiträge, eher sucht sie nach Möglichkeiten, die Kosten zu senken, indem ihre Versicherten gesünder sind. Die Politik muss das Thema Datenschutz unbedingt ansprechen und den Versicherten zusagen, dass sie die Hoheit über ihre Daten behalten. Es muss gesetzlich klar geregelt sein, dass kein Missbrauch stattfinden kann. Auch wir müssen den Dialog führen und Ärzten und Patienten darlegen, was das System kann und was nicht. Wir müssen klarmachen, worin der Mehrwert von Big Data in der Medizin besteht – nämlich darin, Patienten schneller und besser zu behandeln, sie insgesamt gesünder zu halten. Und wir müssen klarmachen, dass Technologien wie Watson kein Superdoktor sind, die in Zukunft das Sagen haben, sondern dass es Assistenzsysteme sind.

Sie sprechen die Grenzen von Big Data an. Stellen seltene Krankheiten eine solche Grenze dar?

REUMANN: Auf den ersten Blick ja. Denn das tollste Computersystem kann nicht helfen, wenn es über bestimmte Krankheiten noch kaum Daten gibt, weil sie sehr selten auftreten und es dazu kaum Forschung gibt. Aus meiner Zeit in Australien kenne ich die Organisation Cart-Wheel, das steht für Centre for Analysis of Rare Tumours. Das ist eine Plattform, auf der sich viele Patienten vernetzen und bereitwillig alle Daten austauschen in der Hoffnung, damit eine kritische Masse zu bilden und vor allem in der Hoffnung, auf diese Weise einen ähnlichen Fall zu finden, der vielleicht erfolgreich therapiert werden konnte. Die Suche nach Ähnlichkeiten ist für einen Forscher wie mich ein sehr spannendes Feld, und die neuen Technologien können dabei sehr nützlich sein. Schon jetzt suchen wir bei Watson Genomic Analytics quasi außerhalb der eigentlichen Krankheit nach möglichen neuen Zuordnungen von genetischen Informationen, mikrobiologischen Prozessen und Medikamenten. Solche Fragestellungen sind prädestiniert für Hochleistungsrechner wie Watson. Auf seltene Krankheiten bezogen bedeutet das: Vielleicht erkennen wir – trotz der wenigen Informationen über die seltenen Krankheiten – bei irgendwelchen anderen Erkrankungen ähnliche mikrobiologische Prozesse und wie bestimmte Medikamente auf sie wirken. Es würde mich nicht sehr überraschen, wenn die Watson-Technologie neue Einsichten in so komplexe Zusammenhänge liefern würde.

Sebastian Vorberg, Vorstandssprecher des Bundesverbands Internetmedizin

„Vom Weltwissen der Medizin“

Zur Person:

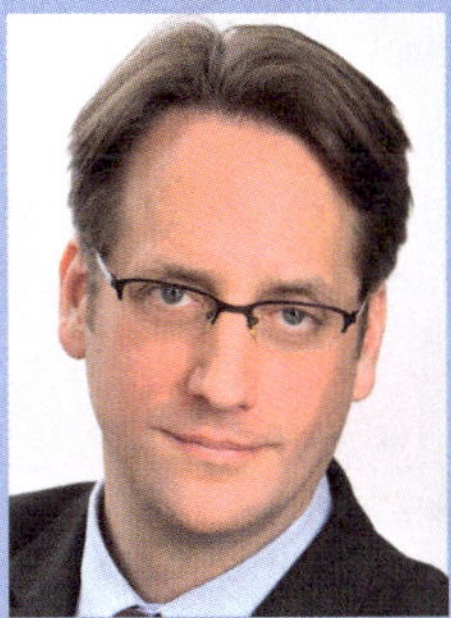

Sebastian Vorberg ist Fachanwalt für Medizinrecht in Hamburg und Vorstandssprecher des **Bundesverbandes Internetmedizin.** Nach dem Studium in Hamburg, Heidelberg und Houston (USA) leitete er die Rechtsabteilung eines Pharmaunternehmens und gründete 2002 die **Kanzlei Vorberg & Partner Rechtsanwälte und Steuerberater in Hamburg**. Sie gilt als eine der größten Medizinrechtskanzleien in Norddeutschland und hat unter www.medizinanwalt.de und in allen sozialen Netzwerken eine starke virtuelle Präsenz. Neben diversen Artikeln und Veröffentlichungen über Patientensteuerung und Internetmedizin ist Sebastian Vorberg Dozent für Krankenhausrecht an der Hochschule Hannover. Zu Vorbergs Veröffentlichungen zählen Beiträge im Handbuch zur Integrierten Versorgung oder Gesundheitsnetzwerke Managen sowie sein Buch „Legale und sachliche Patientensteuerung“.

Herr Vorberg, in einem Ihrer Filme auf MedizinanwaltTV berichten Sie darüber, wie auf ärztlichen und zahnärztlichen Bewertungsportalen einerseits Patienten ihre Ärzte mobben, andererseits Ärzte mit Hilfe von Agenturen gefakte Bewertungen ihrer eigenen Leistungen ins Netz stellen. Dieser Missbrauch von Portalen sei keine Ausnahme, sagen Sie da. Sind das Zumutungen, mit denen wir im Zeitalter der Internetmedizin nun mal leben müssen?

VORBERG: Missbrauch lässt sich natürlich nie ganz verhindern, damit muss man teilweise leben. Bei den Bewertungen bin ich aber sehr optimistisch, dass sich das ändern wird. Die Leute können immer besser beurteilen, dass eine Superbewertung bei nur fünf Stimmabgaben weniger wert ist als eine etwas schlechtere Bewertung bei 10.000 Stimmabgaben. Wenn die Zahlen auf den Portalen steigen – und das werden sie auf jeden Fall – steigt auch die Bewertungsqualität, und dann kann ein Arzt, der sich da über eine Agentur mit Supernoten eingeschmuggelt, nichts mehr ausrichten. Die Bewertungssterne, so wie wir sie von Amazon oder Ebay her kennen, werden auch in der Medizin immer stärker das Gold des Internets sein.

Sie rufen in dem Film nach dem Staat, er solle die Anonymität, die diese Portale bieten, aufheben. Warum appellieren Sie nicht zuerst an die Internetunternehmen, ihr Geschäftsmodell seriöser zu machen?

VORBERG: Natürlich sollten sie das, aber die Portale haben oft keine Chance, solche Dinge herauszufiltern, das lässt sich nicht wirklich überschauen. Ich finde aber auch, dass wenn jemand seine Meinung abgibt, man die im Zweifel zurückverfolgen können muss. Es gibt so etwas ja bereits unter der Kennzeichnung „verifizierter Nutzer". Dann weiß jeder, dass das in Ordnung ist. Unter Umständen wäre da eine Regulierung durch den Staat erforderlich, aber das Vertrauen in solche Bewertungen wird sich schon allein durch die Masse der Teilnehmer einstellen, dann reguliert sich das von selbst.

Sie behaupten, Datenschutz sei in der Internetmedizin völlig unwichtig und gar keine Diskussion wert. Wie passt das zu den Missbräuchen und Risiken, die Sie selbst beschreiben?

VORBERG: Da bin ich tatsächlich radikal. Der Datenschutz hat seinen Ursprung in den 1980er Jahren, als sich die Leute verständlicherweise dagegen wehrten, dass der Staat nicht alles wissen soll, ebenso wenig ihr Arbeitgeber oder ihre Krankenkasse. Diese drei Tabus kann ich akzeptieren. Aber bei der Internetmedizin will ja der Patient von sich aus etwas wissen und gibt deshalb medizinische Daten von sich aus preis. Und er will, dass der Arzt ihm darauf eine Antwort gibt, ihm eine Dienstleistung erbringt. In diesem Fall haben wir also diesen Tabubruch gar nicht, dass da draußen ein böser Unbekannter sitzt, der plötzlich erfährt, was er gar nicht erfahren soll.

Es ist doch nicht von der Hand zu weisen, dass solche Daten in falsche Hände geraten können.

VORBERG: Sie gehen von einer Missbrauchsabsicht aus, die natürlich nie völlig aus der Welt zu schaffen ist. Dem könnte man mit einem vorbeugenden Gesetz, einem Datenmissbrauchsgesetz, begegnen. Ich sehe das Risiko, das Sie da vermuten, aber nicht so, weil ich an die Selbstregulierung glaube. Was denken Sie, was passiert, wenn ein Arzt oder ein anderer Leistungsanbieter, die ja immer noch der Schweigepflicht unterliegen, solche Daten an eine Krankenkasse, eine Versicherung oder den Arbeitgeber weiterreichen? Wie lange würden das der Arzt oder die Krankenkasse überleben? Auf so eine Idee kann keiner kommen, der sich im Markt halten will, weil es schon im Ansatz hochmissbräuchlich wäre. Sein Renommee wäre absolut ruiniert. Ich mache mir da deshalb keine Sorgen.

Andere schon.

VORBERG: Ja, das ist das geltende Vorurteil, das heute wie ein Gesetz dasteht: dass immer das Schlimmste passiert, dass irgendwelche Daten quasi automatisch genau dort landen, wo sie auf keinen Fall landen sollen. Ich halte dieses Denken für komplett falsch. Man sieht das zum Beispiel am gerade vom Kabinett beschlossenen eHealth-Gesetz. Danach sollen ab 2018 auf der Gesundheitskarte Notfalldaten wie Allergien, Vorerkrankungen oder die eingenommenen Medikamente gespeichert werden, wenn der Patient dies wünscht. Ich bitte Sie, ab 2018! Da ist einem Menschen etwas ganz Schlimmes passiert, er liegt sozusagen in der Gosse, und der Arzt, der ihm da heraushelfen könnte, bekommt seine Daten nicht, weil dieser arme Mensch kein „gläserner Patient" sein soll. Das Gesetz geht an jeder Realität vorbei, da wird ein Standard diskutiert, der vielleicht noch zur Jahrtausendwende gepasst hätte, aber heute entspricht das nicht mehr der Versorgungsrealität und ignoriert die Interessen von Patienten und Ärzten. Lassen wir doch die Dinge sich entwickeln, und dann stellen wir die richtigen Fragen: Gibt es Risiken und wenn ja, wie können wir sie begrenzen? Wo ist denn das Problem mit den Daten? Wenn Hans Müller nichtsahnend im Internet erzählt, dass er Syphilis hat oder unter Depressionen leidet...

...dann wird er am nächsten Tag mit Werbung für Medikamente und Therapien für sein Problem überschüttet, darunter auch unseriöse Angebote, auf die er in seiner Verzweiflung vielleicht sogar noch eingeht.

VORBERG: Ich finde das nicht vorwerfbar. Früher klopften die Vertreter an die Tür, heute kommt unerwünscht Werbung übers Internet, darauf haben wir uns in einer hochkommunikativen Gesellschaft eingelassen. Die meisten Menschen verbringen heute viele Stunden am Tag vor dem Computer, sie lernen sehr schnell, zum Beispiel, wie man sich mit entsprechenden Privacy-Einstellungen vor unerwünschten Angeboten schützt. Ich glaube, die Menschen können sich da ganz gut behaupten. Wer immer noch Sorge hat, muss sich auf eine einsame Insel zurückziehen oder sich zumindest in medizinischen Fragen vom Internet fernhalten. Außerdem muss die Frage erlaubt sein, ob es denn nicht heute schon so ist, dass der Patient oft gar nicht durchschaut, warum ihm sein Arzt zu diesem oder jenem Medikament, zu dieser oder jener Therapie rät – ob das wirklich das beste Medikament für sein Problem ist oder ob der Arzt es nur verschreibt, weil er unterm Tisch noch Geld dafür bekommt. Auch in der analogen Praxis sitzt ein Patient nur einem Menschen gegenüber, dem er glauben und vertrauen kann oder eben nicht, auch dort bekommt ein Patient nicht automatisch die hundertprozentig richtige Antwort für sein Problem.

Das macht die Sache nicht besser. Müsste die Internetmedizin nicht ambitioniertere Ziele verfolgen?

VORBERG: Doch, und das tut sie auch. Die Transparenz im Internet ist immens, jeder Patient kann sich ein gutes Bild machen, sich mit Leidensgenossen austauschen, andere Experten hören, andere Ansichten hören. Schon wenn nur Dinge bekannt werden, die legal, aber sonst wie kritikwürdig sind, kommt sofort Kritik auf, das Netz ist da sehr agil. Alle Medizin-Apps haben deshalb einen extrem hohen Anspruch an Datensicherheit, weil sie genau wissen, dass sie ohne Datensicherheit ganz schnell aus dem Markt fliegen könnten.

Sie sprechen von einer „revolutionären Entwicklung", die durch die Internetmedizin bevorstehe. Worin besteht die Revolution konkret?

VORBERG: Medizin wird definiert als das Wissen und die Lehre von der Gesundheit, von körperlichen Leiden, ihrer Diagnose und Behandlung. Das Internet kann nicht behandeln und operieren, die physische Eigenschaft bleibt voll in der Medizin. Das Internet ist aber ein wunderbares Kommunikationsmedium, es kann das Weltwissen der Medizin verbinden mit dem, was da an Fragen und Daten von den Patienten kommt – zum Beispiel die Messdaten von Wearables, die heute schon viele Menschen tragen. Das Wirkprinzip der Internetmedizin besteht also darin, das Weltwissen der Medizin und die persönlichen Daten übereinanderzuschieben, so entsteht eine Schnittmenge, die weder eine abschließende Diagnose darstellt und schon gar keine Behandlung ist. Trotzdem ist diese Schnittmenge hochinteressant, für die Ärzte und Unternehmen, aber vor allem für die Patienten. Für mich eröffnet Internetmedizin die Chance, den Blick viel genauer auf den Patienten zu richten. Wie gesagt: Der Patient weiß in der Regel nicht, warum ihm der Arzt zu dieser oder jener Therapie rät, warum er ihm Medikament X oder Y verschreibt. Internetmedizin bietet aber jetzt die Möglichkeit, das Handeln des Arztes zu bewerten mit Sternchen in den einschlägigen Portalen. Sie macht es möglich, die Entscheidung zu hinterfragen und mit anderen Informationen zu koppeln: Der Arzt hat dir Präparat X verschrieben – klick hier und du erfährst, welche Nebenwirkungen es hat, welche Alternativen es gibt und welche Erfahrungen andere damit gemacht haben; oder: Der Arzt hat dich in Klinik Z überwiesen – klick hier, und du bekommst die Zweitmeinung eines anderen Arztes, ob diese Klinik wirklich die richtige für dein Problem ist. Den optimalen Behandlungsweg hat jetzt nicht mehr nur der Arzt im Blick, sondern auch der Patient selber, er tritt jetzt endlich in einen transparenten Dialog ein mit seiner Gesundheit und den Anbietern. Der Patient wird mündig, autonom, er erhält die Hoheit, wo er früher in einem planwirtschaftlichen System bevormundet wurde. Das ist das „Revolutionäre" an der Internetmedizin.

Warum sollte man sich in jeder medizinischen Fragestellung gleich zum Experten machen?

VORBERG: Muss man ja nicht, jeder wie er mag. Aber die Datenfülle von der Wiege bis zur Bahre wird das Leben der allermeisten Menschen nun mal prägen, und daraus lassen sich enorme Vorteile ziehen. Es wächst eine Generation heran, die das weiß und es auch so will. Die hat keine Angst davor, abends die eigene Uhr anzuklicken, die den Tag über verschiedene körperliche Werte vom Blutdruck bis zum Schlafverhalten, von der Schrittzahl bis zum Kalorienverbrauch gemessen hat; und die dem Träger dann mitteilt, ob alles o.k. ist oder ob er nicht besser mal zum Arzt gehen sollte und welcher dafür der Richtige wäre. Qualify yourself, quantify your health – wir werden uns immer mehr mit unserer eigenen Gesundheit auseinandersetzen, weil wir es können und weil wir es wollen. Das macht sehr wach, das fühlt sich gut an. Ein Unternehmer sagte mir mal, es sei doch komisch, dass er über sein Unternehmen alles wisse in Form von Charts und Kennzahlen, über seinen Körper und seine Gesundheit aber praktisch gar nichts.

Ihr Vorstandskollege hat einmal über das Gesundheitswesen in Deutschland gesagt, am besten wäre seine „gezielte Sprengung." Was missfällt Ihnen am deutschen Gesundheitswesen so sehr?

VORBERG: Als Rechtsanwalt werde ich in meiner Arbeit sehr stark konfrontiert mit dem Wunsch vieler Ärzte, das Gesundheitswesen in seinen planwirtschaftlichen Vorgängen auszunutzen oder auszutricksen, man begegnet da vielen Seilschaften, was sehr frustrierend ist. Aus Amerika kommend habe ich festgestellt, dass hier nicht Marktwirtschaft im Sinne des Patienten betrieben wird, stattdessen haben wir eine große Geldverteilungsschlacht mit viel Korruption. Internetmedizin versucht dagegen, Marktwirtschaft ins System zu bringen, und die Vernetzung der Leistungsanbieter und ihrer Patienten ist ein hochgradig marktwirtschaftliches Thema, in diese Richtung müssen wir unbedingt gehen. Wenn ich aber auf die klassische Gesundheitswirtschaft schaue, sehe ich nur Diskussionen, keinen Fortschritt. Die Verbände und die Politik sind nicht gerade von Innovatoren getrieben, die Ochsentour durch die politischen und Verbandsgremien kann man sich deshalb auch sparen. Bis die vielen Einzelinteressen des klassischen Gesundheitswesens gesetzlich so ausbalanciert sind, dass alle irgendwie mitmachen, hat der Patient längst für sich entschieden, was er haben will. Ich mache deshalb lieber die Ochsentour zu den Start-ups und Gründern, zu den Patienten, da kann man sehen, wohin die Reise geht.

Wohin geht sie denn?

VORBERG: Ganz eindeutig zur Marktwirtschaft und hin zu den Patienten. Firmen, die im E-Commerce jahrelang Geld verdienten mit dem Vertrieb von Versicherungen, mit Autovermietung oder Hotelbuchungen, die lernen auch schnell, wie man Patienten gewinnt und an medizinische Leistungsanbieter vermittelt. Wenn diese Firmen Produkte entwickeln – und das geschieht ja bereits mit Hochdruck – die an die Welt der Patienten andocken, also zum Beispiel eine App zum Thema Hautkrankheiten, die auf einer Plattform Patienten und Ärzte vernetzt, dann kann das höchst attraktiv sein. Noch sind diese Produkte nicht so ausgereift, aber eher früher als später wird der Viraleffekt kommen, und dann gehen die Zahlen auf einen Schlag hoch so wie es auch in anderen Branchen passierte, siehe iPhone. Diese Firmen, die heute Millionen in das Gesundheitsgeschäft investieren, das sind die Googles und Co., die zielen nicht auf 10.000 Patienten, sondern auf 500.000 oder zwei Millionen, die entwickeln ihr Geschäft nach dem Prinzip von Amazon oder Apple. Das wird mit den Haut- und den Zahnärzten anfangen, mit den Schönheitschirurgen weitergehen und dann immer größere Kreise ziehen. Und dann wird es nur noch darum gehen, wer diese riesigen Zahlen an Patienten bekommt. Das werden sicher nicht diejenigen sein, die die Internetmedizin heute verteufeln, sondern die Innovativen, die offen sind für das Thema und marktwirtschaftlich denken. Um den Viraleffekt in Gang zu setzen, braucht es ein paar wenige Prozent „first responder“ bei den Ärzten, und dann lässt sich das Thema nicht mehr aufhalten, weder von den Verbänden noch von den Krankenkassen. Und wenn einige hunderttausend Patienten ein Produkt benutzen, weil sie sich ernst genommen und gut informiert fühlen, weil es transparent ist und hohe Qualitätsstandards verspricht, in einem Wort: weil sie den Mehrwert für sich sehen, dann findet sich auch eine Krankenkasse, die sich dem öffnet und das bezahlt. Die Krankenkasse muss auch gar nicht mehr bezahlen, nur der Arzt, der für seine Augen-OP vielleicht 2.000 EUR erhält, gibt davon vielleicht 150 EUR an das Portal ab. Dafür bekommt er aber ein Mehrfaches der Patienten vermittelt, die er bisher hatte. Die Gesundheitswirtschaft wird sich dem ganz schnell anpassen, weil hier nach dem Prinzip „pay per patient“ verfahren wird. Wenn es deutsche Ärzte nicht machen, weil sie nicht wollen oder weil man sie nicht lässt, dann machen es Ärzte aus dem Ausland. Deswegen sage ich allen: Passt auf, dass ihr dabei seid, öffnet euch, sonst passiert das ohne euch.

Sie sagen, dass die Medizinischen Versorgungszentren (MVZ) bei der sektorenübergreifenden Versorgung an Bedeutung gewinnen werden und auch müssen. Warum?

VORBERG: Wir haben in unserer Kanzlei vor zwölf Jahren angefangen, mit diesen Strukturen zu arbeiten. Bei Präsentationen waren auf meinen Folien damals immer kleine Inseln zu sehen mit „Dr. Hinz“ und „Dr. Kunz“, und hier und dort ein Krankenhaus. Wenn ich dann beschrieben habe, wie ambulante und stationäre Strukturen zusammenwachsen werden, fanden das viele Ärzte ganz schrecklich, weil das nicht zu ihrem Selbstverständnis als Freiberufler passte. Inzwischen sind sie viel offener für das Thema. Seit etwa zehn Jahren laufen die ersten MVZ, einige sind schon ganz gut etabliert, aber ehrlicherweise muss man auch sagen, dass es bei diesem Wechsel oft kritische Phasen gibt: Wenn ein niedergelassener Arzt gegen Ende seiner Karriere seine Praxis an ein Klinik-MVZ verkauft und noch ein paar Jahre als angestellter Arzt mit einem 40-Stunden-Vertrag arbeitet, dann erzielt er natürlich nicht mehr den Umsatz wie früher. Ein MVZ, das so die Ärzte einkauft, fährt automatisch die Rendite nach unten. Das heißt aber nicht, dass es nicht funktioniert, es ist nur eine ganz andere Kostenstruktur. Die MVZ werden sich durchsetzen, auch wenn es schwieriger ist, sie lukrativ zu gestalten. Die MVZ werden eine gewisse Massenfunktionalität haben, sie sind in der Lage, eine große Zahl von Patienten hochprofessionell zu betreuen, also Versorgung aus einer Hand für eher kompliziertere Fälle zu leisten.

Bringen MVZ mehr Marktwirtschaft ins System?

VORBERG: Sie sind einer von mehreren Wegen hin zu mehr Marktwirtschaft, weil sie den Netzwerkgedanken transportieren. Das Internet ist in der Gesundheitsversorgung angekommen und wird die Art und Weise, wie Medizin praktiziert wird, ganz stark verändern. Die Internetmedizin wird aus unserem Gesundheitswesen endlich ein vernetztes Gesundheitssystem machen, sie wird die Sektoren miteinander verbinden und die aktive Rolle des Patienten stärken. Im alten System werden

Millionen von Euro illegal verschoben in Form von Beraterverträgen, günstigen Mieten, günstigem Equipment, dafür verschreiben Ärzte dann bestimmte Medikamente oder steuern Patienten in bestimmte Kliniken. Mit Hilfe des Internets können wir jetzt aber neue marktwirtschaftliche Wege gehen ohne die alten Seilschaften. Einer Pharmafirma, die Ärzte über Umwege für ihr Verhalten belohnt, würde ich sagen: Warum investiert ihr das Geld, das ihr offensichtlich übrig habt, nicht auf vernünftige Weise in ein System, das ohnehin kommt, so dass alle etwas davon haben? Warum nicht zum Beispiel eine onkologische Plattform? Dort würden die Ärzte im Rahmen einer sachlichen Kooperation eine reale Leistung erbringen, indem sie ihr Know-how transparent einspeisen, Vergleichsmöglichkeiten schaffen, Dialog mit dem Patienten ermöglichen. Natürlich würden die Ärzte dafür bezahlt, aber dann wäre das keine Kopplung mit einem bestimmten Verordnungsverhalten, sondern mit medizinischer Qualität im Sinne des Patienten. Wenn Patienten heute vor dem Gang in die Praxis googlen, sind sie doch verwirrter als zuvor. Wenn aber Ärzte die relevanten Infos selbst transparent und verständlich ins Netz stellen, gewinnt der Patient. Der Arzt wiederum könnte auf diese Weise mehr Patienten gewinnen und neues Wachstum generieren. Viele Mediziner wissen, dass die Internetmedizin besser sein kann als die analoge Medizin, aber viele andere Ärzte sehen den Zugang zum Netz für sich leider noch nicht. Die Patienten sehen diesen Zugang aber schon lange und nutzen ihn massenhaft. Das wäre Gewinn durch Markt anstelle des alten planwirtschaftlichen Systems.

Teil II Die Umsetzung

3 Aufbau des Netzwerks

3.1 Kapazitäten des Netzwerks

Nach Untersuchungen von Augurzky et al.[44] gab es in Deutschland im Jahr 2012 1.311 Standorte mit einem Angebot der Grund- und Regelversorgung. Diese Zahl weicht von den offiziellen Zahlen des Statistischen Bundesamts nach oben hin ab, weil das Bundesamt nur die Institutionenkennziffern registriert, die aber mehr als einen Standort umfassen können. Werden diese 1.311 Standorte geografisch verortet, lässt sich feststellen, wie groß die Distanzen der Bevölkerung zum nächstgelegenen Grundversorger derzeit sind (Abbildung 7). Es zeigt sich, dass 99,6 % der Bevölkerung innerhalb eines 30-Minuten-Radius das nächste Krankenhaus der Grundversorgung erreicht. 98,4 % erreichen es sogar innerhalb von 25 Minuten. Nur unwesentlich schlechter ist das Bild bei der Erreichbarkeit der Maximalversorger: 96,3 % der Bevölkerung wohnt innerhalb eines 60-Minuten-Radius eines Maximalversorgers, 3,6 % braucht für die Anfahrt 60 bis 120 Minuten, und nur 0,05 % der Bevölkerung benötigt mehr als zwei Stunden (Abbildung 8).

Die wohnortnahe Versorgung kann in Deutschland derzeit also als hervorragend bezeichnet werden. In vielen anderen OECD-Ländern liegt eine deutlich geringere Krankenhausdichte vor. Die Ausgangslage ist in Deutschland damit hervorragend, um ein flächendeckendes Netzwerk der stationären Versorgung aufzubauen. Im Jahr 2014 gab es laut Statistischem Bundesamt 1.979 Krankenhäuser, davon 1.645 Allgemeinkrankenhäuser[45]. Allgemeinkrankenhäuser sind Häuser mit einem vollstationären somatischen Leistungsangebot. Sie hielten rund 455.000 Betten vor und behandelten 18.5 Millionen Patienten. Geht man davon aus, dass das Netzwerk mit einem Marktanteil von 10 % starten sollte, würde es 160 Allgemeinkrankenhäuser mit 46.000 Betten umfassen und fast 1,9 Millionen Patienten behandeln.

44 Augurzky et al.: Krankenhausplanung 2.0. RWI Materialien Nr. 84. 2014.

45 Dabei ist zu beachten, dass es sich um die Zahl der so genannten Institutionenkennziffern handelt, nicht um die Zahl der Standorte, die höher liegt.

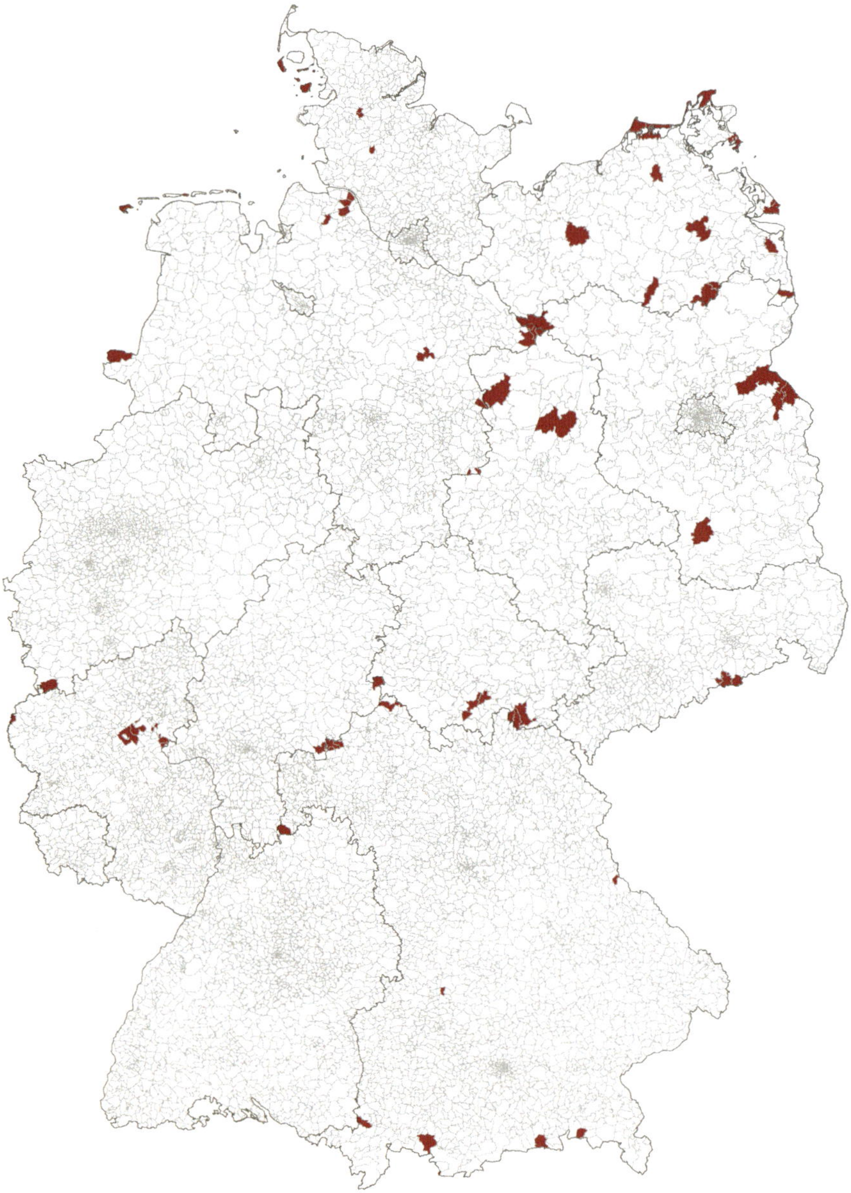

Legende

Erreichbarkeit eines Krankenhauses

innerhalb von 30 Minuten — über 30 Minuten

Abb. 7: Erreichbarkeit der Grundversorger

2012

Quelle: Augurzky et al. (2014a).

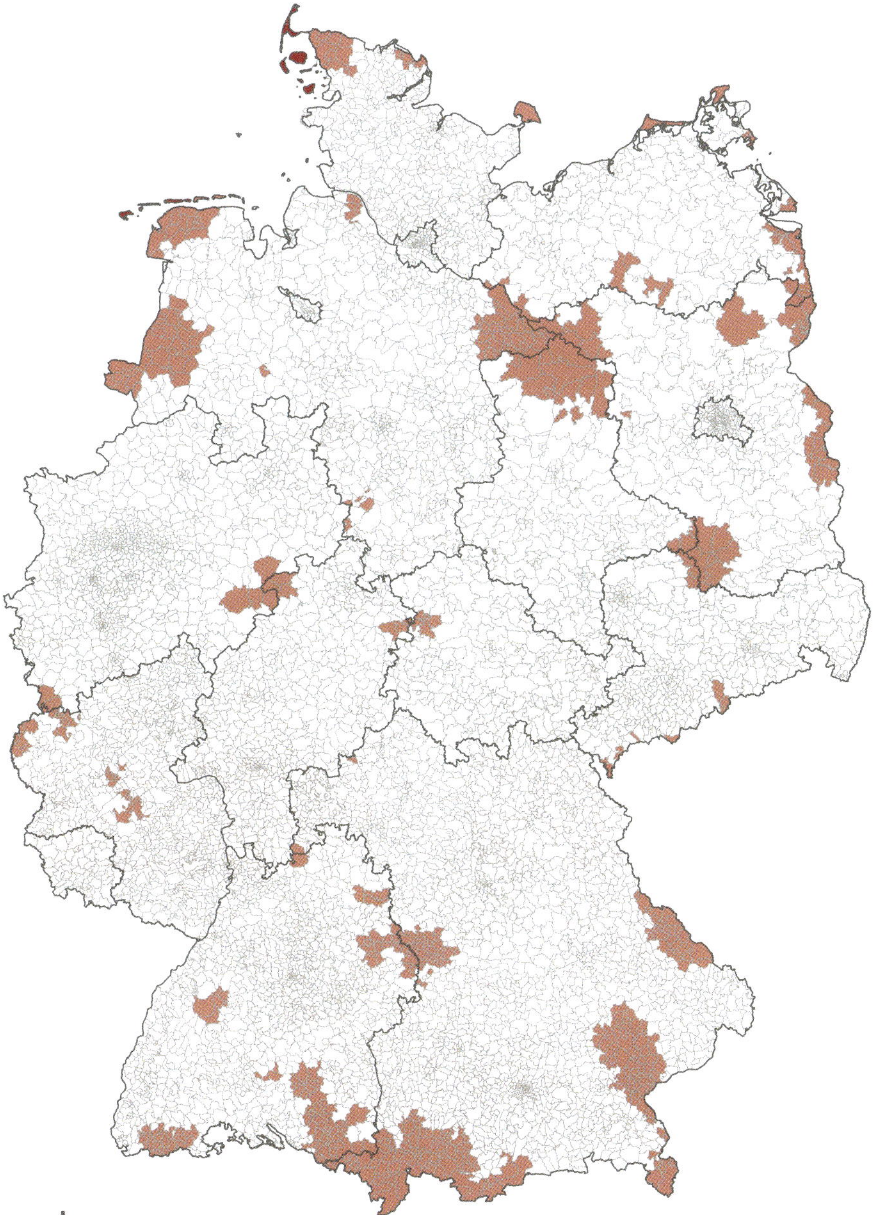

Legende

Erreichbarkeit eines Krankenhauses

innerhalb von 60 Minuten
zwischen 60 und 120 Minuten
über 120 Minuten

Abb. 8: Erreichbarkeit der Maximalversorger

Quelle: Augurzky et al. (2014a).

3.2 Die ländliche Versorgung im Netzwerk

Die wirtschaftliche Lage der Grundversorger ist als mäßig bis schlecht zu bezeichnen – sowohl im Falle von ländlichen als auch städtischen Grundversorgern. Ihre durchschnittliche Ausfallwahrscheinlichkeit lag 2013 deutlich höher als bei Spezialisten oder bei größeren Krankenhäusern mit zum Teil Maximalversorgungscharakter (Abbildung 9). 22 % der ländlichen Grundversorger wiesen 2013 eine erhöhte Insolvenzgefahr auf, im Vergleich zu 16 % im Durchschnitt. Vor dem Hintergrund der wirtschaftlichen Schwierigkeiten und dem in Kapitel 2 beschriebenen geodemografischen Wandel ist davon auszugehen, dass einige der rund 1.300 Standorte der Grundversorgung von der Schließung bedroht sein werden. Zu einem ähnlichen Ergebnis kommen BDO und DKI im Rahmen einer Umfrage unter ländlichen Krankenhäusern.[46]

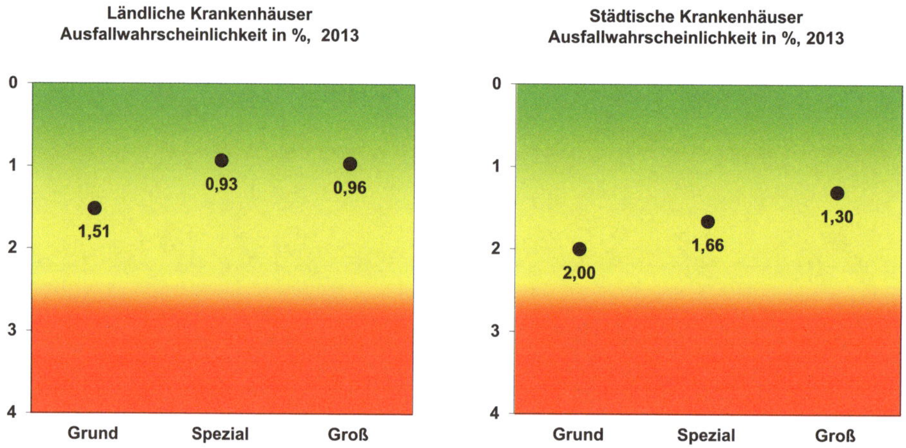

Abb. 9: Ausfallwahrscheinlichkeit nach Art der Versorgung

2013; in %

Selektionskriterium: Grund: 50 bis 300 Betten; Groß: über 300 Betten; Große Spezialversorger liegen bei dieser Selektion praktisch nicht vor.

Quelle: Augurzky et al. (2015).

Daraus ergibt sich die Notwendigkeit, im ländlichen Raum neue, ökonomisch tragbare Versorgungsformen zu schaffen und die ökonomischen Anreize derart zu setzen, dass auch in Zukunft die Sicherstellung einer hochwertigen, wirtschaftlich tragfähigen und flächendeckenden Versorgung der Bevölkerung gewährleistet werden kann. In den ländlichen Gebieten ist dafür eine stärkere Verzahnung des ambulanten und stationären Sektors im Sinne einer sektorenübergreifenden, regionalen Gesundheitsversorgung zielführend. Das im Folgenden betrachtete länd-

46 BDO AG/Deutsches Krankenhausinstitut e. V.: Ländliche Krankenhausversorgung heute und 2020. 2014.

liche Gesundheitszentrum kann eine solche Versorgungsform – gerade in der Netzwerkmedizin – sein. Es bündelt die Leistungserbringer im Gesundheitsbereich und stellt eine Balance zwischen Erreichbarkeit einerseits und einer medizinisch hochwertigen und wirtschaftlich tragfähigen Grund- und Regelversorgung andererseits her. Da es alle Leistungen aus einer Hand anbietet und insbesondere die ländliche Versorgung weiterhin gewährleistet, wird es außerdem attraktiver für die Patienten.

Das ländliche Krankenhaus bildet den natürlichen Kern eines solchen Gesundheitszentrums (Abbildung 10). Allerdings wandelt sich sein Selbstverständnis weg vom Anbieter hauptsächlich stationärer Leistungen, hin zu einem Gesundheitsunternehmen, das die gesamte Gesundheitsversorgung einer Region managt. Niedergelassene Haus- und Fachärzte siedeln sich am Zentrum an und profitieren direkt von seiner Infrastruktur, den Räumlichkeiten, Gerätschaften und Personal. Die Freiberuflichkeit muss dabei nicht aufgegeben werden, wenngleich davon auszugehen ist, dass viele jüngere Ärzte, die sich für die ambulante Versorgung entscheiden, auch einem Angestelltenverhältnis nicht abgeneigt wären. Durch die Bündelung der Ressourcen werden Teilzeitoptionen einfacher umsetzbar, und die Arbeit am Gesundheitszentrum kann deutlich flexibler gestaltet werden. Dabei können auch die Öffnungs- und Sprechzeiten für Patienten großzügiger gestaltet werden als dies heute in der ambulanten Versorgung überhaupt möglich ist.

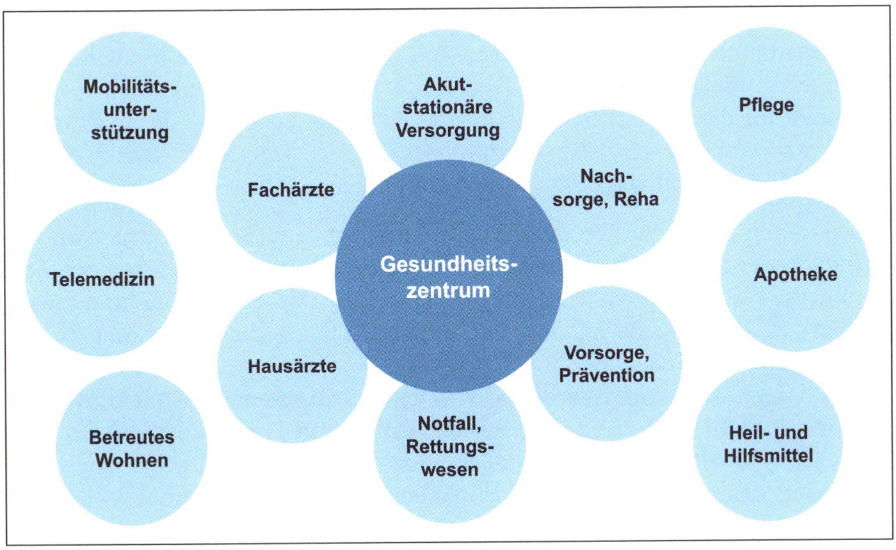

Abb. 10: Gesundheitszentrum für die ländliche Versorgung

Quelle: Augurzky et al. (2015).

Durch die enge Verzahnung von stationärer und ambulanter Versorgung am Gesundheitszentrum lässt sich der Aspekt der patientenzentrierten Versorgung in der Netzwerkmedizin viel leichter umsetzen und darüber hinaus die Ambulantisierung von Teilen der Medizin besser abbilden. Das Zentrum darf an dieser Stelle jedoch nicht Halt machen. Es muss mittelfristig die gesamte Versorgungskette anbieten, angefangen bei der Patientenberatung und Präventionsangeboten, über die ambulante und stationäre Akutbehandlung, Zahnmedizin, Nachsorge, Rehabilitation, Physiotherapie, Sanitätshaus, Pflege sowie die Versorgung mit Arzneimitteln, Heil- und Hilfsmitteln. Ein Fokus ist dabei die Altersmedizin. Das Angebot kann ergänzt werden durch Patientenhotels, betreutes altersgerechtes Wohnen, Technologien des „Ambient Assisted Living (AAL)“ (altersgerechte Assistenzsysteme für ein selbstbestimmtes Leben) und gesundheitsnahe Dienstleistungen z. B. in den Bereichen Fitness, Wellness, Lebensführung, Ernährung. Allerdings ist zu berücksichtigen, dass für viele komplexe Leistungen eine Mindestausstattung beziehungsweise eine Mindestpersonalvorhaltung notwendig ist und deshalb nicht mehr jede Leistung an jedem Ort wirtschaftlich erbracht werden kann.

Diese Bündelung bzw. Zentrierung der regionalen Gesundheitsangebote erschwert auf den ersten Blick die flächendeckende Versorgung. Für Patienten und gerade für die in ländlichen Gebieten älter werdende Bevölkerung mit eingeschränkter Mobilität ist das Zentrum nicht immer einfach zu erreichen. Es muss daher um dezentrale Elemente ergänzt werden. Hierunter fallen mobilitätsunterstützende Maßnahmen wie z. B. Hol- und Bringdienste und der Einsatz moderner Informationstechnologie. Ein Arztbesuch muss nicht immer physisch erfolgen. Er kann auch über eine Internetverbindung hergestellt werden. Zwar werden gerade ältere Menschen über moderne IT weniger gut erreicht. Trotzdem lässt sich damit der Mobilitätsbedarf zumindest für den IT-affineren Teil der Bevölkerung reduzieren, der mit der Zeit immer weiter zunehmen wird. Hierfür notwendig ist jedoch ein leistungsstarkes Internet auf dem Land, das bisher noch nicht flächendeckend existiert.

Neben mobilitätsunterstützenden Maßnahmen, um dem Patienten den Weg zum Gesundheitszentrum zu erleichtern, müssen überdies mobile Dienste vom Zentrum in die Fläche ausströmen. Hier ist an mobile Ärzte, Pflegekräfte und Praxisassistenz zu denken, die an definierten Wochentagen die Versorgung in den entfernteren Gemeinden der Region übernehmen und telemedizinisch an das Zentrum angedockt sind. Allerdings ist in den entsprechenden Gemeinden dafür eine Infrastruktur vorzuhalten, die nur an bestimmten Tagen pro Woche genutzt wird. Die Vorhaltekosten fallen daher entsprechend hoch aus. Denkbar wäre stattdessen die mobile Praxis und vor allem auch mobile Arzthelfer, die eine umfangreiche Vorhaltung von Räumlichkeiten und Gerätschaften in den einzelnen Orten erübrigen würde. Ergänzend zur Mobilitätsunterstützung und den mobilen Diensten sind Angebote des betreuten Wohnens in der Nähe des Gesundheitszentrums zu sehen. Ältere Menschen sollten ihren Wohnsitz an das Gesundheitszentrum verlegen können, um erstens eine Betreuung im Alltag oder bei Pflegebedürftigkeit in Anspruch nehmen zu können und um zweitens direkt von der medizinischen Versorgung vor Ort zu profitieren.

Zwar muss die Mobilität der Patienten durch solche zusätzlichen Dienste und Angebote unterstützt werden. Zu sehen ist aber auch, dass die Mobilität schon jetzt durchaus gegeben ist. So zeigen Max Geraedts und Werner de Cruppé auf der Basis internationaler Literatur, von Befragungsstudien aus Deutschland und von Sekundärdaten der AOK,[47] dass Patienten zwar wohnortnahe Krankenhäuser meistens bevorzugen, jedoch ein Großteil von ihnen bei erhöhtem Behandlungsrisiko auch weitere Wege in Kauf nimmt. „*Abhängig vom Patientenalter und der Dringlichkeit und Art des Eingriffs wählen Patienten nur zu 38–60 % das jeweils nächste Krankenhaus. Eine Verdopplung der Fahrtzeit im Vergleich zum nächstgelegenen Krankenhaus nehmen je nach Eingriffsart sogar 14–34 % der Patienten in Kauf.*" Bereits für den Krankenhaus-Report 2008/2009 wurden auf der Basis von AOK-Daten Patientenwege analysiert (Friedrich und Beivers). Die Autoren zeigten zum einen, dass je nach Komplexität und Häufigkeit der Eingriffe sehr große Unterschiede bei den Patientenwegen festzustellen waren. „*Die durchweg geringen Fahrtzeiten*", so Geraedts und de Cruppé, „*die die meisten Patienten auch bei der Wahl des nicht nächstgelegenen Krankenhauses in Deutschland zurücklegen müssen, sprechen dafür, dass die derzeitige Struktur der Krankenhausversorgung patientenorientierte Auswahlmöglichkeiten bietet.*"

In einer Befragung von 1.740 Personen kam Thomas Mansky[48] zu dem Ergebnis, dass – entsprechende Informationen vorausgesetzt – „*die medizinische Qualität der Krankenhausbehandlung schon bei leichteren Erkrankungen das für die Auswahl des Krankenhauses dominante Kriterium*" ist. Bei schweren Erkrankungen werde sie als noch wesentlicher angesehen. Für die Leistungserbringer sei es wichtig zu wissen, dass die medizinische Qualität klaren Vorrang vor Komfortmerkmalen hat. „*Dies ist keine Aufforderung, die Komfortmerkmale zu vernachlässigen, wohl aber eine, sich noch stärker um die medizinische Qualität zu kümmern. Auch politisch ist dieses Ergebnis wichtig, da die Qualität auch mit weitem Abstand beispielsweise vor der Erreichbarkeit der Klinik priorisiert wird.*"

Ein wichtiger Vorteil der Bündelung von Leistungen im Gesundheitszentrum ist die dadurch erreichbare Größe und steigende Sichtbarkeit, die dem Gesundheitszentrum in vielerlei Hinsicht zu Gute kommen kann. Es kann für einzelne Landkreise sogar Leuchtturmcharakter gewinnen (wie am Beispiel des Gesundheitsparks in Brilon in Kapitel 4 beschrieben wird). So wird das Zentrum interessanter für qualifizierte Fachkräfte und Kooperationspartner, aber auch für Investitionskapital, das gerade für kleine ländliche Krankenhäuser Mangelware ist. Hinzu kommt, dass es im Rahmen der Netzwerkmedizin an Maximalversorger und Universitätskliniken angedockt ist. Es profitiert vom Austausch mit der Spitzen-

47 Klauber et al. (Hrsg.): Krankenhaus-Report 2015. Schwerpunkt: Strukturwandel. 2015.
48 Böcken et al. (Hrsg.): Gesundheitsmonitor 2012: Bürgerorientierung im Gesundheitswesen. 2012.

medizin, unterstützt durch moderne Telemedizin. Mit Spitzenzentren können Befunde abgeklärt werden. Unnötig weite Reisen des Patienten entfallen. Die Anbindung an die Spitzenmedizin erlaubt Weiterbildungsermächtigungen im Gesundheitszentrum vor Ort, was es für Fachkräfte abermals attraktiver werden lässt. Ferner können Ärzte innerhalb des Netzwerks einfacher rotieren und ihre Ausbildung um verschiedene Facetten der Versorgung erweitern.

Ein weiterer wesentlicher Vorteil ist das Case Management, das durch eine Bündelung der Leistungserbringer einfacher und qualitativ hochwertiger möglich wird. Die Leistungserbringer können sich besser miteinander abstimmen, Termine koordinieren, Befunde und Ergebnisse austauschen. Besonders die Versorgung von chronisch kranken Menschen kann dadurch effektiver, aber auch für die betroffenen Menschen angenehmer gestaltet werden. Schließlich ist die Notfallversorgung in der ländlichen Region über das Zentrum effizienter organisierbar als das heute vielfach der Fall ist. Das Zentrum übernimmt die Koordination der stationären und ambulanten Notfallversorgung in Zusammenarbeit mit den Rettungsdiensten. Es muss dabei eine Aufrüstung des Rettungsdiensts in Bezug auf die technische, v. a. telemedizinische Ausstattung erfolgen, ergänzt um eine stärkere Professionalisierung der Rettungssanitäter. Das Modell in Dänemark kann hierfür als Vorbild dienen (siehe Kasten 1).

Kasten 1: Notfallversorgung in Dänemark[49]

Dänemarks Krankenhauswesen war bis Ende der 1990er Jahre durch eine große Anzahl kleiner Krankenhäuser geprägt. Fast alle Krankenhäuser nahmen an der Notfallversorgung teil. Sowohl die hohen Vorhaltekosten als auch die Tatsache, dass das steigende notfallmedizinische Kompetenzniveau von den kleinen Krankenhäusern nicht mehr eingehalten werden konnte, führte in den Jahren 2000 bis 2006 zur Schließung vieler dieser kleinen Krankenhäuser. Es wurde das Konzept der „Zentralen Notaufnahmen" entwickelt. Die Zahl der Krankenhäuser mit Notaufnahmen reduzierte sich von 56 auf 27. Mit wenigen, aber dann größeren „Notfallzentren“ sollte eine qualitativ hochwertige Notfallversorgung sichergestellt werden. Die Schließung vieler kleiner Krankenhäuser führte zu Anfahrtswegen von 60 km bis zur nächsten Notaufnahme oder 150 km bis zum nächsten Krankenhaus der Maximalversorgung bzw. Uniklinik. Damit stieg die Bedeutung des Rettungsdienstes. Man schuf u. a. den „Paramediziner“, dem erweiterte Kompetenzen bei medizinischen Leistungen und Medikamentengaben übertragen wurde. Landesweit wurden Kapazitäten in der Flugrettung aufgebaut, um die Transportzeiten bei akuten und schwerwiegenden Krankheitsbildern zu verkürzen.

49 Augurzky et al.: Krankenhaus Rating Report 2014. Mangelware Kapital: Wege aus der Investitionsfalle. 2014.

Durch einen verstärkten Einsatz von gut ausgebildetem Rettungsdienstpersonal kommt es zu einer Entlastung der Notärzte. Der Einsatz von moderner IT und Kommunikationstechnik ermöglicht eine schnellere Beurteilung des Zustandes der Patienten. Sie führt in Kombination mit landesweit einheitlichen Behandlungsstandards zu einer schnelleren Einleitung sachgerechter Therapien und Weiterversorgung durch nicht-ärztliches Personal. Die Letalität im Krankenhaus bei Herzinfarkt-Patienten ist zwischen 2001 und 2011 von 8,4 auf 3,0 pro 100 Einweisungen gesunken und liegt damit deutlich unter dem OECD-Mittelwert und unter den deutschen Werten von 8,9 pro 100 Einweisungen. Ebenso hat sich die Sterblichkeit bei Patienten mit ischämischem Schlaganfall in Dänemark im gleichen Zeitraum von 6,7 auf 4,1 pro 100 Einweisungen um 40 % reduziert (Deutschland: 6,7).

Das Beispiel Dänemark zeigt, dass auch längere Fahrzeiten zur Notaufnahme einer Klinik von Patienten akzeptiert werden, weil es trotzdem zu keiner Verschlechterung der medizinischen Versorgung kommen muss. In Deutschland ist ebenfalls ein großes Potenzial vorhanden, einzelne Notaufnahmen bzw. kleinere Klinikstandorte auf größere Einheiten zu konzentrieren – bei gleichzeitigem Abbau der Vorhaltung an kleineren Standorten und Zusatzinvestition an größeren Standorten. Dabei ist zu bedenken, dass die Einwohnerdichte Dänemarks sogar nur 128 Einwohner pro km^2 beträgt, in Deutschland dagegen 230 pro km^2.

3.3 Zugang zum Netzwerk – drei Versicherungskonzepte und Interview mit den Experten Roland Weber und Annabritta Biederbick

„In meinem Modell der integrierten Versorgung erhalten Versicherte die volle, uneingeschränkte, nicht rationierte und nicht priorisierte Leistung überall und jederzeit auf dem jeweils aktuellen Höchststand der medizinischen Kunst sowie höchste Qualitäts- und Servicestandards. Und dies auf einem Preisniveau, das signifikant niedriger ist als bei der herkömmlichen Zusatzpolice eines privaten Krankenversicherers.“

Das ist der Anspruch des von Eugen Münch entwickelten Netzwerkkonzepts für das deutsche Gesundheitswesen. Finanziert würde die Einlösung dieses Anspruchs im Wesentlichen durch eine über Steuerungs- und Skaleneffekte erhöhte Produktivität in den Netzwerkkrankenhäusern, durch schlankere Prozesse beim Übergang vom einen zum anderen Sektor sowie durch die Vermeidung unnötiger stationärer Versorgung (Ambulantisierung).

Je nach Ausgestaltung des Modells würde zur Finanzierung zu einem Teil auch eine Zusatzversicherung beitragen, eine Art „Klubkarte“ für das Netzwerk, deren Preis allerdings wie oben erwähnt signifikant niedriger wäre als der für herkömmliche

Zusatzpolicen für die stationäre Versorgung. Je nach Art der Leistungen, die damit verbunden sind, würden Versicherte eine Prämie in der Größenordnung von 8 bis 20 EUR im Monat bezahlen. Vergleichbare Angebote privater Krankenversicherer für den stationären Bereich kosten heute etwa das Doppelte. Die Preisdifferenz zur herkömmlichen Zusatz-PKV wird über Effizienzverbesserungen in der Leistungserbringung finanziert. Während die medizinische Basisleistung im Krankenhaus über die weiter bestehende gesetzliche Krankenkasse gewährleistet wird, bietet die Zusatzversicherung – die jeder gesetzlich Versicherte abschließen kann – darüber hinausgehende Leistungen wie Ein- oder Zwei-Bett-Zimmer, Chef- bzw. Wahlarztbehandlung, eine ärztliche Zweitdiagnose, schnellere Arzttermine, Beratungs-Hotlines und vieles mehr. Vor allem aber erhält der Patient mit dieser Netzkarte unbeschränkten Zugang zu allen Einrichtungen des Netzwerks von der ambulanten Versorgung bis zur spezialisierten Hochleistungsmedizin, deren Qualität jeweils transparent dargestellt wird. Dennoch kann sich der Versicherte jederzeit auch außerhalb des Netzwerks behandeln lassen, seine freie Arztwahl wird also nicht eingeschränkt.

Dieses Modell wäre nicht nur eine bezahlbare innovative Perspektive für die große Masse der Kassenpatienten und würde so gleich auch die Trennung der Bevölkerung in gesetzlich und privat Versicherte einebnen. Es bestünde zudem die Chance, dass durch den wuchtigen Primärimpuls eines neuen Netzwerks weitere konkurrierende Vollversorgungsnetze entstünden, zwischen denen die Versicherten frei wählen und auch wechseln könnten. So könnte jener notwendige Wettbewerb entstehen – und zwar sowohl bei den Leistungserbringern als auch bei den Versicherungsanbietern –, an dem es dem herrschenden Gesundheitssystem mangelt.

Drei verschiedene Arten von Versicherungskonzepten, die im Folgenden kurz skizziert werden, zeichnen sich dafür ab:

Zusatz-PKV

Der Einstieg in die Netzwerkmedizin per Netzkarte ist bereits vollzogen: Als erste und bislang einzige Versicherung bietet die Debeka Krankenversicherung mit ihrer PlusCard Zugang zu einem bundesweiten Gesundheitsnetzwerk. Unternehmen können für ihre kompletten Belegschaften – unabhängig vom Alter und Krankheitsrisiko des einzelnen Mitarbeiters – einen Tarif für eine betriebliche Krankenzusatzversicherung abschließen. Damit können sich die Mitarbeiter ohne vorhergehende Risikoprüfung im bundesweiten Netzwerk „Wir für Gesundheit“, dem weit über 100 Kliniken von Asklepios, Helios, Rhön und andere angehören, als Privatpatienten behandeln lassen. Die Leistungen dieser stationären Zusatz-PKV reichen von der Chefarztbehandlung über regelmäßige Check-ups bis zur erweiterten Menüauswahl und zum Shuttle-Service (siehe Interview mit Roland Weber und Annabritta Biederbick auf S. 80). Während sich die finanzierenden Firmen von der Zusatz-PKV eine einfachere Rekrutierung und bessere Bindung von Mitarbeitern in einer alternden Gesellschaft versprechen, schätzen die neu und kostenlos versicherten Mitarbeiter, dass sie sich weder um den Vertragsabschluss noch um die Beitragszahlung oder im Krankheitsfall um die Abrechnung kümmern müssen. Die Debeka entwickelt derzeit außerdem Ideen, wie sie das Netzwerk auch für ihre Vollversicherten – also außerhalb der betrieblichen Krankenversicherung einzelner Unternehmen – nutzen können. Die Zusatz-PKV kann optional auch um ambulante Leistungen im Netz erweitert werden. Weitere konkurrierende Netzwerke und Versicherungen sind denkbar.

Selektivvertrag (IV-Vertrag) mit einer GKV

Auch dieses zweite Versicherungsmodell gibt es bereits in Ansätzen, allerdings nicht mit einem bundesweiten Netzwerk, sondern mit regionalen Netzwerken, wie sie in Kapitel 4 vorgestellt werden. Hier sind nicht wie bei der oben beschriebenen Zusatz-PKV Unternehmen und Versicherer die Vertragspartner, sondern eine oder mehrere gesetzliche Krankenkassen und ein regionales Netzwerk. Sie schließen einen Vertrag zur Integrierten Versorgung (IV-Vertrag) ab, der stationäre und ambulante Leistungen umfasst sowie Arznei-, Heil- und Hilfsmittel. Er gilt für alle Versicherten der Kasse, die sich in das Modell einschreiben möchten. Der reguläre GKV-Versicherungsbeitrag kann rabattiert werden bzw. die Versicherten erhalten kostenlose Sonderleistungen, wenn sie sich als Netzwerkpatienten einschreiben und dessen medizinische Angebote auch tatsächlich nutzen. Das Prinzip ist vergleichbar mit jenem beim Abschluss von Rechtsschutz- oder Kfz-Versicherungen, die reduzierte Tarife offerieren, wenn der Versicherte im Bedarfsfall nur bestimmte Vertragswerkstätten bzw. Vertragsanwälte aufsucht. Vorteil eines solchen Selektivvertrags ist die größere Gestaltungsfreiheit innerhalb des Vertrags, insbesondere auch in Bezug auf das Vergütungssystem. Hinzu kommt, dass sich prinzipiell über alle Leistungsbereiche hinweg Effizienzreserven heben lassen, nicht nur beschränkt auf den stationären Bereich.

Selektivvertrag plus ergänzende Zusatz-PKV

Möglich ist auch die Kombination der beiden Modelle, eines integrierten Versorgungsvertrags zwischen einer oder mehreren großen Krankenkassen und einem Gesundheitsnetzwerk mit einer Zusatz-PKV. In diesem Fall wäre die Zusatz-PKV die Sonderleistung, die das Netzwerk dem eingeschriebenen Versicherten der teilnehmenden Krankenkassen gewährt. Diese Variante könnte jedoch auch interessant werden, wenn angesichts der absehbaren Finanzlücken in den nächsten Jahren der Leistungskatalog der GKV ausgedünnt werden sollte bzw. wenn neue Therapien nicht in den Leistungskatalog aufgenommen werden sollten. Eine Zusatz-PKV für das Netzwerk könnte statt der herkömmlichen 1- oder 2-Bett-Zimmer mit Chefarztbehandlung auch im GKV-System implizit rationierte Leistungen abdecken, während die anderen, üblichen GKV-Leistungen über den Selektivvertrag abgerechnet würden. Diese Variante wäre die Einlösung der Zusage für die *„volle, uneingeschränkte, nicht rationierte und nicht priorisierte Leistung überall und jederzeit auf dem jeweils aktuellen Höchststand der medizinischen Kunst.“*

Roland Weber, Vorstandsmitglied der Debeka und Annabritta Biederbick, Leiterin des Gesundheitsmanagements bei der Debeka

„Mehrwert durch das Netzwerk“

Zur Person:

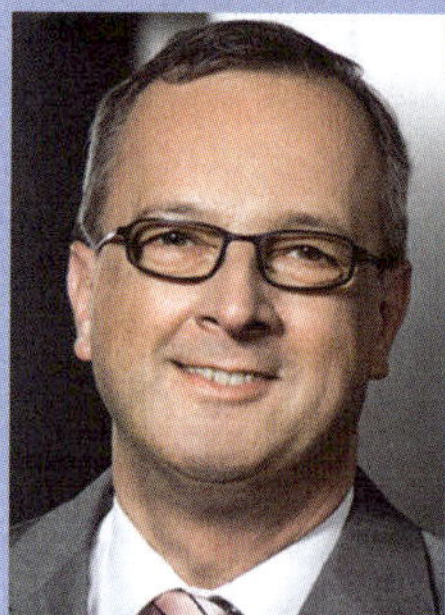

Roland Weber ist Mitglied der Vorstände der **Debeka** Versicherungsgruppe in Koblenz, die mit mehr als zwei Millionen vollversicherten Personen Deutschlands größter privater Krankenversicherer ist. Der Diplom-Mathematiker ist dort verantwortlich für die Bereiche Kranken- und Lebensversicherung und Pensionskasse. In den Gremien der Versicherungswirtschaft ist Roland Weber unter anderem Mitglied der Deutschen Gesellschaft für Versicherungs- und Finanzmathematik, im Ausschuss für Mathematik und Statistik des PKV-Verbands und Mitglied der Deutschen Aktuarvereinigung.

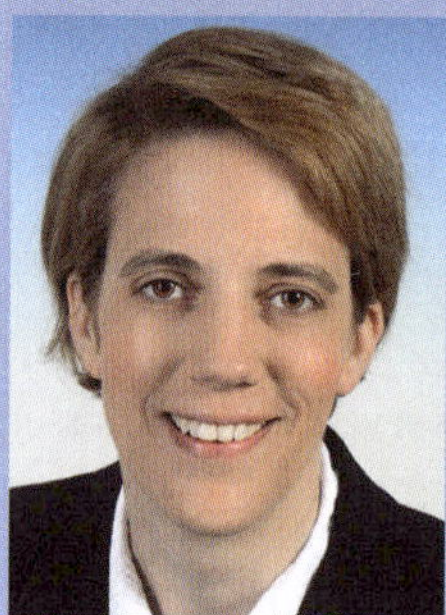

Die Juristin **Annabritta Biederbick** ist Leiterin des Bereichs Gesundheitsmanagement beim **Debeka Krankenversicherunsgsverein a. G.**

Frau Biederbick, Herr Weber, die Digitalisierung wirbelt viele Branchen durcheinander vom Buchhandel über die Musikbranche bis zu den Automobilherstellern. Man spricht von „disruptiven Entwicklungen“. Verändert die Digitalisierung auch das Geschäftsmodell der Versicherungsbranche?

WEBER: Versicherungen sind Verwaltungsbürokratien, da dauern Veränderungen meistens relativ lang. Zudem sind die Märkte ziemlich national geprägt: Die Deregulierung durch die EU hat nicht dazu geführt, dass Krankenversicherer grenzüberschreitend tätig geworden sind. Das hat damit zu tun, dass Krankenversicherungen sehr genau auf das Sozial- und das Steuersystem des jeweiligen Landes zugeschnitten sind – eine Krankenversicherungspolice lässt sich nicht mal eben so mit ein paar Anpassungen auch in einem anderen Land verkaufen. Dass nun ganz neue Geschäftsmodelle kommen und diesen Markt aufmischen und zerpflücken und alle ums Überleben kämpfen, kann man nicht behaupten. Etwas anders ist es bei den Schaden-/Unfallversicherungen: Bei diesen Sachversicherungen ist der Verkaufsprozess ein anderer, heute werden schon viele Policen übers Internet verkauft, oft in Kombination mit einem Produkt, etwa wenn jemand online ein TV-Gerät bestellt und die dazu passende Versicherung gleich mit. Der klassische Vertrieb über einen Vermittler, aber auch der klassische Direktvertrieb über eine bestehende Beziehung zwischen Kunde und Versicherer wird zunehmend ausgeschaltet. Eine private Krankenversicherung dagegen ist doch meist eine Entscheidung fürs Leben, die trifft man nicht beim Surfen im Internet. Aber das kann sich auch ändern. Wenn man sich die Jüngeren anschaut, die mit Smartphones und dem Internet aufgewachsen sind, ist da sicher noch vieles möglich, was man sich heute noch nicht richtig vorstellen kann.

Der veränderte Vertrieb ist nur* eine *Folge der Digitalisierung. Die andere ist doch, dass jetzt riesige Mengen an Gesundheitsdaten verknüpft und ausgewertet werden können – sowohl für die eigene Risikokalkulation als auch für wertvolle Informationen an die Versicherten. Welche Erwartungen verknüpfen Sie damit?

WEBER: Unser Ziel ist es, den Versicherten zu helfen, möglichst lange ein gesundes Leben zu führen. Wir können durch anonymisierte Auswertungen der Abrechnungsdaten unserer Versicherten zum Beispiel aussagekräftige Statistiken darüber erstellen, welche Therapien besonders erfolgreich sind und welche weniger. Aus den vorliegenden Daten wäre es mit wissenschaftlichen Methoden sogar möglich, Rückschlüsse auf bisher unentdeckte Erkrankungen, wie Hepatitis „C“ zu ziehen. Diese Erkenntnisse könnten genutzt werden, um unsere Versicherten auf erfolgsversprechende Therapien anzusprechen.

Sie sagen „könnte“ und „würde“. Warum?

WEBER: Der Gesetzgeber stellt Gesundheitsdaten unter einen besonderen Schutz. Das Datenschutzgesetz ermöglicht die personenbezogene Verarbeitung von Gesundheitsdaten grundsätzlich nur auf der Grundlage von Einwilligungen. Dies gilt sogar dann, wenn wir Gesundheitsdaten im Rahmen der Zweckbestimmung des Vertragsverhältnisses, also zur Erbringung der vertraglich vereinbarten Leistungen verwenden. Werden Gesundheitsdaten darüber hinaus zu weiteren Zwecken, wie etwa der gezielten Information über besondere Gesundheitsrisiken eines Einzelnen, genutzt, ist eine Einwilligung zwingend erforderlich. Voraussetzung wäre der Abschluss von Zusatzvereinbarungen, mit denen Versicherte solche Mehrwertdienste in Anspruch nehmen könnten. Allerdings muss man sich auch der besonderen Verantwortung bewusst sein, die sich aus einem „Gesundheitsscoring“ ergibt. Der Betroffene muss umfassend informiert sein und der Anbieter muss sicherstellen, dass Unbefugte keinen Zugang zu diesen Informationen erhalten. Dem für den Versicherten möglicherweise hohen Nutzen stehen auch hohe Risiken entgegen. Kommen solche Informationen in die falschen Hände, können diese auch erhebliche Nachteile z. B. für die berufliche Entwicklung des Betroffenen haben. Es müssen also zuerst rechtssichere Lösungen gefunden werden, bevor Big Data einen Beitrag zur gezielten individuellen Gesundheitsvorsorge leisten kann. Bis es soweit ist, können wir aber die wissenschaftliche Forschung unterstützen und zu einer Verbesserung von Behandlungsmethoden beitragen.

Die Debeka Krankenversicherung ist die erste und einzige Versicherung in Deutschland, die ihren Vollversicherten Zugang zu einem Gesundheitsnetzwerk bietet. Wie sieht das konkret aus?

BIEDERBICK: Unternehmen können mit uns für ihre Mitarbeiter einen Tarif für eine betriebliche Krankenzusatzversicherung abschließen. Mit der PlusCard erhalten die versicherten Mitarbeiter Zugang zum bundesweiten Netzwerk „Wir für Gesundheit“, dem über 100 Kliniken von Asklepios, Helios, Rhön und andere angehören, und das aber auch weiter offen ist für andere Kliniken, die sich langfristig auf strenge und messbare Qualitätskriterien verpflichten. In diesen Netzwerkkliniken erhalten die PlusCard-Besitzer wie Privatpatienten besondere Leistungen wie Chefarztbehandlung, besonderen Zimmerkomfort, erweiterte Menüauswahl, Shuttle-Service, regelmäßige Check-ups oder individuelle Betreuung durch Service-Mitarbeiter; bei anderen Netzwerkpartnern wie Fitness-Studios oder Gesundheitsresorts bekommen die Versicherten zahlreiche Sonderkonditionen und Rabatte.

Was macht das Netzwerk für Sie als Versicherer attraktiv?

WEBER: Da wir ein Krankenversicherungsverein auf Gegenseitigkeit sind und nicht wie eine Aktiengesellschaft primär Gewinnerzielungsabsichten haben, gilt unser Interesse ganz den Versicherten, die übrigens seit vielen Jahren über 90 % des erwirtschafteten Überschusses erhalten. Ein Netzwerk ist schon deshalb vernünftig, weil es den Versicherten viel Ärger und Aufwand erspart, indem es die isolierte Medizin überwindet, wie wir sie in Deutschland leider haben.

BIEDERBICK: Wir als Privatversicherer haben ja – anders als die gesetzlichen Kassen – sonst keine Verträge mit den Leistungserbringern. Im Netzwerk „Wir für Gesundheit“ kommen wir nun aber ins Gespräch und lernen dabei sehr viel dazu. Auch die Versicherten haben einen Mehrwert durch das Netzwerk, weil sie sich um nichts kümmern müssen: Sie haben weder mit dem Vertragsabschluss zu tun noch mit der Beitragszahlung – sie bekommen einfach von ihrem Arbeitgeber die PlusCard ausgehändigt, für die sie überall im Netzwerk zusätzliche Leistungen erhalten; mit der Bezahlung der Leistungen haben sie ebenfalls nichts zu tun, weil wir direkt mit den Leistungserbringern abrechnen.

Warum tun Sie sich dennoch schwer, neue Versicherte zu gewinnen?

BIEDERBICK: So kann man das nicht sagen. Das Thema ist noch jung, wir stehen ganz am Anfang. Wir verhandeln jetzt mit Arbeitgebern, der Markt für die betriebliche Krankenversicherung ist neu und ungewohnt für uns. Erschwerend kommt hinzu, dass für die Unternehmen die steuerliche Absetzbarkeit dieser geldwerten Leistung an ihre Mitarbeiter weggefallen ist. Das Thema bleibt trotzdem interessant für uns, auch deshalb, weil wir das Netzwerk nicht nur für die Besitzer einer PlusCard nutzen könnten, sondern auch für unsere Vollversicherten, die gar nicht bei diesen Firmen arbeiten. Wir entwickeln gerade Ideen, wie wir dieses Netzwerk auch für unsere Vollversicherten nutzen könnten, zum Beispiel bei der integrierten Versorgung. In der Kette unserer Leistungserbringer haben wir mal eine einzelne Klinik oder eine kleinere Klinikkette, aber zu so einem flächendeckenden Netzwerk wie „Wir für Gesundheit“ gehören ja auch Krankenhäuser der Maximalversorgung und spezialisierte Kliniken wie zum Beispiel Herzzentren.

Wäre der Zugang zum Netzwerk für Ihre Vollversicherten, die ja bei der Wahl des Krankenhauses völlig frei sind, keine Einschränkung ihrer Optionen?

WEBER: Die PlusCard ist tatsächlich in erster Linie für Versicherte der gesetzlichen Kassen konzipiert. Aber unseren Vollversicherten gegenüber können wir argumentieren, dass sie in den Netzwerk-Kliniken nicht nur einen besonders hohen Standard erwarten dürfen, sondern wegen der Spezialisierung auch sehr hohe Qualität, die sich in geringeren Mortalitäts- oder Wiedereinweisungsraten zeigt.

Könnte es für Sie interessant sein, mit einer großen gesetzlichen Kasse in der Art zusammenarbeiten, dass Sie allen Versicherten dieser Kasse eine Zusatzversicherung für ein Netzwerk wie „Wir für Gesundheit“ anbieten?

WEBER: Ich habe den Eindruck, dass die großen GKVen an so einer Kooperation im Moment kein starkes Interesse hätten. Aber es wäre durchaus interessant, darüber nachzudenken.

BIEDERBICK: Dann müsste man aber wohl anders kalkulieren, sprich den Preis der PlusCard erhöhen, weil unser aktuelles Konzept ausschließlich Arbeitnehmer vorsieht, also relativ junge und erwerbstätige Personen. Wenn sie in Rente gehen, endet auch ihre Zusatzversicherung fürs Netzwerk, es sei denn, sie führen die Versicherung selbst aus eigener Tasche weiter.

Man könnte aber auch anders rechnen: Mit vielen Patienten mit hoher Morbidität in den Netzwerkkliniken müsste man zwar den Preis der Zusatzversicherung erhöhen. Umgekehrt würden aber die Netzwerkkliniken entsprechend mehr Patienten behandeln können, so dass sie von den Mehreinnahmen Ausgleichszahlungen zurück in den gemeinsamen Netzwerktopf geben könnten. Es wäre mithin eine Win-Win-Situation für die Leistungserbringer und für den Versicherer.

WEBER: In der Theorie klingt das überzeugend. In der Praxis könnte es allerdings schwierig werden, weil die Prämienhöhe von Gewinnen- oder Verlusten Dritter und nicht vom konkreten versicherungstechnischen Risiko abhängen würde: Dann wäre unser Geschäft möglicherweise keine Versicherung mehr.

3.4 Kartellrecht und Interview mit dem Präsidenten des Bundeskartellamtes Andreas Mundt

Führt die erfolgreiche Umsetzung des Netzwerkmedizin-Konzepts zu unzulässigen Beeinträchtigungen des Wettbewerbs in der Gesundheitswirtschaft, speziell auf dem Krankenhausmarkt? Diese Frage kann zum jetzigen Zeitpunkt nicht beantwortet werden. Es ist zu früh, verlässlich abzuschätzen, wie die Umsetzung des Netzwerkmedizin-Konzepts die Märkte nachhaltig verändern wird und welche Fragestellungen sich hieraus für die Behörden ergeben. Unstrittig dürfte sein, dass die Netzwerkmedizin neue kartellrechtliche Fragen aufwerfen wird, denn sie tangiert unter anderem die bisher vorherrschende räumliche und sachliche Bestimmung der Märkte durch die Kartellbehörden.

Nehmen wir beispielsweise das Regionalprinzip als einen der derzeit vorherrschenden Ordnungsfaktoren: Bis dato orientieren sich die Kartellbehörden bei der Beurteilung der Wettbewerbssituation an einem räumlichen Radius von rund 50 Kilometern, da viele Patienten erfahrungsgemäß eine wohnortnahe Versorgung präferieren. Eine Behandlung von Patienten durch einen bundesweit aufgestellten Netzwerkmedizin-Anbieter kann dieses Prinzip sprengen, denn es ist ja gerade ein Ziel der Netzwerkmedizin, die Patienten nicht im buchstäblich nächstgelegenen, sondern in dem besten geeigneten Krankenhaus zu behandeln. Durch die Virtualisierung mancher ärztlicher Dienstleistungen in Form telemedizinisch basierter Behandlungen (zur Erstdiagnose oder Zweitmeinung) und die physische Behandlung in einer möglicherweise weiter entfernten, aber für die Erkrankung adäquaten medizinischen Einrichtung ergeben sich viele neue Herausforderungen für die kartellrechtlichen Prüfungen, abgesehen von dem Umstand, dass es – trotz Netzwerkmedizin – weiterhin einen akutstationären lokalen oder regionalen Markt geben wird.

Der Blick auf die Marktteilnehmer im Krankenhausbereich zeigt: Noch ist kein einzelner Anbieter bundesweit groß und flächenmäßig breit genug aufgestellt, Netzwerkmedizin ausschließlich in eigenen Krankenhäusern anzubieten – dies wäre kartellrechtlich unbedenklich. Kartellrechtliche Fragen könnten jedoch dann aufgeworfen werden, wenn es innerhalb eines Verbunds zu Patientenzuweisungen käme. Denn diese sind verboten. Da aber das Netzwerk keinen Patienten einem bestimmten Standort innerhalb des Netzwerks verpflichtend zuweisen würde, sondern ihm immer nur optionale, freiwillige Angebote zur Behandlung an Standorten des Netzwerks unterbreiten würde, gäbe es – unserer Auffassung nach – keine kartellrechtliche Problematik. Der Patient wäre ja unverändert in seiner Entscheidung frei, wo er sich behandeln lassen möchte. Er kann die Vorschläge des Netzwerks auf Basis der Gesichtspunkte Qualität, Distanz zum Wohnort und voraussichtliche Wartezeit bis zur Behandlung annehmen oder auch nicht. Der Patient könnte ein anderes Krankenhaus innerhalb des Netzwerks auswählen oder sogar ein nicht zum Netzwerk gehörendes Krankenhaus im Falle einer Versicherung mittels Zusatz-PKV aufsuchen. Im Fall der IV-Variante mit einer GKV kann er zumindest innerhalb des Netzwerks jedes Krankenhaus auf Wunsch aufsuchen.

Kartellbehörden dürften sich zukünftig vor die Herausforderung gestellt sehen, wie sie die geltenden Bestimmungen des europäischen und deutschen Kartellrechts neu denken und interpretieren können. Wesentliche Aspekte zur Lösung dieser Aufgabe können dabei nur die gestiegene Behandlungsqualität und die besseren medizinischen Ergebnisse für Patienten darstellen, die sich in einem solchen Anbieterverbund behandeln lassen. Zu dessen zentraler Aufgabe wird es, neben der unabdingbaren Erbringung erstklassiger medizinischer Leistungen, wiederum gehören, den gestiegenen Nutzen für Patienten tatsächlich belegen und dokumentieren zu können.

Andreas Mundt, Präsident des Bundeskartellamtes

„Wettbewerb ist einer der effektivsten Treiber für Qualität"

Zur Person:

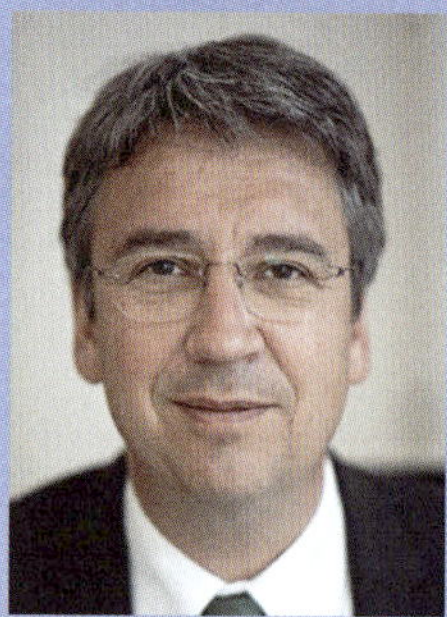

Der Jurist **Andreas Mundt** ist seit 2009 **Präsident des Bundeskartellamtes**, in das er neun Jahre zuvor als Beisitzer in der 8. Beschlussabteilung (Kreditinstitute und Lotteriewesen) eingetreten war. Vor seiner Laufbahn im Bundeskartellamt war Mundt Referent für Arbeits- und Sozialrecht bei der FDP-Bundestagsfraktion und Referent „Leitungsstab Neue Bundesländer" im Bundeswirtschaftsministerium. Seit 2010 ist Andreas Mundt Mitglied im Bureau des OECD Competition Committee und seit 2013 Vorsitzender der Leitungsgruppe des International Competition Network (ICN).

Herr Mundt, beim Wort Wettbewerb hat man Automobilfirmen vor Augen oder den Einzelhandel, wo jeder selbst täglich erfahren kann, dass Preiskampf stattfindet. Bei einem Kreuzbandriss dagegen geht man zum Arzt, sucht sich dann eine Klinik aus und hat zu keinem Zeitpunkt eine Ahnung davon, was das Ganze kostet. Mit welchem Recht kann man im Gesundheitswesen überhaupt von Wettbewerb sprechen?

MUNDT: In der Tat, die Gesundheitswirtschaft ist stark von staatlichen Einflüssen geprägt. Preiswettbewerb spielt da eine ganz untergeordnete Rolle. Ganz früher wurde in den Krankenhäusern nach der Liegedauer abgerechnet, das war ein falscher Anreiz, denn es galt dadurch die Devise: Je länger der Patient im Krankenhaus verbleibt, desto besser. Aber eben auch desto teurer. Dann wurde auf die DRG umgestellt, seitdem werden die Krankenhäuser nach Krankheitsbildern bezahlt, also z. B. ein fester Betrag für eine Hüftoperation oder ein fester Betrag für eine Blinddarm-OP, wobei maximale Liegezeiten gelten. Auch dieses Vorgehen kann natürlich Fehlanreize schaffen. Bei den elektiven Leistungen kann z. B. ein Anreiz entstehen, möglichst viele Menschen zu operieren, auch wenn die OP möglicherweise gar nicht so zwingend ist. Das zeigt: Auch dieser Ansatz kann nicht die letztgültige Antwort sein. Davon abgesehen wäre es im Sinne des Gesamtsystems wünschenswert, wenn der Patient zumindest wüsste, was die Behandlung kostet, auch wenn er sie nicht direkt bezahlen muss.

Die Bund-Länder-Arbeitsgruppe zur Krankenhausreform 2015 sagt, das erreichte Qualitätsniveau im deutschen Gesundheitswesen sei zwar „sehr hoch", sie mahnt aber gleichzeitig, weiterer Handlungsbedarf sei „offensichtlich"; Ziel müsse es sein, die Qualität „auf allen Ebenen noch stärker und konsequenter zur Geltung zu bringen." Das bedeutet doch, dass – neben dem nicht existierenden Preiswettbewerb – auch der Wettbewerb um die Qualität nicht wirklich funktioniert.

MUNDT: Der Qualitätswettbewerb funktioniert, aber er ist strukturell verbesserungsfähig. Jedes Krankenhaus möchte ja möglichst viele Patienten haben. Das erreichen die Krankenhäuser über Qualitätsverbesserungen und ihren guten Ruf. Was den Ruf letztlich ausmacht, ist natürlich schwer zu fassen. Da spielen viele Dinge mit hinein – die Meinung des einweisenden Arztes, die Nähe zum Wohnort, was man vom Hörensagen, aus eigener Erfahrung oder aus dem Internet über die medizinische Qualität und Ausstattung des Krankenhauses weiß, über den Service, das Essen und viele andere Dinge mehr. Rational müsste sich der Patient für das Krankenhaus entscheiden, in dem der beste medizinische Behandlungserfolg zu erwarten ist. Jedes Krankenhaus muss heute zwar einen Qualitätsbericht veröffentlichen, aber damit kann der durchschnittliche Patient oftmals wenig anfangen. Diese Berichte sind leider nicht sehr transparent und so verständlich aufbereitet, dass der Patient die Häuser selbst vergleichen und sich unmittelbar ein Urteil bilden kann. Die mangelnde Qualitätstransparenz hat auch schon die Monopolkommission kritisiert. Wir selbst arbeiten derzeit erstmalig an einer Sektoruntersuchung, um etwaige Wettbewerbsdefizite im Krankenhausmarkt zu ermitteln. Wir wollen herausarbeiten, wie der Qualitätswettbewerb noch besser werden kann. Dazu werden wir 500 Krankenhäuser befragen und entsprechende Daten erheben und auswerten. Auch in der Politik ist in Sachen Qualität einiges in Bewegung: Erst Anfang 2015 wurde das Institut für Qualitätssicherung und Transparenz im Gesundheitswesen (IQTIG) gegründet. Das bietet künftig die Chance für Patienten, die qualitativen Unterschiede zwischen Krankenhäusern besser nachvollziehen zu können. Es sollen jetzt auch Qualitätskriterien für Krankenhäuser definiert werden samt Bonus und Maluszahlungen für die Häuser, je nachdem, wie gut sie diese Kriterien erfüllen.

Zusammengefasst kann man also sagen: Ein Preiswettbewerb findet nicht statt, der Qualitätswettbewerb hat erhebliche Mängel. Muss das einen Wettbewerbshüter wie Sie nicht enttäuschen?

MUNDT: Es geht mir nicht darum, den Qualitätswettbewerb zu bewerten, sondern darum, ihn zu verbessern. Aus rein marktwirtschaftlicher Sicht heraus ist es ein eingeschränkter Wettbewerb, an dem man sicher noch einiges verbessern kann – und das geschieht ja auch. Der Gesetzgeber legt den Spielraum fest, innerhalb dessen der Wettbewerb stattfinden soll. Dies kann dann variieren von einem relativ freien Wettbewerb bis hin zum Ausschluss. In diesem Spektrum bewegt man sich ständig in der Gesundheitswirtschaft, nicht nur in Deutschland. Überall auf der Welt sucht man nach den richtigen Anreizen, um die Versorgung auf möglichst hohem Niveau und möglichst preiswert zu gewährleisten. Eine ganz freie Marktwirtschaft gibt es in keinem Gesundheitsmarkt weltweit, Regulierung dieses besonderen Gutes findet man überall. Wir als Kartellamt müssen auf der Grundlage des hier geltenden Rechts agieren. Und eine unserer Aufgaben besteht eben darin, Zusammenschlüsse von Unternehmen zu beurteilen, soweit sie der Zusammenschlusskontrolle unterliegen, und das ist bei vielen Krankenhäusern der Fall. Gerade weil es in diesem Bereich keinen Preiswettbewerb gibt, muss eine gewisse Auswahl für die Patienten bestehen und damit der Wettbewerb der Häuser um mehr Qualität gesichert werden.

Es kann doch sein, dass zwei fusionierte Krankenhäuser durch Kostenvorteile und optimierte Prozesse bessere medizinische Qualität hervorbringen als zwei unabhängige Häuser.

MUNDT: Das ist denkbar, ein Zusammenschluss bis hin zum Monopol kann ökonomisch und unter Qualitätsaspekten sinnvoll sein und wäre auch rechtlich zulässig. Bisher hatten wir einen solchen Fall allerdings noch nicht. Wir haben übrigens seit 2003 mehr als 220 Verfahren geführt und weniger als zehn Zusammenschlüsse untersagt, also sehr wenige. Wir prüfen auch nicht jeden Zusammenschluss, sondern nur solche Vorhaben, bei denen die beteiligten Unternehmen insgesamt mehr als 500 Millionen Umsatz erwirtschaften; zwei normale Kreiskliniken können in der Regel zusammengehen, ohne dass wir damit irgendetwas zu tun haben. Prinzipiell ist für uns immer wichtig, dass der Patient möglichst lange eine Auswahlmöglichkeit zwischen zwei oder drei verschiedenen Häusern hat, das ist auch fast überall in Deutschland der Fall. Die Wahlmöglichkeit beinhaltet die Chance, dass der Krankenhausbetreiber versucht, immer noch ein Stück besser zu sein als der Wettbewerber. Wenn es nur noch einen Betreiber gibt, besteht eben die Gefahr, dass die Qualität darunter leidet. Einer der effektivsten Treiber für Qualität ist immer noch der Wettbewerb. Obwohl den Häusern sehr vieles vorgegeben wird, haben sie genügend Spielräume, um in mehr Qualität zu investieren.

Wie bewerten Sie Initiativen wie die Netzwerkmedizin aus kartellrechtlicher Sicht? Wären sie aus Ihrer Sicht eine Gefahr oder eine Chance für den Wettbewerb?

MUNDT: Die Gesundheitswirtschaft hat von sich selbst aus schon eine gewisse Tendenz, Netzwerke zu entwickeln, informelle und formelle. In der arbeitsteiligen Behandlung der Patienten durch so viele Akteure vom niedergelassenen Arzt über das Krankenhaus, der Reha-Einrichtung bis hin zur häuslichen Pflege ist die sektorenübergreifende Zusammenarbeit gewissermaßen systemimmanent, unabhängig davon, ob man das nun Netzwerk nennt oder Kooperation. Aber hier geht es ja um ein Netzwerk mit der neuen Zielrichtung, durch Vermeidung von Fehlallokation möglichst große Wohlfahrtsgewinne zu erzielen, also durch eine private Zusatzversicherung ambulante und stationäre Versorgung neu zu organisieren. Zunächst mal ist das ein interessanter Ansatz. Überlegungen, die zu einer effizienteren Ausgestaltung des Gesundheitssystems führen sollen, kann man nur begrüßen. Für eine kartellrechtliche Beurteilung dieser Pläne ist es aber noch zu früh. Es bleibt abzuwarten, wie beispielsweise die Krankenhausbetreiber sich bei der Zuweisung der Patienten abstimmen und welche Handlungsmöglichkeiten Ärzte und Patienten dann noch haben.

Der Versicherte begibt sich als Netzwerkmitglied freiwillig unter die Steuerungsfunktion des Netzwerks: Er muss nicht in die vom Arzt vorgeschlagene Netzwerkklinik, er kann sich als gesetzlich Versicherter auch für ein anderes Haus entscheiden.

MUNDT: Ja, es wäre für ihn immer noch eine freiwillige Entscheidung, das darf auch gar nicht anders sein. Aber in den allermeisten Fällen folgen Patienten der Empfehlung ihres Arztes. Letztlich trifft also der Arzt die Entscheidung als eine Art Stellvertreter seines Patienten. Standesrechtlich muss der Arzt dem Patienten die für ihn medizinisch beste Leistung vorschlagen, er darf sich nicht davon leiten lassen, dass er von der Zuweisung in ein bestimmtes Krankenhaus einen Vorteil hat. Kartellrechtlich könnte sich außerdem die Frage ergeben, ob es sich zwischen den Netzwerkkliniken um eine Kundenaufteilung handelt, also um eine den Wettbewerb möglicherweise einengende Absprache. Solche Patientenzuweisungen – welcher Patient soll in welche Klinik? – könnten trotz möglicher Wettbewerbsbeschränkung gerechtfertigt sein und freigestellt werden, wenn sie dem Patienten einen Vorteil bieten. Aber das unterliegt natürlich einer Einzelfallprüfung. Genaueres kann ich deshalb im Moment dazu nicht sagen.

Ab wann würden Sie die Größe eines solchen Netzwerks als kritisch ansehen?

MUNDT: Da gibt es keinen Richtwert. Es kommt immer auf den konkret betroffenen Markt an. Als Nachfrager trifft ein Netzwerk auf ganz andere Wettbewerbsverhältnisse als in seiner Rolle als Anbieter von Leistungen. Medikamente oder medizinische Hilfsmittel werden bundesweit – zum Teil auch europaweit – angeboten. Bei der Frage, in welches Krankenhaus Versicherte gehen, handelt es sich hingegen eher um regionale Märkte, weil die Menschen wegen einer Hüftoperation nun mal nicht Hunderte von Kilometern fahren. Soweit ein Netzwerkprojekt Leistungen in einer sehr großen Region oder gar bundesweit anbietet, haben wir es natürlich auch wieder mit einer anderen Konkurrenz zu tun als in einem engeren räumlichen Markt. Bislang gibt es noch nicht sehr viele Netzwerkversicherte. Insofern müssen wir erst einmal die weitere Entwicklung abwarten. Allerdings könnte ein Effekt eintreten, wie man ihn auch bei Internetplattformen beobachtet: Wenn das Angebot attraktiv ist, kann es plötzlich sehr schnell wachsen. Mehr Nutzer ziehen mehr Anbieter an und mehr Anbieter wiederum mehr Nutzer. Erst ab einer gewissen Größe würde sich die Frage nach der Marktmacht stellen – ob das Netzwerk so dominant ist, dass sich daneben kaum noch alternative Modelle etablieren können, weil man sich als Versicherter in der

Regel ja keine zweite private Zusatzversicherung kauft. Das ist aber bislang alles noch sehr hypothetisch.

Es würde idealerweise aber nicht nur ein bundesweites Netzwerk geben, sondern mehrere, die im Wettbewerb stehen. Würde das Ihre Überlegungen verändern?

MUNDT: Zusätzliche Netzwerke oder auch potentielle Netzwerke würden selbstverständlich in unsere Überlegungen mit einbezogen werden, sie könnten ihrerseits durch innovative Angebote für Wettbewerbsdruck sorgen. Nach meinem Eindruck ist aber ein solches Netzwerk derzeit noch nicht in Sicht.

Welchen legislativen Bedarf sehen Sie in der Gesundheitswirtschaft und besonders im Krankenhausmarkt in absehbarer Zukunft?

MUNDT: Beim Thema Krankenhäuser gibt es in jedem Bundesland staatliche Krankenhausplanungsbehörden, die quasi die Betriebserlaubnisse für Krankenhäuser vergeben und damit gleichzeitig auch den Marktzugang regeln. Die Planungsbehörden haben den Wettbewerbsaspekt nicht im Fokus, ihr Ziel ist eher die Sicherstellung der Versorgung und nota bene auch die Trägervielfalt. Von vielen wird das als ein Grund von mehreren dafür gesehen, dass wir zu viele Krankenhäuser haben. Zwischen diesen 16 Landesbehörden und uns gibt es kein Abstimmungsverfahren. Es wäre aber sicherlich sinnvoll, diese beiden Seiten zu verzahnen. Darüber hinaus haben wir für den Krankenhausmarkt mit der Fusionskontrolle ein funktionierendes Instrument, um Wettbewerbsaufsicht zu betreiben. Eine alte Forderung betrifft hingegen die Krankenkassen. Hier wäre es aus wettbewerblicher Sicht wünschenswert, wenn das Kartellverbot auch auf das Horizontalverhältnis von Krankenkassen anwendbar wäre. Der Gesetzgeber hat in diesem Bereich ganz bewusst Wettbewerbselemente eingeführt. Es wäre konsequent, sie auch durch das Kartellrecht zu schützen.

3.5 Qualitätsführerschaft des Netzwerks[50]

Ein bundesweites Netzwerk kann nur dann am Markt erfolgreich sein, wenn es sich gegenüber den bestehenden Angeboten in der Qualität der Versorgung und im Service für die Patienten positiv abhebt. Denn nur über Qualität und Service kann es Zuspruch von Patienten und damit Marktanteile gewinnen. Dazu braucht das Netzwerk eine konsequente Qualitätsorientierung, unterstützt durch einen netzinternen Qualitätswettbewerb. Folgende Instrumente und Anreize sind dafür zu nutzen bzw. zu schaffen:

1. Definition der Qualität
2. Qualitätsmessung und -transparenz
3. Digitalisierung
4. qualitätsorientierter Ein- und Austritt
5. qualitätsorientierte Steuerung
6. qualitätsorientierte Vergütung
7. Versorgungsforschung
8. Monitoring

3.5.1 Definition von Qualität

Die Qualität der Versorgung ist mehrdimensional. Sie setzt sich aus vielen verschiedenen Bestandteilen zusammen. Es handelt sich dabei nicht ausschließlich um die medizinische Ergebnisqualität, die zum Beispiel über die Mortalität oder Komplikationsraten bei Behandlungen gemessen wird. Sie umfasst auch Serviceaspekte und eine adäquate Indikationsstellung. „Versorgungsqualität" kann als Überbegriff für alle Qualitätsdimensionen dienen:

1. Qualität der Indikationsstellung,
2. medizinische Ergebnisqualität,
3. Servicequalität und
4. Pflege und Zuwendung.

Die korrekte Indikationsstellung bildet ein zentrales Element der Versorgungsqualität im Netzwerk. Bei gegebener Indikation ist anschließend eine hochwertige Leistungserbringung anzustreben. Hier steht die Ergebnisqualität im Mittelpunkt, die sich auf den gesamten Behandlungsprozess bezieht. Dies schließt die Vor- und Nachsorge bei einer stationären oder ambulanten Versorgung mit ein. Ergebnisqualität ist demnach sektorenübergreifend zu verstehen. Je nach Art der Indikation können die zu messenden Zielgrößen unterschiedlich sein. Risikoadjustierte Mortalität und Komplikationen während und nach der Behandlung spielen dabei eine große Rolle.

50 Siehe dazu: Augurzky: Qualitätswettbewerb in der Netzwerkmedizin. In: Gesundheits- und Sozialpolitik 2/2015, S. 46–52.

Implizit greift die Ergebnisqualität auch mögliche negative Effekte einer Rationierung von GKV-finanzierten Leistungen auf. Wenn Leistungen mit positiven medizinischen Effekten rationiert werden, schlägt sich dies negativ auf die Ergebnisqualität nieder. Das Netzwerk kann dann durch die Vermeidung dieser Rationierung eine höhere Ergebnisqualität erreichen und sich damit vom Gesamtmarkt abheben. Außerdem beinhaltet die Ergebnisqualität die positiven Effekte einer indikationsgerechten Steuerung der Patienten im Netzwerk, d. h. die Zuordnung des Patienten zu dem für ihn richtigen Leistungserbringer.

Die dritte Qualitätsdimension umfasst alle nicht-medizinischen Aspekte. Darunter fallen Serviceleistungen, die Ausstattung der Zimmer, Wartezeiten sowohl auf die Behandlung als auch während der Behandlung, die Erreichbarkeit des gewählten Leistungserbringers, d. h. seine Distanz zum Wohnort, Unterstützung beim Transfer vom Wohn- zum Behandlungsort, Wegweiser, Kommunikation und die Gestaltung der Schnittstellen beim Übergang verschiedener Leistungserbringer. Letztendlich lassen sich Teile davon im Rahmen eines guten Case Managements abbilden. Die vierte Qualitätsdimension beinhaltet schließlich den Aspekt der Pflege am Bett und Zuwendung für den Patienten. Sollte dieser Aspekt einen Einfluss auf die Ergebnisqualität haben, ist dieser Teil bereits dort abgebildet. Verbessert er außerdem das persönliche Befinden des Patienten, fällt er stärker in die Dimension „Servicequalität“. Es macht jedoch Sinn, diesen Parameter auch gesondert zu erfassen, weil er für Patienten einen hohen Stellenwert haben kann.

3.5.2 Qualitätsmessung und -transparenz

Grundlage für alle weiteren Instrumente des netzinternen Qualitätswettbewerbs bildet die geeignete Messung der verschiedenen Dimensionen der Versorgungsqualität. Die Messung der Ergebnis- und der Servicequalität findet bereits auf vielfältige, wenngleich nicht vollumfassende Weise statt. So misst die Initiative Qualitätsmedizin (IQM) auf Basis der German Inpatient Quality Indicators (G-IQI) die Ergebnisqualität einer Vielzahl von stationären Leistungen. Die Version 4.1[51] deckt rund 45 % der stationären Fälle im DRG-Bereich ab. Sie beschränkt sich allerdings auf den stationären Bereich. Ein sektorenübergreifender Ansatz wählt die Qualitätssicherung mit Routinedaten (QSR) des Wissenschaftlichen Instituts der AOK. Hier fließen auch Ereignisse nach dem Krankenhausaufenthalt ein. Allerdings umfassen sie einen geringeren Anteil des gesamten Leistungsgeschehens und beziehen sich nur auf AOK-Versicherte. Daneben gibt es verschiedene weitere Qualitätsinitiativen mit ähnlicher Ausrichtung.

2015 hat das Institut für Qualitätssicherung und Transparenz im Gesundheitswesen (IQTIG) seine Arbeit aufgenommen. Das IQTIG erarbeitet im Auftrag des Gemeinsamen Bundesausschusses Maßnahmen zur Qualitätssicherung und zur

51 Mansky et al.: G-IQI. German Inpatient Quality Indicators. Version 4.1, Band 1, Definitionshandbuch für das Datenjahr 2014. 2015.

Darstellung der Versorgungsqualität im Gesundheitswesen und wirkt an deren Umsetzung mit. Der Schwerpunkt seiner Arbeit liegt in der Entwicklung und Durchführung von Verfahren der einrichtungs- und sektorenübergreifenden Qualitätssicherung, der Entwicklung von Kriterien zur Bewertung von Zertifikaten und Qualitätssiegeln und der Publikation der Ergebnisse in einer für die Allgemeinheit verständlichen Form.

Im Netzwerk sollte ein pragmatischer Einstieg in die Qualitätsmessung gewählt werden. Es kommt nicht darauf an, dass von Anfang an eine vollständige Messung für das gesamte Leistungsspektrum erfolgt. Es genügt zunächst, sich auf Teile des Leistungsspektrums zu beschränken. Schrittweise kann die Messung auf weitere Teile ausgeweitet und die nötige Risikoadjustierung der Indikatoren verbessert werden. Jedoch verlangt der ganzheitliche, patientenzentrierte Ansatz der Netzwerkmedizin möglichst rasch eine sektorenübergreifende Qualitätsmessung.

Neben der Messung der Ergebnisqualität ist die Patientenzufriedenheit nachzuhalten, um die Serviceaspekte des Netzwerks beurteilen zu können. Sie sollte nicht unterschätzt werden. Denn gerade kurze Wartezeiten und reibungslose Abläufe an den Versorgungsschnittstellen sind ein entscheidendes Element der Netzwerkmedizin. Heute schon befragen verschiedene Krankenkassen ihre Versicherten nach der Zufriedenheit ihres Krankenhausaufenthalts. Eine ähnliche standardisierte Befragung der Patienten im Netzwerk ist aufzubauen. Sie sollte auch den Aspekt Pflege und Zuwendung umfassen.

Schließlich ist die Indikationsqualität im Netzwerk zu erfassen. Ihre Messung ist nicht trivial[52]. Grundsätzlich ist die Indikationsstellung des Arztes als gegeben anzusehen. Ihre Qualität kann nicht ohne weiteres im Nachgang auf der Ebene des einzelnen Patienten gemessen werden. Zwar können medizinische Leitlinien eine Orientierung bieten. Hier empfehlen sich aber vielmehr statistische Verfahren zur Erkennung von systematischen Auffälligkeiten bei einzelnen Indikationsstellern. Wenn bei manchen Indikationsstellern gewisse Diagnosen besonders häufig auftreten, ist vor Ort zu prüfen, woran dies liegen kann. Bei der Messung der Indikationsqualität handelt es sich also um eine Suche nach nicht erklärbaren statistischen Auffälligkeiten. In einem großen Netzwerk von Leistungserbringern ist dies gut möglich. Hier ergibt sich auch eine Schnittstelle zur Versorgungsforschung im Netzwerk, auf die weiter unten noch eingegangen wird.

Auf die Qualitätsmessung folgt die konsequente Qualitätstransparenz im Netzwerk. Der Patient, sein Case Manager und seine Ärzte erhalten den uneingeschränkten Zugriff auf die Qualitätsmaße jedes Leistungserbringers. Diese Transparenz ist eine wichtige Voraussetzung für den netzinternen Qualitätswettbewerb, der in Kombination mit den weiteren folgenden Instrumenten deutlich intensiver ausfällt als er ohne das Netzwerk ausfallen würde. Über diesen netzinternen Qua-

52 Eine Diskussion zu diesem Thema findet sich beispielsweise in f&w (2015).

litätswettbewerb wiederum erreicht das Netzwerk als Ganzes die Qualitätsführerschaft im Gesamtmarkt.

3.5.3 Digitalisierung

Um die nötige Qualitätstransparenz schaffen und Behandlungsabläufe reibungslos abbilden zu können, braucht es die Unterstützung moderner Informationstechnologie. Medizinische Informationen sind in strukturierter Form digital zu erheben, zu verarbeiten und zu analysieren. Auch unstrukturierte Daten sollten berücksichtigt werden. Die Informationen und Qualitätsparameter des Netzwerks sind für die Nutzer, in erster Linie Ärzte und Patienten, angemessen und in ansprechender Form aufzubereiten. Die Digitalisierung erlaubt überdies die Verschlankung von Prozessen und unterstützt die Ärzte bei der Diagnosestellung und Auswahl einer Therapie. Sie ist damit für sich genommen bereits ein Qualitätstreiber. Mittelfristig sollten Errungenschaften der Künstlichen Intelligenz im ärztlichen Bereich eingesetzt werden, um die Diagnosegüte und Therapiefindung weiter zu verbessern.

Derzeit liegen meist nicht alle medizinisch relevanten Informationen über Patienten vor oder sie müssen erst mühsam, oftmals in Papierform, zusammengestellt werden. Der daraus resultierende mögliche Informationsverlust kann dazu führen, dass nicht die für den Patienten optimale Behandlung eingeleitet werden kann. Mithin kann es zu Fehlern kommen. Im Netzwerk ist diese Art von Fehlerquellen so weit wie möglich zu vermeiden und eine elektronische Patientenakte einzurichten, auf die Arzt und Patient Zugriff haben.

Darüber hinaus können die Daten im Netzwerk auf neue Art kombiniert und ausgewertet werden. Auf diese Weise lassen sich neue wissenschaftliche Erkenntnisse gewinnen, die der Versorgung der Patienten zu Gute kommen. Mit den wachsenden Datenmengen gewinnt auch der Datenschutz an Bedeutung. Es sind im Netzwerk daher strenge Vorgaben an die Verschlüsselung von Daten zu machen, um Unbefugten den Zugang dazu zu verwehren und Patienteninteressen zu schützen. Allerdings gilt dies auch heute schon für sensible Informationen in Papierakten.

3.5.4 Qualitätsorientierter Ein- und Austritt

Das Netzwerk bildet einen wettbewerbsintensiven Teilmarkt des gesamten Gesundheitsmarkts mit eigenen Kriterien des Markteintritts und -austritts. Am Netzwerk teilnehmende Leistungserbringer haben die Chance, ihren Marktanteil im Gesamtmarkt auszubauen. Beitreten können aber nur Leistungserbringer mit einer nachgewiesen überdurchschnittlichen Qualität. Sie müssen sich an den im Netzwerk definierten Qualitätsmaßen messen lassen. Dies gilt für Krankenhäuser sowie für alle anderen Leistungsanbieter, die dem Netzwerk beitreten wollen, darunter niedergelassene Ärzte. Das Netzwerk definiert die konkreten Beitrittshürden. Dabei spielt auch die Ausstattung eines Anbieters eine Rolle, um die Serviceanforderungen erfüllen zu können. Sollten noch nicht alle Qualitätsmaße des Beitrittskandidaten mangels Vergleichbarkeit der Messmethodik beurteilt werden können, gilt eine Übergangsfrist. Umgekehrt gilt, dass Leistungserbringer das Netzwerk verlassen müssen, wenn sie dauerhaft unterhalb der Qualitätshürden des Netzwerks liegen.

Auch wenn sich die medizinischen Qualitätsmaße stets auf einzelne Leistungssegmente und – im Falle eines Krankenhauses – nicht auf das gesamte Haus beziehen, tritt das Krankenhaus immer als Ganzes in das Netzwerk ein bzw. aus. Sollten einzelne Leistungssegmente des Hauses unterdurchschnittlich abschneiden, würde dies über die netzinterne Transparenz und Steuerung geheilt. Das heißt, das Krankenhaus würde in diesen Segmenten bzw. Abteilungen einen deutlich geringeren Patientenzulauf erwarten können. Im Gegenzug sollte es in seinen Segmenten mit überdurchschnittlicher Qualität einen Patientenzustrom verzeichnen können. Das Krankenhaus müsste vermutlich Kapazitäten intern entsprechend umschichten.

3.5.5 Qualitätsorientierte Steuerung

Das Netzwerk als Ganzes bietet das gesamte medizinische Leistungsspektrum und passt es kontinuierlich an neue Entwicklungen in der Medizin an. Die einzelnen Angebote verteilen sich derart im Netzwerk, dass sie in einer vertretbaren Distanz für alle Patienten erreichbar sind. Dabei gilt, dass Leistungen der Grundversorgung wohnortnäher und Spezialleistungen wohnortferner anzutreffen sind. Hochkomplexe Spezialleistungen könnten sich sogar auf sehr wenige Standorte in Deutschland konzentrieren. Denn erst die Konzentration erlaubt das Erreichen einer hohen Qualität und Wirtschaftlichkeit.

Eine zentrale Aufgabe des Netzwerks ist es, den Patienten mit seiner gegebenen Indikation und seinen individuellen Besonderheiten mit dem für ihn geeigneten Anbieter im Netzwerk zusammenzubringen. Dabei ist nach folgenden Grundsätzen vorzugehen: Ein einfacher Fall sollte vom Grundversorger, ein komplexer Fall vom Maximalversorger bzw. Spezialisten behandelt werden. Ambulant erbringbare Leistungen sollten ambulant erbracht werden. Hier kommt der Case Manager ins Spiel. Er ist Angestellter des Netzwerks und Interessensvertreter des Patienten. Seine Vergütung erfolgt unabhängig vom Erlösvolumen, das der Patient im Netzwerk auslöst. Die Vergütung sollte sich aus einem festen Gehalt und einem qualitätsabhängigen Bonus zusammensetzen.

Der Case Manager achtet schon vor der konkreten Indikationsstellung darauf, dass sie unabhängig von den behandelnden Leistungserbringern und unabhängig von der erzielbaren Vergütung des Leistungserbringers erfolgt. Der Case Manager arbeitet dazu eng mit dem gesamten ärztlichen Know-how des Netzwerks zusammen. Bei komplexen und aufwändigen Fällen wird eine Zweitmeinung eingeholt. Hierzu gibt es ein eigenständiges Netz von Zweitmeinungsärzten, die sich sowohl von innerhalb als auch von außerhalb des Netzwerks rekrutieren können.

Sobald die Indikation steht, holt der Case Manager alle nötigen Informationen aus dem Netzwerk, um dem Patienten mehrere geeignete Leistungserbringer vorzuschlagen. Bei seiner Auswahl bezieht er das Leistungsspektrum, die Distanz zum Wohnort des Patienten, die freien Kapazitäten und Wartezeiten, Serviceaspekte und vor allem die medizinische Qualität der Netzanbieter ein. Dem Patienten steht es frei, einen Vorschlag anzunehmen oder sich anders zu entscheiden. Der Patient kann sich auch selbständig die für ihn relevanten Informationen über die Netzanbieter besorgen. Die Digitalisierung der Informationen im Netzwerk und ein patientengerechter Zugang dazu sollen ihm dies ermöglichen.

Diese qualitätsorientierte Steuerungsfunktion über den Case Manager oder durch den in Eigenregie handelnden Patienten heizt den Qualitätswettbewerb innerhalb des Netzwerks über eine „Abstimmung mit Füßen" deutlich stärker an als das im Gesundheitswesen heute der Fall ist. Damit wird die Steuerung ein starker Qualitätstreiber. Kapitel 3.6 beschäftigt sich intensiver mit diesem Thema.

3.5.6 Qualitätsorientierte Vergütung

Der Qualitätstreiber „Steuerung" wird über eine qualitätsorientierte Vergütung zusätzlich verstärkt. Zur reinen Qualitätskomponente tritt noch eine Preiskomponente. Leistungserbringer, die innerhalb des Netzwerks überdurchschnittlich gute Qualität liefern, werden belohnt. Dies gilt in Bezug auf alle Qualitätsparameter, nicht nur für die Ergebnisqualität. Die oben genannte Besonderheit zur Messung der Indikationsqualität gilt es dabei entsprechend zu berücksichtigen.

Die einzelnen Vergütungszuschläge speisen sich aus einer Qualitätsabgabe aller teilnehmenden Anbieter im Netzwerk in der Größenordnung von etwa 1 % des gesamten Vergütungsvolumens. Wenn je Qualitätsmaß zum Beispiel die Top-25 % der Anbieter daraus einen Zuschlag erhalten, beträgt dieser im Mittel 4 % des Vergütungsvolumens mit entsprechendem Effekt auf die Ertragslage des Anbieters. Auch wenn die Qualitätsabgabe für die Leistungserbringer auf den ersten Blick eine Beitrittshürde darstellen kann, so gilt es doch zu bedenken, dass die unter anderem dadurch angestrebte Qualitätsführerschaft des Netzwerks zu einem spürbaren Zuwachs bei den Patientenzahlen führen sollte. Das Mengenwachstum gepaart mit der über das Instrument der qualitätsorientierten Steuerung anvisierten stärkeren Spezialisierung führt zu Skaleneffekten, die die Qualitätsabgabe bei weitem übertreffen sollten. Kapitel 3.7 geht noch detaillierter auf das Thema ein.

3.5.7 Versorgungsforschung

Der Arbeitskreis Versorgungsforschung beim wissenschaftlichen Beirat der Bundesärztekammer (2004) definiert die „*Versorgungsforschung als die wissenschaftliche Untersuchung der Versorgung von Einzelnen und der Bevölkerung mit gesundheitsrelevanten Produkten und Dienstleistungen unter Alltagsbedingungen*". Insbesondere widmet sich die Versorgungsforschung der Untersuchung der Versorgung in Krankenhäusern und Arztpraxen. Ein wesentlicher Aspekt ist dabei die Wirksamkeit von Behandlungen. Grundlage der Versorgungsforschung bilden Daten aus dem praktischen Versorgungsgeschehen. Je umfassender die Daten sind – sowohl in der Breite als auch in der Tiefe –, desto aussagekräftiger sind die Ergebnisse der Versorgungsforschung.

Das Netzwerk ist durch seine Größe geradezu prädestiniert für die Versorgungsforschung – mit über einer Million stationären und nochmals deutlich mehr ambulanten Fällen jährlich. In Kombination mit der angestrebten Digitalisierung und der elektronischen Patientenakte können eingeschlagene Behandlungspfade hinsichtlich der verschiedenen Qualitätsparameter sektorenübergreifend evaluiert werden. Bei dieser Evaluation können die individuellen Eigenschaften der Patienten berücksichtigt werden, die gewählte Medikation, verwendete Implantate und generell verschiedene Facetten der Behandlung, das Behandlungsteam, lokale Strukturen und vieles mehr. Auf diese Weise lassen sich Erfolgs- und Misserfolgsfaktoren herausfiltern. Der Erkenntnisgewinn für die Patientenversorgung ist immens. Die Versorgungsforschung kann damit konkrete Ansatzpunkte für die Verbesserung der Qualität liefern und darüber wiederum die Qualitätsselektion befördern. Behandlungspfade mit erkennbar schlechter Qualität würden ausgesondert, Behandlungspfade mit hoher Qualität identifiziert und im Gesamtangebot ausgebaut.

3.5.8 Monitoring

In ähnlicher Weise funktioniert das Monitoring, das regelmäßig netzweit stattfinden muss, um Versorgungslücken erkennen und damit gegensteuern zu können. Es greift wie die Versorgungsforschung auf die Daten des Netzwerks zu. Während die Versorgungsforschung explizit die Qualitätsparameter als Zielgrößen vor Augen hat, führt das Monitoring eine Bestandsaufnahme durch. Sein Ziel ist die Unterstützung des Netzwerkmanagements bei der Steuerung des gesamten Netzwerks.

Das Monitoring erfasst zwar auch die Qualitätsparameter, aber ebenso die Kapazitätsauslastungen und Wartezeiten an jedem Standort sowie die Personalsituation. Idealerweise wird es ergänzt um Kurzfristprognosen der Inanspruchnahme der Netzkapazitäten an jedem Standort, die saisonale und andere zeitliche Schwankungen einbeziehen. Gerade bei einer intensiven qualitätsorientierten Inanspruchnahme der Netzwerkkapazitäten kann es an einigen Standorten zu Engpässen und langen Wartezeiten kommen. Das Monitoring muss diese Engpässe anzeigen, so dass das Netzwerkmanagement kurzfristige Kapazitätsanpassungen vornehmen kann. Es bildet aber auch die Grundlage für langfristige Kapazitätsanpassung, die mit erheblichen Investitionen verbunden sein können.

Das Monitoring identifiziert schließlich die für die qualitätsorientierte Vergütung notwendigen Kenngrößen und überprüft die Einhaltung der Mindestqualität an jedem Standort. Bei kurzfristiger Unterschreitung der Mindestvorgaben sind Gegenmaßnahmen einzuleiten, bei dauerhafter Unterschreitung folgt der Ausschluss aus dem Netzwerk. Umgekehrt können über das Monitoring Beitrittskandidaten hinsichtlich der Mindestvorgaben evaluiert werden.

3.6 Qualitätsorientierte Steuerung

3.6.1 Ausgangslage

Die Versorgungsdichte in Deutschland mit stationären Leistungen ist hoch. Die Patienten stehen häufig einer großen Auswahl an Krankenhäusern in ihrer Region gegenüber. Die Gründe für die Wahl eines Hauses sind vielfältig. In einer Befragung von über 1.700 Personen kommt Mansky (2012)[53] zu dem Ergebnis, dass die Behandlungsqualität dabei zwar an oberster Stelle steht. Allerdings werden die Informationsmöglichkeiten über Qualität von einer Mehrheit als nicht ausreichend wahrgenommen. Im Internet haben sich 86 % noch nie über Krankenhausqualität informiert. 25 % setzen bei der Beurteilung der Qualität auf die Aussagen von Freunden und Verwandten. Das höchste Vertrauen genießen der Haus- und Facharzt. 55 % würden dem Hausarzt oder dem behandelnden Facharzt diesbezüglich am ehesten vertrauen. Entsprechend spielt er für die Auswahlentscheidung einer anstehenden Klinikbehandlung für 90 % eine große oder sehr große Rolle.

Offen bleibt aber, ob die Patienten wirklich in das für sie richtige Krankenhaus gelangen. Finden Patienten mit komplexen Erkrankungen den Weg zum geeigneten Maximal- oder Spezialversorger? Gelangen Patienten mit einfacheren Erkrankungen zum Grund- und Regelversorger? Nach Analysen des Verbands der Universitätskliniken[54] lag bei Universitätskliniken der Anteil der Maximalversorgungsfälle an allen Fällen 2012 bei 22 %. Bei nicht-universitären Krankenhäusern lag er bei 8 %. Zwar liegen die Anteile bezogen auf das Casemixvolumen, d. h. mit Schweregraden gewichteten Fällen, bei 54 % bzw. 22 %. Nichtsdestoweniger stellt sich die Frage, weshalb bezogen auf die Fallzahl nur 22 % komplexe Maximalversorgungsfälle an Universitätskliniken behandelt werden. Sollte sowohl aus Versorgungs- als auch aus ökonomischen Gründen nicht ein höherer Wert erwartet werden? Werden die Ressourcen der Universitätskliniken damit effizient genutzt? Die Universitätsklinik Heidelberg (siehe auch das Interview mit Irmtraut

53 Mansky: Was erwarten die potenziellen Patienten vom Krankenhaus? In: Böcken et al. (Hrsg.): Gesundheitsmonitor 2012: Bürgerorientierung im Gesundheitswesen. Kooperationsprojekt der Bertelsmann Stiftung und der BARMER GEK. 2012, S. 136–159.

54 Heyder: Die Bedeutung der Universitätskliniken in der regionalen und überregionalen Versorgung. In: Klauber et al. (Hrsg.): Krankenhaus-Report 2015. Schwerpunkt Strukturwandel. Stuttgart 2015, S. 99–114.

Gürkan in Kapitel 4 S. 144) liegt nach eigenen Angaben mit dem Anteil der Maximalversorgungsfälle 2014 bei 24 % und dem Anteil des Casemix der Maximalversorgungsfälle bei 57 %. Der Durchschnitt über alle Universitätskliniken lag 2014 bei 20,5 % (Fälle) und 52,8 % (Casemix).

Neben dem effizienten Ressourceneinsatz spielt an Unikliniken zusätzlich auch die Aus- und Weiterbildung des ärztlichen Nachwuchses eine herausragende Rolle. Der Nachwuchs kann nicht nur hochkomplexe Medizin erlernen, sondern sollte zunächst die Grund- und Regelversorgung beherrschen. Außerdem müssen für einen Facharzttitel bestimmte Eingriffe auch aus dem Regel- und Grundversorgungsbereich nachgewiesen werden. Insofern ist es gerechtfertigt, wenn angehende Ärzte auch eine große Zahl an solchen Fällen behandeln. Die Frage stellt sich aber, ob die breite ärztliche Aus- und Weiterbildung nicht auch in einem Verbund aus universitärer Spitzenmedizin einerseits und Grundversorgung andererseits erfolgen kann. In der Netzwerkmedizin würden sämtliche Versorgungsebenen vorliegen, so dass auch die ärztliche Ausbildung alle Facetten der Medizin umfassen könnte. Unikliniken könnten sich deutlich stärker auf Spitzenmedizin und Maximalversorgung konzentrieren, während sich umliegende Netzwerkpartner auf die Grund- und Regelversorgung fokussierten – zum Vorteil für alle Beteiligten.

Die Analyse des Einzugsgebiets von zehn Unikliniken[55] zeigt überdies, dass 25 % aller Patienten dieser Kliniken 2012 einen Anfahrtsweg von über 40 Minuten hatten, 38 % von über 30 Minuten. Je komplexer die Indikationen sind, desto höher ist der Anteil an Patienten mit einem Anfahrtsweg von über 40 Minuten. Bei allen Maximalversorgungsfällen beträgt er 35 %, bei ausgewählten Bereichen wie z. B. Organtransplantationen oder komplexen Eingriffen am Verdauungssystem sogar über 50 %. Geht man davon aus, dass der 30-Minuten-Radius das nahe regionale Umfeld eines Maximalversorgers definiert, kann man festhalten, dass 38 % der Versorgung der Unikliniken einen überregionalen Charakter hat. Sie bilden also heute schon den Kern einer überregionalen Versorgung. In der Netzwerkmedizin ließe sich dieser Wert weiter steigern. Darüber hinaus sind auch komplexe ambulante Behandlungen in die Betrachtung aufzunehmen. Sie können besser erbracht werden, wenn auf die technischen und personellen Ressourcen eines Maximalversorgers zurückgegriffen werden kann.

Das RWI hat in Kooperation mit dem BKK Dachverband mit Hilfe eines „Zuordnungsindikators“ berechnet, wie viele Patienten auf der für sie richtigen Fachabteilung behandelt werden und ob somit eine Voraussetzung für eine optimale Behandlung für ihr Krankheitsbild gegeben ist. Zu diesem Zweck entwickelte das

55 Heyder: Die Bedeutung der Universitätskliniken in der regionalen und überregionalen Versorgung. In: Klauber et al. (Hrsg.): Krankenhaus-Report 2015. Schwerpunkt Strukturwandel. Stuttgart 2015, S. 99–114.

Institut für Gesundheits- und Sozialforschung Berlin (IGES)[56] gemeinsam mit verschiedenen Experten zwischen 2006 und 2008 einen Algorithmus, der fallbezogen die optimale Fachabteilung ermittelt und diese mit der tatsächlichen Behandlungsstation abgleicht. Zentrale Zuordnungskriterien sind dabei die Hauptdiagnosen und die ausgeführten Prozeduren. Es werden außerdem einzelne Operationen und Therapien definiert, die die Behandlung in einer speziellen Fachabteilung erforderlich machen. Datengrundlage bilden 2,8 Millionen vollstationäre Krankenhausfälle der Jahre 2012 und 2013 aus administrativen Daten nach § 301 SGB V, Daten des Statistischen Bundesamts und der Qualitätsberichte. Es zeigt sich, dass insgesamt nur 55 % der Patienten auf einer für sie optimalen Fachabteilung behandelt wurden. In weiteren 14 % der Fälle war die Fachabteilung nicht optimal, aber noch medizinisch vertretbar. Dagegen befanden sich 25 % der Fälle auf einer für sie medizinisch nicht vertretbaren Station. 6 % der Fälle konnten nicht zugeordnet werden.

Analysen des Krankenhaus Rating Reports zeigen ferner, dass ein höherer Grad an Spezialisierung des Leistungsportfolios wirtschaftliche Vorteile bringt. Dies gilt vor allem für kleine Krankenhäuser. Aber auch die Patientenzufriedenheit sowie die medizinische Qualität nach der Qualitätssicherung mit Routinedaten (QSR) der AOKen steigen mit dem Grad der Spezialisierung. Die Spezialisierung wird dabei über die Verteilung der Fälle auf die einzelnen DRGs gemessen. Keine Spezialisierung liegt vor, wenn das Krankenhaus von allen DRGs eine gleich große Anzahl an Fällen erbringt. Umgekehrt liegt eine hohe Spezialisierung vor, wenn sich die gesamte Anzahl an Fällen auf nur wenige DRGs konzentriert.

Es geht aber nicht nur um ein richtiges „Matching“ von Patienten und Krankenhäusern. Auch sektorenübergreifend ist die Frage zu stellen, ob eine Behandlung besser ambulant oder stationär zu erbringen ist. Dies kann im Prinzip in beide Richtungen gehen: ambulante Fälle, die besser im Krankenhaus, und stationäre Fälle, die besser ambulant versorgt worden wären. Über den ersten Fall ist wenig bekannt. Im zweiten Fall spricht man von ambulant-sensitiven Krankenhausfällen oder auch von ambulantem Potenzial. Das ambulante Potenzial dürfte sich in einer Größenordnung von 10 % bewegen (IGES 2015). Das Zentralinstitut für die kassenärztliche Versorgung in Deutschland (ZI) hat 21 Regionen identifiziert, in denen Patienten häufiger ambulant behandelt werden.[57] In diesen Regionen liegt die Inanspruchnahme stationärer Versorgung 15 % unter und die Inanspruchnahme ambulanter Versorgung 13 % über dem Bundesdurchschnitt. Das ambulante Potenzial ist für unterschiedlichen Fachabteilungen sehr verschieden. Durch

56 IGES: Vermeidbare Krankenhausfälle nehmen zu. Online: http://www.iges.com/kunden/gesundheit/forschungsergebnisse/2015/ask-faelle/index_ger.html [abgerufen am 31.8.2015]; IGES (2008): Krankenhaus im Markt (KIM)– Leistungszuordnung Krankenhäuser; Zuordnung von Krankenhausfällen zu adäquaten Krankenhäusern bzw. Fachabteilungen, Produktbeschreibung. Mimeo.

57 Osterloh/Stüwe: Ambulant vor Stationär: Wie groß ist das Potenzial? In: Dtsch Arztebl 111 (38)/2014, A-1545 / B-1333 / C-1265.

neue Behandlungsmethoden könnte es in Zukunft sogar noch steigen. Für die Gynäkologie und Geburtshilfe schätzen Augurzky et al.[58] das Potenzial in einem mittleren Szenario in der Gynäkologie sogar auf hohe 23 %.

Allerdings sind die niedergelassenen Ärzte recht ungleich über Deutschland verteilt, so dass nicht überall die Möglichkeit besteht, ambulant-sensitive Krankenhausfälle tatsächlich ambulant zu erbringen. Auch führen Fehlanreize aufgrund der sektoralen Trennung zu „Verschiebebahnhöfen“ bzw. einer bewussten Steuerung der Niedergelassenen in den stationären Sektor. In einigen ländlichen Regionen herrscht ein spürbarer Mangel an Haus- und Fachärzten, während in manchen Ballungsgebieten viele Ärzte auf die Bevölkerung kommen. Dabei spielt die Zahl an Privatversicherten in einer Region eine wichtige Rolle. Je höher sie liegt, desto eher siedeln sich Ärzte dort an.[59] In einem Forschungsprojekt zur Anreizwirkung von monetären und nichtmonetären Praxismerkmalen auf die Niederlassungsentscheidung von Ärzten haben König et al.[60] herausgefunden, dass Ärzte erst dann eine Landpraxis übernehmen, wenn sie wenigstens 5.000 EUR im Monat mehr verdienten als in einer Stadtpraxis. Dabei ist unterstellt, dass die Landpraxis auf zwei Bereitschaftsdienste im Monat beschränkt bliebe (was ungewöhnlich ist) und sich direkt am Ort Schulen und Kitas befänden.

Die Ressourcen im Gesundheitswesen werden jedoch nicht ausreichen, um flächendeckend solch hohe finanziellen Anreize für eine Niederlassung bieten zu können. Es sind stattdessen vielmehr Strukturen zu schaffen, die die Versorgung in ländlichen Regionen unterstützen. Sundmacher und Ozegowski plädieren für zeitweise interdisziplinär besetzte Gemeinschaftspraxen, Krankenhäuser, die ambulante Behandlungen anbieten, oder Praxen, in denen Krankenschwestern mit Zusatzqualifikationen bestimmte Patienten mitversorgen. Kapitel 3.2 plädiert für die Etablierung sektorenübergreifender Gesundheitszentren im Rahmen der Netzwerkmedizin. Von zentraler Bedeutung wird dabei die indikationsgerechte Steuerung der Patienten im Netzwerk sein.

3.6.2 Steuerung im Netzwerk

Ziel der Netzwerkmedizin ist es, eine indikationsgerechte und sektorenübergreifende Steuerung zu erreichen – als Qualitätsangebot an den Patienten. Transparenz und Informationstechnologie sind dafür zentrale Instrumente. Auch müssen Abläufe definiert werden, um ein optimales „Matching“ von Patient und Klinik zu erzielen. Zur Illustration der Anpassungsbedarfe wird der Weg des Patienten durch das Netzwerk im Folgenden beispielhaft dargestellt.

58 Augurzky et al.: Zukunft der Gynäkologie und Geburtshilfe. 2014.

59 Sundmacher/Ozegowski: Regional Distribution of Physicians: the Role of Comprehensive Private Health Insurance in Germany. In: European Journal of Health Economics (im Erscheinen).

60 König et al.: Versorgungsforschung: Anreize für die Niederlassung. In: Dtsch Arztebl 108 (9)/2011, A-446 / B-358 / C-358.

Zunächst besucht der im Netzwerk eingeschriebene Patient seinen Hausarzt und teilt ihm seine Beschwerden mit. Der Hausarzt stellt gegebenenfalls eigene Untersuchungen an und nimmt alle Befunde auf. Sämtliche Befunde und Ergebnisse der Untersuchungen dokumentiert er in der elektronischen Patientenakte. Dazu ist er an das Versorgungsnetzwerk über moderne IT digital angebunden, was ihm außerdem Zugriff auf alle für ihn und seinem Patienten nötigen Informationen über die Leistungserbringer im Netzwerk gibt.

Die Anbindung des Hausarztes an das Netzwerk kann über zwei Wege erfolgen. Entweder arbeitet er bereits in einer Einrichtung des Netzwerks (Klinik, MVZ) oder er hat sich auf Grundlage von Informationen über das Netzwerk oder auf Wunsch seiner im Netzwerk eingeschriebenen Patienten entschlossen, sich dem Netzwerk anzuschließen. Der Anschluss an das Netzwerk geschieht im Wesentlichen über die IT, so dass ein Zugang zu sämtlichen Informationen im Netzwerk geschaffen werden kann. Ergänzend erhält der Hausarzt Schulungen zu den verschiedenen Werkzeugen des Netzwerks. Eine Integration in das Vergütungssystem des Netzwerks kann zu einem späteren Zeitpunkt stattfinden. Zunächst ist zu gewährleisten, dass dem teilnehmenden Arzt keine Kosten aus der Teilnahme entstehen und idealerweise Prozesse in der Praxis effizienter werden.

Nach seiner Diagnose entscheidet der Hausarzt über die nächsten Behandlungsschritte und leitet bei Bedarf weitere diagnostische Verfahren ein. In diesem Fall erfolgt eine Überweisung an einen entsprechenden Facharzt. Ansonsten verbleibt die Weiterbehandlung beim Hausarzt, der die Daten und Ergebnisse der Behandlung in der ePA hinterlegt. Der Facharzt kann selbständig tätig oder in einer Einrichtung des Netzwerks beschäftigt sein. Wie der Hausarzt sollte auch der Facharzt digital an das Netzwerk angeschlossen sein. Denn nur so kann der elektronische Austausch auf Basis der ePA reibungslos funktionieren und am Ende die Behandlungsqualität gemessen werden. Der Facharzt schließt die Diagnostik ab oder leitet bei Bedarf an Kollegen weiter. Er kann sich außerdem eine Zweitmeinung einholen. Das Netzwerk hält für diesen Zweck einen bundesweiten Pool an Zweitmeinungsärzten vor.

Sämtliche Untersuchungen am Patienten sind dabei terminlich zu bündeln, möglichst an einem Ort. Wartezeiten während der Untersuchung sind durch eine intelligente Terminvergabe und Ablaufplanung zu minimieren. In Zusammenarbeit mit allen involvierten Ärzten empfiehlt der Facharzt schließlich eine Therapie – nach dem Grundsatz „ambulant vor stationär". Mittelfristig kann der Arzt im Netzwerk überdies Unterstützung bei computergesteuerter künstlicher Intelligenz einholen, die nicht nur sämtliche medizinische Literatur weltweit und zu jeder Zeit kennt, sondern auch gemeinsam mit dem Arzt über einen selbstlernenden Mechanismus an der Diagnostik und Therapieempfehlung mitwirken kann.

Der Patient selbst kann alle patientenrelevanten Informationen des Netzwerks und der ePA einsehen. Er erhält dazu einen Online-Zugang sowie die Möglichkeit der Inanspruchnahme einer Hotline. Er kann damit alleine oder mit Hilfe der Hotline einen geeigneten Leistungserbringer des Netzwerks zur Durchführung der therapeutischen Maßnahmen aufsuchen. In Abhängigkeit von der Komplexität der einzuleitenden Behandlung kann der Patient auch einen persönlichen Case Manager in Anspruch nehmen, der als Lotse im System fungiert und alle Fäden zusammenhält. Beim Case Manager kann es sich um eine Pflegekraft mit entsprechender Zusatzausbildung handeln. Er versteht sich als Interessensvertreter des Patienten und ist direkt dem Netzwerk, nicht aber einzelnen Leistungserbringern, unterstellt. Der Patient erhält Informationen zur medizinischen Qualität von passenden Leistungserbringern, zu Serviceangeboten, zur Distanz zum Behandlungsort sowie zur aktuellen und erwarteten Kapazitätsauslastung und damit Wartezeit auf die Behandlung. Alleine, gemeinsam mit der Hotline oder dem Case Manager beurteilt er die Informationen und wählt einen Leistungserbringer aus. Dabei ist besonders darauf zu achten, dass das Angebot zum Bedarf des Patienten passt, so dass die im vorigen Abschnitt erörterten Fehlzuordnungen sowohl innerhalb der stationären Versorgung als auch sektorenübergreifend reduziert werden.

Anschließend unterstützt ihn das Netzwerk bei der Organisation der Behandlung und kümmert sich schon dabei um eine eventuell nötige Weiterbehandlung zum Beispiel in einer Rehabilitationsklinik. Wichtig ist stets die Zuordnung einer klaren Verantwortlichkeit für den gesamten Fall des Patienten durch Personen des Netzwerks, sei es ein persönlicher Ansprechpartner bei der Hotline oder ein persönlicher Case Manager. Sollte die Behandlung stationär in einer Klinik erfolgen, sind auch dort klare Verantwortlichkeiten zu definieren. Alle Schritte des Behandlungsprozesses sowie der anschließenden Weiterbetreuung durch den Hausarzt werden in der ePA hinterlegt.

Der hier geschilderte Weg des Patienten durch das Netzwerk betrifft einen einmalig auftretenden Elektivfall, der in der folgenden Grafik dargestellt wird (Abbildung 11). Im Notfall, wenn die Entscheidungsfähigkeit des Patienten üblicherweise stark eingeschränkt ist, übernehmen notwendigerweise die Ärzte die Entscheidungen. Sie können dabei aber genauso wie im Elektivfall auf sämtliche Informationen des Netzwerks zugreifen. Das entscheidende Kriterium wird dabei jedoch die Schnelligkeit sein. Serviceaspekte treten in den Hintergrund. Ein dritter Fall stellt den so genannten Chroniker dar, der wiederkehrend auf Basis bereits bestehender Diagnosen medizinische Leistungen in Anspruch nehmen muss. Anfangs wird er vermutlich stärker auf einen persönlichen Ansprechpartner setzen und je nach Online-Affinität mit der Zeit auf das Online-Angebot des Netzwerks zurückgreifen. Das Netzwerk dient aber nicht nur als Partner für kranke Menschen. Es kann und sollte auch gesunden Versicherten Angebote machen. Sie reichen von der Präventionsuntersuchung und regelmäßigen Checkups über Apothekenleistungen bis hin zu Fitness und Wellness.

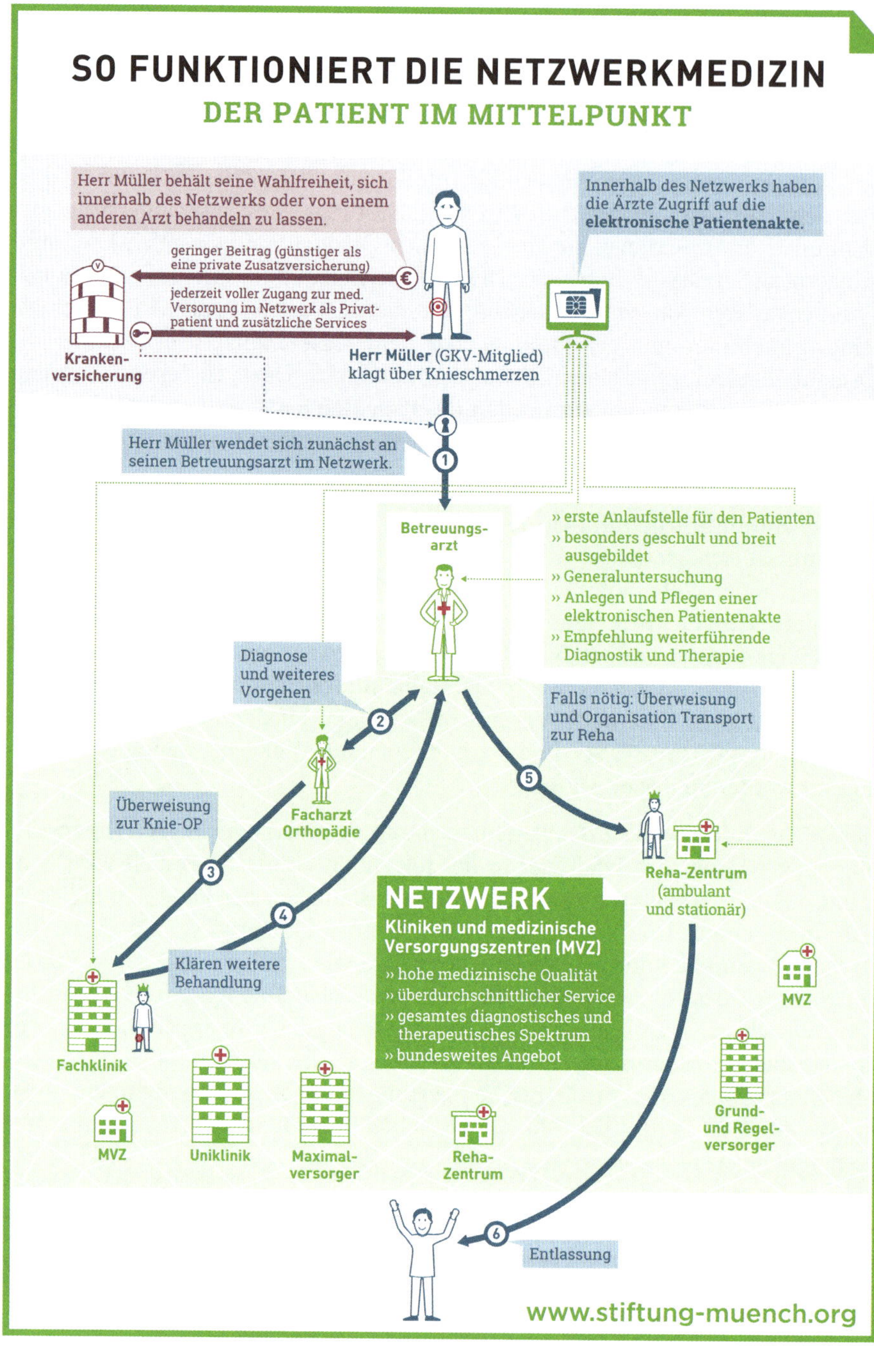

Abb. 11: So funktioniert die Netzwerkmedizin

Quelle: Eigene Darstellung.

Mittelfristig muss die Steuerung im Netzwerk mit einem Vergütungssystem unterlegt werden, das die richtigen Anreize setzt, um eine patientenorientierte Medizin zu fördern. Das netzwerkeigene Vergütungssystem muss sich dabei den bestehenden finanziellen Anreizen der ambulanten und stationären Vergütungssysteme zum Teil entziehen und damit in manchen Fällen auch gegen seine kurzfristigen Interessen handeln. Langfristig wird dadurch jedoch eine Qualitätsführerschaft und eine steigende Akzeptanz bei Versicherten erreicht, die es wiederum erlaubt, über positive Steuerungs- und Skaleneffekte Effizienzgewinne zu realisieren, die die netzwerkeigenen Vergütungsanreize finanzieren können. Kapitel 3.7 beschäftigt sich mit den finanziellen Aspekten der Netzwerkmedizin. Es befasst sich implizit mit der Frage, wieviel finanziellen Spielraum die Effizienzgewinne der Netzwerkmedizin für eine patientenzentrierte Ausgestaltung der Vergütungssysteme eröffnen.

Es ist schließlich zu erwarten, dass die indikationsgerechte Steuerung der Spezialisierung der Netzkliniken einen zusätzlichen Schub geben wird. Durch spezialisierte Angebote können die Kliniken eine höhere Qualität erreichen und damit bei der internen Steuerung Punkte sammeln. Sie können in ihrem Spezialgebiet die Kapazitäten ausweiten, um wachsenden Wartezeiten bei hoher Nachfrage entgegenzuwirken.

3.6.3 Neuausrichtung der ärztlichen Ausbildung

Das Vorbild stammt aus der Science-Fiction-Serie „Star Trek“, in der der Mannschaftsarzt Leonard McCoy mit einem Gerät, das er Tricoder nannte, Kranke abscannte und auf diese Weise herausfand, woran sie litten. Die reale Medizin scheint nicht mehr allzu weit entfernt von einem ähnlichen Gerät: Die gemeinnützige X-Prize-Stiftung in den USA hat einen mit Millionen von Dollar ausgestatteten Wettbewerb ausgelobt, an dessen Ende ein tragbares Gerät stehen soll, das 15 Krankheiten erkennt, darunter Diabetes, Hepatitis A, Tuberkulose oder einen Schlaganfall. Was bislang Ärzten vorbehalten war, soll in naher Zukunft der mit diversen Sensoren gespickte Apparat leisten und damit viele Arztbesuche überflüssig machen oder zumindest hinausschieben.[61] Niemand kann sagen, ob und in welchem Umfang ein solches Gerät jemals massenhaft zum Einsatz kommen wird. Sicher ist jedoch, dass – neben anderen Einflüssen – die neuen digitalen Technologien die Medizin radikal verändern werden und bereits verändern. Schon heute messen Wearables, also eine Art Vorläufer des oben erwähnten Tricoder, an den Handgelenken von Millionen von Menschen deren Puls, Blutzuckerspiegel und andere Körperwerte. Damit stellt sich aber auch die Frage, ob die heutige ärztliche Ausbildung diesen fundamentalen Wandel widerspiegelt.

In seinen „Empfehlungen zur Weiterentwicklung des Medizinstudiums in Deutschland auf Grundlage einer Bestandsaufnahme der humanmedizinischen Modell-

61 Goebel et al.: iPhone auf Rezept. In: Wirtschaftswoche 37/2014, S. 86–94.

studiengänge“ vom Juli 2014 schreibt der Wissenschaftsrat, das Gesundheitswesen und damit die Gesundheitsversorgung stünden angesichts des demografischen Wandels, epidemiologischer Veränderungen und des medizinischen Fortschritts vor großen Herausforderungen, denen die ärztliche Ausbildung Rechnung tragen müsse:[62]

„Vor dem Hintergrund der sich verändernden Versorgungsbedarfe, des medizinischen Fortschritts und der zunehmenden Komplexität des Versorgungsauftrags sowie aufbauend auf den Erfahrungen der bestehenden Modellversuche hält der Wissenschaftsrat [...] eine konsequente Weiterentwicklung des Medizinstudiums in Richtung kompetenzorientierter, integrierter Curricula bei gleichzeitiger Stärkung wissenschaftlicher Kompetenzen für erforderlich.“

Das Gremium plädiert dafür, die Reformelemente, die sich an den untersuchten Modellstudiengängen und reformierten Regelstudiengängen bewährten, aufzugreifen und verweist auf frühere Stellungnahmen: Darin gab der Rat zu bedenken,

„dass dem sich weiter ausdifferenzierenden Spektrum ärztlichen Handelns im Rahmen eines grundsätzlich einheitlichen humanmedizinischen Studiums nur bedingt Rechnung getragen werden kann. Die bisher vielfach geübte Praxis, der Ausdifferenzierung der Disziplinen mit einer Vermehrung der verpflichtenden Fächer und Querschnittsfächer und damit der Lern- und Prüfungsinhalte im Medizinstudium zu begegnen, ist schon lange an ihre Grenzen gestoßen. Um an dem einheitlichen Ausbildungsziel festzuhalten, ist nach Auffassung des Wissenschaftsrates eine Weiterentwicklung des Medizinstudiums notwendig.“

Von „zentraler Bedeutung“ seien bei der künftigen Medizinerausbildung unter anderem folgende Grundsätze:

- Kompetenzorientierung:
  „Die ärztliche Ausbildung erfordert auch künftig ein solides und unverzichtbares Fundament aus grundlegendem medizinischem, psychosozialem und naturwissenschaftlichem Wissen. An die Stelle der traditionellen Orientierung an Fächern sollte eine an den ärztlichen Rollen und ihren Kompetenzen orientierte Ausbildung treten.“
- Integrierte, patientenorientierte Curricula:
  „Die Vermittlung der Studieninhalte sollte entsprechend vornehmlich in fächerübergreifenden, organ- und themenzentrierten Modulen erfolgen. Vorklinische und klinische Inhalte sind zu integrieren. Dies trägt der Komplexität von Gesundheit und Krankheit, multikausaler Krankheitsentstehung und fächerübergreifenden Zusammenhängen Rechnung. Von Beginn des Studiums an kann so die Bedeutung und Anwendung theoretischer Grundlagen für die ärztliche Praxis herausgestellt werden. Zu einem umfassenden Praxisbezug gehören

62 Wissenschaftsrat: Empfehlungen zur Weiterentwicklung des Medizinstudiums in Deutschland. 2014. Online: http://www.wissenschaftsrat.de/download/archiv/4017-14.pdf [abgerufen am 16.9.2015].

naturgemäß frühzeitiger Patientenkontakt sowie psychosoziale und kommunikative Kompetenzen.“

- Wissenschaftliche Kompetenzen:
  „Ärztinnen und Ärzte müssen im Stande sein, das eigene Handeln in komplexer werdenden Versorgungssituationen hinsichtlich seiner Evidenzbasierung und vor dem Hintergrund neuer medizinischer Erkenntnisse zu prüfen, um zu einer auf die individuelle Patientin bzw. den individuellen Patienten bezogenen Entscheidung zu gelangen.“
- Interprofessionelle Ausbildung:
  „Zu den Lernzielen eines kompetenzbasierten Curriculums gehören auch die Bereitschaft und die Fähigkeit zur Interaktion und Kooperation mit den Angehörigen der übrigen Gesundheitsversorgungsberufe und Wissenschaftlerinnen und Wissenschaftlern der verschiedenen Disziplinen. Versorgungsprozesse werden zukünftig verstärkt in multiprofessionellen Teams und damit arbeitsteilig organisiert sein. Das lässt die Zusammenarbeit mit den Gesundheitsfachberufen und damit die interprofessionelle Ausbildung und einen entsprechenden Kompetenzaufbau wichtiger werden.“ Erforderlich sei *„eine insgesamt stärker kooperativ organisierte Gesundheitsversorgung, in der insbesondere die Angehörigen der Gesundheitsfachberufe nicht nur zunehmend komplexere Aufgaben erfüllen, sondern in einem gewissen Umfang auch bestimmte, vormals von Ärztinnen und Ärzten wahrgenommene Aufgaben übernehmen.“*

Die Begriffe aus der Kritik des Wissenschaftsrats an der aktuellen Medizinerausbildung verweisen auf das Szenario, das sich aus dem Konzept der Netzwerkmedizin entwickelt: ein sich weiter ausdifferenzierendes Spektrum ärztlichen Handelns und neue ärztliche Rollen, eine stärker kooperativ organisierte Gesundheitsversorgung, Interaktion und Kooperation mit anderen Gesundheitsberufen, Versorgung in fächerübergreifenden Zusammenhängen, multiprofessionelle Teams, Evidenzbasierung, die Betonung kommunikativer Kompetenzen.

Im Szenario der Netzwerkmedizin spielen einerseits Spezialisten eine immer wichtigere Rolle, die ihre ärztliche Kunst an einem hochselektionierten Patientengut ausüben und dadurch nicht nur den Krankenhäusern wirtschaftliche Vorteile bringen können, sondern auch die Patientenzufriedenheit und die medizinische Qualität erhöhen. Andererseits kommt im Netzwerkkonzept den Betreuungsärzten zunehmende Bedeutung zu – jenen Mitarbeitern also, die als Generalisten den Patienten mit Hilfe der elektronischen Patientenakte bei seinem Weg durch das Netzwerk durchgängig begleiten, die wissen, wo die relevanten Informationen für diesen bestimmten Patienten liegen und wer im Netzwerk der richtige Spezialist für ihre Fragestellung ist. Sie können sich bei Bedarf auch telemedizinischer und computerbasierter Technologien bedienen und müssen dafür entsprechend geschult sein. Diese Funktion kann ein einzelner Arzt kaum erfüllen, vielmehr muss die Aufgabe institutionalisiert werden, so dass die bruchlose Betreuung während der ganzen Zeit durch mehrere Personen gewährleistet ist. Diese steuernde und koordinierende Funktion kann ein Arzt übernehmen. Je nach

Erfordernis können es aber auch andere, entsprechend ausgebildete Personen sein. Vor allem müssen sie über eine hohe kommunikative Kompetenz verfügen, um den Patienten das Vertrauen für das Netzwerk zu vermitteln.

Praktiker in Krankenhäusern kritisieren, dass die aktuelle Medizinerausbildung an den Universitäten, aber auch spätere Schulungen an den Landesärztekammern die neue Ärztegeneration viel zu wenig auf Themen wie Prozessmanagement, Case Management, Telemedizin, Netzwerkmedizin, Gesundheitsökonomie, Informatik oder Medizintechnik vorbereiten. Auch an das Thema Versorgungsforschung taste man sich in der Medizinerausbildung erst seit wenigen Jahren heran. *„Durch die Aufbauarbeit der vergangenen Jahre ist die deutsche Versorgungsforschung mittlerweile auch international sichtbar und wird zunehmend konkurrenzfähig"*, formuliert bescheiden das Bundesforschungsministerium.[63] Und Ende 2013 mahnten die Bertelsmann Stiftung und das Deutsche Netzwerk Versorgungsforschung e. V. in einer gemeinsamen Erklärung zu den Eckpunkten eines „Nationalen Aktionsplans", die Versorgungsforschung müsse *„künftig durch eigene Lehrstühle und Forschungseinrichtungen strukturell abgesichert werden."*[64]

Zudem, so die Praktiker, orientiere sich die Ausbildung immer noch zu stark am Bild des spezialisierten Einzelkämpfers, während Sozialkompetenz und kommunikative Fähigkeiten so gut wie keine Rolle spielten. Dies sei dringend notwendig, um die immer arbeitsteiligere und zunehmend von technologischen Entwicklungen getriebene Medizin als ein großes Kommunikationsfeld zu begreifen, auf dem Team- und Patientenorientierung von entscheidender Bedeutung sind. Die beschriebenen Mängel in der Medizinerausbildung sind umso dringender zu beheben, als viele Medizinstudenten und -absolventen heute genau jene Arbeitsplätze im Auge haben, die in einer zunehmend arbeitsteiligen und vernetzten Medizin mit durchlässigeren Strukturen immer zahlreicher entstehen werden: Arbeitsplätze, die den Wechsel zwischen stationären und ambulanten Aufgaben ermöglichen, die flexible Arbeitszeiten und Sabbaticals erlauben, zum Beispiel, um ein befristetes Forschungsprojekt zu begleiten, und die eine bessere Balance zwischen Beruf und Privatem versprechen. Netzwerkstrukturen werden diesem Trend entgegenkommen.

Die Ausbildung des Medizinernachwuchses muss sich an einem Berufsbild orientieren, das sich weiter aufspaltet: Es wird weiterhin – und immer stärker – der hochspezialisierten Ärzte bedürfen, ohne die moderne Medizin überhaupt nicht denkbar ist; sie werden ihre Kunst – und nur diese – an einem oder mehreren Plätzen ausüben. Daneben braucht es Ärzte, die nicht mehr direkt am Patienten tätig sind, sondern als Betriebs- und Funktionalverantwortliche für den reibungs-

63 BMBF: Wer ist ein Versorgungsforscher? Und wo forschen sie denn? Online: http://www.gesundheitsforschung-bmbf.de/de/4609.php [abgerufen am 22.9.2015].
64 Deutsches Netzwerk Versorgungsforschung: Stellungnahmen und Positionspapiere. Online: http://www.netzwerk-versorgungsforschung.de/index.php?page=stellungnahmen [abgerufen am 22.9.2015].

losen Lauf der hochkomplexen medizinischen Systeme sorgen. Und es braucht den Betreuer und Begleiter, der den Patienten empathisch als persönlicher „Agent" durchs System steuert und ihm übersetzt, was in diesem hochtechnisierten, hochspezialisierten und hochrationalisierten Medizinbetrieb mit ihm geschieht oder geschehen soll.

Schließlich müssen Forschung und Lehre an den Universitätskliniken dringend den Erfordernissen aus der Netzwerkmedizin angepasst werden. Dazu gehört unter anderem der konsequente Aufbau von Lehrstühlen für ambulante Medizin, die in der akademischen Welt in Deutschland bislang leider völlig unterrepräsentiert sind. Ihren Schwerpunkt sollten sie auf die anwendungsorientierte praktische Medizin legen. Die Lehrstühle müssen derart beschaffen sein, dass sie damit einen Großteil der universitären Lehrverpflichtungen übernehmen und sich um den Nachwuchs kümmern können. Bedauerlicherweise führt die ambulante Medizin an den Universitäten ein Schattendasein – obwohl sie ein eminent wichtiger Bestandteil des Gesundheitswesens ist. So schwach, wie sie heute an den Hochschulen aufgestellt ist, wird sie keine signifikanten Beiträge für die Versorgung leisten können. Es muss deshalb über ein Modell mit Doppel-Lehrstühlen in allen Fachgebieten nachgedacht werden, bei denen sich die eine Seite sehr praxisnah der ambulanten Medizin und Breitenversorgung widmet, während die andere Seite die stationäre Versorgung im Fokus hat. Dieser Ansatz wurde beispielsweise an der Universitätsklinik Marburg in die laufende Diskussion eingeführt und hat das Potenzial, neue Perspektiven zu eröffnen.

Die ambulante Medizin muss unbedingt einen akademischen Hafen erhalten, der ihrer Bedeutung für die Versorgung gerade in den früheren Phasen der Krankheitsentwicklung entspricht – und die ambulante Notfallmedizin zu praktikablen Lösungen führt. Dadurch würden die Ambulantisierung, ihre Finanzierbarkeit und die Forschung an den eigentlichen Brennpunkten entscheidend vorangebracht werden. Die entsprechenden Anreize dafür sind in der Netzwerkmedizin zu setzen. Die aktuelle Gesetzeslage sieht den Umfang der Universitätsambulanz und ihre Bezahlung ohne Diskriminierung implizit vor. Insofern kann gerade die Universitätsambulanz die natürliche Basis zur Anpassung an die Erfordernisse aus der sektorenübergreifenden Lehre und Versorgungsforschung bilden.

Mit dieser tiefgreifenden Neuausrichtung der herkömmlichen Universitätsmedizin in Forschung und Lehre werden die Voraussetzungen dafür geschaffen, dem Patienten eine optimale qualitätsorientierte Steuerung im Netzwerk anzubieten und eine hohe medizinische Qualität zu erreichen. Die ambulante Versorgung wird akademisch aufgewertet und der stationären Versorgung grundsätzlich ebenbürtig. Im konkreten Behandlungsablauf wird sie der stationären Versorgung vorgeschaltet, so dass im Netzwerk der Grundsatz „ambulant vor stationär" konsequent angewendet werden kann. Die gleichzeitig gestärkte Versorgungsforschung – in Kombination mit der elektronischen Patientenakte – leistet einen Beitrag zur Messung der sektorenübergreifenden Qualität. Sie schafft die Voraussetzungen, um zu beurteilen, für welche Indikationen und Patienten welche Kombinationen aus ambulanten und stationären Behandlungssegmenten qualitativ vorteilhaft sind. Auch kann durch die gelebte Transparenz als Basis der Netzwerkmedizin gegengesteuert werden, wenn es zu einer qualitätsmindernden Überbetonung der ambulanten oder der stationären Segmente kommt.

3.7 Qualitätsorientierte Vergütung im Netzwerk

3.7.1 Hospital Value-Based Purchasing Program als Vorbild?

Für einen Leistungserbringer im Netzwerk lohnt sich ein qualitativ hochwertiges Angebot in mehrfacher Hinsicht. Mit einer hohen Qualität, die transparent dargestellt wird, kann er Patienten für sich gewinnen. Die qualitätsorientierte Steuerung im Netzwerk verstärkt diesen Effekt. Der Vorteil für den Leistungserbringer liegt in einer höheren Fallzahl und damit der Realisierung von Skaleneffekten. Ergänzend dazu ist im Netzwerk aber auch eine höhere Vergütung für eine qualitativ hochwertige Leistung im Rahmen eines qualitätsorientierten Vergütungssystems vorgesehen. Theoretisch sind viele solche Vergütungsmodelle denkbar und konstruierbar. Als Vorbild soll hier das bereits in der Praxis angewandte Vergütungssystem des „Hospital Value-Based Purchasing Program (VPB-Programm) dienen. Völzke, Matthes und Mansky[65] diskutieren dieses Programm, das in den USA im Oktober 2012 im DRG-System der Medicare-Versicherung eingeführt wurde. Medicare ist eine staatliche Krankenversicherung für ältere und behinderte Bürger der USA. Sie versichert rund 50 Millionen Menschen.

Das VBP-Programm wurde im Rahmen der US-Gesundheitsreform des Jahres 2010 verabschiedet. Anhand von ausgewählten Qualitätsindikatoren werden Qualitätszuschläge an die Krankenhäuser verteilt. Diese Zuschläge speisen sich 2013 aus einer 1 %igen Abgabe der Krankenhäuser auf das DRG-Entgelt. Diese Abgabe erhöht sich jedes Jahr um 0,25 Prozentpunkte bis auf 2 % im Jahr 2017. Derzeit erfolgt außerdem eine inhaltliche Weiterentwicklung des Programms hinsichtlich der einzubeziehenden Qualitätsindikatoren. Ein wichtiger Aspekt des Programms sind überdies die Verteilungskriterien. Der Vergütungszuschlag eines Krankenhauses hängt erstens davon ab, ob eine Qualität über dem nationalen (Median-) Durchschnitt erzielt wurde. Er hängt aber zweitens auch davon ab, ob sich das Krankenhaus gegenüber seinem eigenen Qualitätswert der Referenzperiode verbessert hat oder nicht. Gerade dieser zweite Aspekt schafft auch für Krankenhäuser mit unterdurchschnittlicher Qualität einen Anreiz, sich sukzessive zu verbessern, ohne gleich im ersten Anlauf Top-Qualitätswerte erreichen zu müssen.

65 Völzke et al.: Einen Schritt voraus. In: f&w führen und wirtschaften im Krankenhaus 4/ 2015, S. 256–261.

Das VPB-Programm ist 2013 mit 20 Qualitätsindikatoren gestartet, davon zwölf zur Prozessqualität und acht zur Patientenzufriedenheit. 2014 kamen ein weiterer Indikator zur Prozessqualität und erstmals drei zur Ergebnisqualität hinzu. Perspektivisch soll die Ergebnisqualität gegenüber der Prozessqualität an Bedeutung gewinnen. Aus Patientensicht ist dies der richtige Ansatz. Dem Patienten sind die Ergebnisse der Behandlung wichtig. Denn die Strukturen und Prozesse sind nur Mittel zur Erreichung einer guten Qualität. Eine patientenzentrierte Versorgung sollte daher langfristig auf Ergebnisqualität und Patientenzufriedenheit setzen. Allerdings ist die Ergebnisqualität oft nicht einfach messbar, so dass stattdessen auch Maße zur Prozess- und Strukturqualität einzusetzen sind – solange bis gute Maße für die Ergebnisqualität erarbeitet sind.

2015 sind es im VPB-Programm fünf Indikatoren zur Ergebnisqualität, 2016 sollen es acht Indikatoren sein. Im Gegenzug sinkt die Zahl der Indikatoren zur Prozessqualität von zwölf im Jahr 2015 auf nur noch acht 2016. Seit 2015 geht außerdem die Effizienz der Versorgung in die Bewertung mit ein. Die Effizienz wird gemessen über (adjustierte) Medicare-Ausgaben pro Fall. In den USA sind die Preise nicht für alle Leistungserbringer einheitlich. Insofern spielt auch die Höhe der Ausgaben pro Fall eine wichtige Rolle. In Deutschland ist dies anders. Die Preise für Krankenhausleistungen sind hier für alle Anbieter einheitlich, d. h. die Versicherungen zahlen allen Leistungserbringern stets die gleiche Vergütung. Der Indikator der Effizienz wäre in Deutschland für alle Krankenhäuser daher identisch und könnte für die Gesamtbewertung entfallen.

Ab 2016 sollen die Medicare-Indikatoren der Ergebnisqualität 40 % Gewicht in der Gesamtbewertung erhalten, die der Patientenzufriedenheit 25 %, der Prozessqualität 10 % und der Effizienz 25 %. Interessanterweise spielen Indikatoren der Strukturqualität zu keinem Zeitpunkt eine Rolle. Tabelle 1 stellt sämtliche Indikatoren in einer Übersicht dar. Sie lassen sich mehrheitlich aus Abrechnungsdaten der Krankenhäuser bestimmen und sind wenig manipulationsanfällig.

Tab. 1: Indikatoren der Dimensionen Prozessqualität, Patientenzufriedenheit, Ergebnisqualität und Effizienz und ihr Einsatz in den Fiscal Years 2013 bis 2016

Indikator-ID	Beschreibung	Gültigkeitsjahr			
		FY 2013	FY 2014	FY 2015	FY 2016
Prozessqualität					
AMI-7a	Fibrinolytische Therapie innerhalb von 30 Minuten nach Aufnahme	X	X	X	X
AMI-8a	Erstversorgung Koronarintervention (PCI) innerhalb von 90 Minuten nach Aufnahme	X	X	X	
HF-1	Schriftliche Entlassungspapiere mit Verordnungen und Therapiehinweisen	X	X	X	
PN-3b	Anlage von Blutkulturen in der Notaufnahme vor Beginn der Antibiotikatherapie	X	X	X	
PN-6	Leitliniengerechte Antibiotikawahl bei ambulant erworbener Pneumonie bei immunkompetenten Patienten	X	X	X	X
SCIP-Inf-1	Antibiotikaprophylaxe innerhalb einer Stunde vor Operation	X	X	X	
SCIP-Inf-2	Wahl der Antibiotikaprophylaxe vor Operation	X	X	X	X
SCIP-Inf-3	Antibiotikaprophylaxe beendet innerhalb von 24 Stunden nach OP-Ende	X	X	X	X
SCIP-Inf-4	Postoperative Kontrolle des Morgenzuckers bei herzchirurgischen Patienten	X	X	X	
SCIP-Inf-9	Entfernung des Blasenkatheters am Tag 1 oder 2 nach Operation		X	X	X
SCIP-VTE-1	Durchführung der empfohlenen Thromboseprophylaxe bei operativen Patienten	X	X		
SCIP-VTE-2	Anteil operativer Patienten mit Thromboseprophylaxe innerhalb 24 Stunden vor und nach OP	X	X	X	X
SCIP-Card-2	Anteil der Patienten mit Betablocker perioperativ von denen, die Betablocker vor Aufnahme eingenommen haben	X	X	X	X
IMM-2	Grippeschutzimpfung				X
Patientenzufriedenheit					
	Kommunikation mit den Pflegekräften	X	X	X	X
	Kommunikation mit den Ärzten	X	X	X	X
	Ansprechbarkeit des Krankenhauspersonals	X	X	X	X
	Schmerzmanagement	X	X	X	X
	Erläuterung der Medikation	X	X	X	X
	Sauberkeit und Ruhe	X	X	X	X
	Adäquate Entlassungsinformation	X	X	X	X
	Gesamtbeurteilung des Krankenhauses	X	X	X	X
Ergebnisqualität					
MORT-30-AMI	30-Tage-Mortalität bei Herzinfarkt		X	X	X
MORT-30-HF	30-Tage-Mortalität bei Herzinsuffizienz		X	X	X
MORT-30-PN	30-Tage-Mortalität bei Pneumonie		X	X	X
AHRQ Composite (PSI-90)	Aggregierter Indikator zu Komplikationen und Patientensicherheit bei bestimmten Krankheiten/Eingriffen			X	X
CLABSI	Systemische Infektion durch zentralvenöse Katheter			X	X
CAUTI	Infektion durch Blasenkatheter				X
SSI	Wundinfektion bei Kolonoperationen				X
SSI	Wundinfektionen bei abdominaler Hysterektomie				X
Effizienz					
MSPB-1	Medicare-Kosten für den Versicherten			X	X

Quelle: Völzke et al.: Einen Schritt voraus. In: f&w führen und wirtschaften im Krankenhaus 4/2015, S. 258.

Jeder Indikator wird in zweifacher Hinsicht bewertet. Zunächst wird der „Exzellenzwert“ bestimmt, der die Position des Indikators im Ranking aller Krankenhäuser der Referenzperiode widerspiegelt. Die Referenzperiode liegt gewöhnlich zwei Jahre vor der Bewertungsperiode. Liegt der Indikator unter dem Median der Referenzskala, erreicht das Krankenhaus keinen Punkt. Der Median trennt die Menge der Krankenhäuser der Referenzperiode in zwei gleich große Hälften und bildet die Untergrenze der Bewertungsskala. Liegt der Indikator auf oder über dem so genannten Bestwert, erzielt das Krankenhaus mit diesem Indikator zehn Punkte. Beim Bestwert handelt es sich um das 90 %-Quantil der Referenzskala, d. h. nur 10 % der Krankenhäuser weisen einen höheren Wert bei diesem Indikator auf. Zwischen dem Median (Untergrenze) und dem Bestwert werden je nach Wert des Indikators ein bis neun Punkte vergeben.

Anschließend wird der „Verbesserungswert“ ermittelt. Hierzu wird nur Bezug auf die eigenen Werte des Krankenhauses in der Vergangenheit genommen. Dazu wird der Wert des Indikators in der Bewertungsperiode mit seinem eigenen Wert in der Referenzperiode verglichen. Letzterer bildet nun die Untergrenze der Bewertungsskala. Die Obergrenze bildet dagegen weiterhin der Bestwert aus der Exzellenzskala. Erreicht das Krankenhaus nur die Untergrenze oder liegt sogar darunter, d. h. es hat keine Verbesserung zur Referenzperiode stattgefunden, wird der Indikator mit null Punkten bewertet. Erreicht oder übertrifft es den Bestwert, werden neun Punkte vergeben. Dazwischen sind es ein bis acht Punkte.

Für die Gesamtbewertung des Indikators wird jeweils der höhere der beiden Werte, Exzellenz- oder Verbesserungswert, herangezogen. Ein Krankenhaus kann also durchaus positive Werte erreichen, wenn es sich in der Qualität verbessert hat, aber trotzdem noch unterdurchschnittlich abschneidet. Diese zweigleisige Methode erlaubt es, auch Krankenhäuser mit unterdurchschnittlicher Qualität für Verbesserungen zu belohnen. Eine etwas andere Bewertungsmethodik wird bei den Indikatoren zur Patientenzufriedenheit verwendet. Siehe dazu Völzke, Matthes und Mansky. Im nächsten Schritt werden die Punktwerte aller Indikatoren einer Qualitätskategorie aufsummiert. Die Summe je Kategorie fließt am Ende entsprechend ihrem Gewicht in die Gesamtbewertung ein.

3.7.2 Übertragung auf die Netzwerkmedizin

Die in den USA im VPB-Programm eingesetzten Qualitätsindikatoren sind überwiegend auch auf Deutschland übertragbar und werden hierzulande zum Teil bereits in manchen Messsystemen eingesetzt. Die Ergebnisindikatoren umfassen dabei wichtige und große Leistungsbereiche. Eine Erweiterung des Indikatorensets wäre jederzeit möglich. Insbesondere können Ziele der Netzwerkmedizin zusätzlich hinterlegt werden. Beispielsweise sollten Indikatoren zur Indikationsqualität entwickelt und hinzugefügt werden. Gleichzeitig können schon die ersten praktischen Erfahrungen aus den USA eingebracht werden. Im Prinzip kann das

Messsystem beliebig komplex ausgestaltet werden, wenn sämtliche Parameter digital erhoben werden. Gleichwohl sollte aber darauf geachtet werden, dass das System für den Nutzer verständlich bleibt. Er muss erkennen können, an welchen Hebeln anzusetzen ist, um die Qualität zu steigern. Sollten sich manche Indikatoren als manipulationsanfällig herausstellen, ist zu überprüfen, ob die Datenerfassung stärker automatisiert erfolgen und inwieweit über das Monitoring eine Kontrollfunktion etabliert werden kann.

Genau wie bei Medicare ist im Netzwerk im ersten Schritt eine 1 %ige Qualitätsabgabe auf die DRG-Entgelte der Netzkliniken zu empfehlen. Im Durchschnitt dürften deutlich über 50 % der Netzkliniken wieder einen qualitätsorientierten Mittelrückfluss erfahren, dessen Höhe vom jeweils erreichten Qualitätsziel abhängt. Da für jedes Krankenhaus viele verschiedene Indikatoren zum Tragen kommen, wird es innerhalb eines Hauses sowohl gute als auch schlechte Werte geben. Damit dürften sehr viele Häuser eine Qualitätsbewertung über null und damit einen Mittelrückfluss aus der Qualitätsabgabe erreichen können. Trotzdem handelt es sich nicht um eine Verwässerung der qualitätsorientierten Vergütung, weil innerhalb eines Hauses die Qualitätsindikatoren leistungsgerecht zugeordnet werden können. Für das einzelne Haus ist damit klar, wer die Treiber der Qualität sind, so dass es diese gezielt weiter fördern kann, während den weniger qualitätsorientierten Bereichen besondere Aufmerksamkeit geschenkt werden kann. Die finanziellen Anreizwirkungen des Vergütungssystems sollten groß genug sein, um qualitätssteigernde Maßnahmen im Krankenhaus anzustreben. Bei Bedarf kann nachjustiert und die Qualitätsabgabe erhöht werden, wie dies auch für Medicare vorgesehen ist.

Außer für die technischen Vorbereitungen und die Implementierung der qualitätsorientierten Vergütung fallen aus Sicht des Netzwerks keine Kosten an, weil es sich nur um eine Umverteilung der Ressourcen handelt. Eigentlich würde die qualitätsorientierte Vergütung bloß für in das Netzwerk eingeschriebene Patienten zum Tragen kommen. Allerdings dürften sich die meisten Qualitätsindikatoren nur mit Maßnahmen verändern lassen, die alle Patienten des Krankenhauses betreffen. Insofern sollte auch darüber nachgedacht werden, die qualitätsorientierte Vergütung auf sämtliche Patienten der Netzkliniken anzuwenden. Schließlich ist perspektivisch der ambulante Bereich einzubeziehen. Dies nicht nur, weil Qualität sektorenübergreifend erbracht wird und gemessen werden sollte, sondern auch weil langfristig eigene ambulante Qualitätsmaße ergänzt werden sollten.

3.8 Der Business Case – wirtschaftliche Tragfähigkeit

3.8.1 Ziel

Ein zentrales Ziel der Netzwerkmedizin ist es, dass Patienten künftig besser versorgt werden. Dazu gehören nicht nur ein höherer Komfort und besserer Service sowie eine Rabattierung der Zusatzversicherung. Vor allem soll die medizinische Qualität spürbar gesteigert, die Versorgung aus einer Hand bis hin zu einem patientenzentrierten Case Management geleistet werden. Hierdurch entstehen für die Netzwerkanbieter Kosten, teils einmalig, teils dauerhaft. Hinzu kommen Kosten für die unaufhaltbaren Digitalisierungsprozesse in der Medizin und generell in den Abläufen der Kliniken sowie für den Aufbau einer datenbasierten Versorgungsforschung. Nicht zu vergessen sind Kosten für das Management des gesamten Netzwerks. Gleichzeitig fallen Erlöse im stationären Bereich weg, sollte es im Netzwerk zu einer verstärkten Ambulantisierung der Leistungen kommen.

All diese Investitionen sollen erstens dafür sorgen, dass die Prozesse im Netzwerk effizienter organisiert und die vorhandenen Strukturen effizienter genutzt werden. Zweitens sollen sie ein qualitativ hochwertiges Angebot schaffen, das von deutlich mehr Patienten angenommen wird als das bestehende Angebot, so dass sich daraus wirtschaftliche Skaleneffekte realisieren lassen. Drittens soll das Angebot für die Versicherten so attraktiv gestaltet werden, dass sie bereit sind, genau dafür eine Zusatzversicherung abzuschließen, womit zusätzliche Erlöse für das Netzwerk anfallen. Die zentrale Frage dabei ist, ob die zusätzlichen Erlöse ausreichen, um die Netzwerkkosten zu tragen. Oder anders formuliert: Wie hoch müssten die zusätzlichen Einnahmen sein, damit sie gerade noch die Kosten tragen?

Um diese Frage beantworten zu können, wurde ein umfangreiches Modell erarbeitet, das alle erwarteten Kosten- und Erlöseffekte berücksichtigt und miteinander verknüpft. Dabei wird auch ihre zeitliche Entwicklung über sechs Jahre von 2016 bis 2021 betrachtet. Viele Maßnahmen dienen dem Aufbau der Netzwerkmedizin und sind als Investitionen zu verstehen, die sich erst mit der Zeit rechnen können. Ziel des Modells ist die Darstellung der Zusatzerlöse und Zusatzkosten aus Sicht des gesamten Netzwerks, das alle beteiligten Leistungserbringer sowie die Krankenversicherungen einschließt. Es wird davon ausgegangen, dass ein Gesamtnutzen für das Netzwerk stets so auf die Beteiligten verteilt werden kann, dass alle einen Nutzen davon haben.

Der entstehende jährliche Netzwerküberschuss oder -verlust wird jeweils auf die Gegenwart diskontiert und über die Jahre aufaddiert, so dass sich ein Projektwert ergibt. Der Projektwert muss positiv sein, um das Projekt durchzuführen. Als Zinssatz zur Diskontierung künftiger Gewinne oder Verluste setzen wir 10 % an. Umgekehrt lässt sich aber auch die Frage stellen, unter welchen Modellannahmen gerade noch eine schwarze Null als Projektwert erreicht werden kann. Im Modell sind unter anderem Annahmen zum Effizienzpotenzial enthalten, zur Kaufbereitschaft der Zusatzversicherung, zur Rabattierung der Prämie der Zusatzversicherung, zum ambulanten Potenzial, zur Änderung des Schweregrads der Netzwerkpatienten (CMI) und zum Mehrleistungsabschlag bzw. Fixkostendegressionsabschlag bei der Behandlung zusätzlicher Patienten. Die einzelnen Komponenten des Modells werden im Folgenden behandelt.

3.8.2 Das Basismodell

Wir gehen davon aus, dass bundesweit insgesamt 160 Krankenhäuser mit rund 46.000 Betten am Netzwerk beteiligt und für einen Großteil der Bevölkerung logistisch gesehen gut erreichbar sind. In der Summe bieten sie das gesamte Spektrum der modernen Medizin an. Ihr Marktanteil im Ausgangsjahr beträgt rund 10 %. Denkbar wäre grundsätzlich auch ein regional beschränktes Netzwerk. Jedoch müsste die Region groß genug sein, um alle medizinischen Leistungen, von der Grundversorgung bis zur universitären Spitzenmedizin, im Angebot zu haben. Der Nachteil gegenüber der bundesweiten Variante ist allerdings, dass einige Versicherte mit höherer Mobilität dann nicht überall das Angebot des Netzwerks nutzen können.

Das Netzwerk bietet den eingeschrieben Versicherten im Krankheitsfall besondere Leistungen, darunter die Leistungen einer Zusatz-PKV für die stationäre Versorgung (1- oder 2-Bett-Zimmer und Wahlarzt). Diese stationäre Zusatz-PKV des Netzwerks, kurz „Tarif selektiv stationär“ (tss), muss deutlich günstiger als herkömmliche Zusatz-PKVen sein. Ziel sollte eine Prämienreduktion (Prämienrabatt) von 45 % sein. Herkömmliche Zusatz-PKVen können in allen Krankenhäusern genutzt werden, tss dagegen nur im Netzwerk. tss muss also für den Versicherten neben qualitativen Vorteilen auch einen erkenn- und spürbaren finanziellen Vorteil bieten. Während beispielsweise eine herkömmliche Zusatz-PKV mit 1-Bett-Zimmer und Wahlarztbehandlung für die Altersklasse von 20 bis 39 Jahren rund 35 EUR monatlich kostet, sollte tss nur rund 19 EUR pro Monat kosten. Ohne Wahlarztbehandlung sogar nur etwa 8 EUR. Weitere Vorteile für den Patienten ergeben sich aus einer höheren Versorgungsqualität, einem besseren Service, einer elektronischen Vernetzung und einem effektiven Case Management. Zu den Services gehören auch eine Netzwerk-Hotline sowie die Kostenübernahme für Transfers vom Wohn- zum Behandlungsort.

Prinzipiell könnte auch eine klassische Zusatz-PKV für die ambulante Versorgung integriert werden, was allerdings die Prämie viel zu stark steigen ließe. Eine solche Zusatz-PKV für die ambulante ärztliche Versorgung kostet über 100 EUR monatlich. Grund dafür ist das deutlich höhere Vergütungsniveau von privat abzurechnenden ambulanten Leistungen (nach GOÄ) im Vergleich zum GKV-Vergütungsniveau. Selbst bei der Subventionierung einer solchen ambulanten Zusatz-PKV aus Mitteln des Netzwerks würde die Prämie für die meisten Versicherten noch immer viel zu hoch liegen. Eine solche herkömmliche Zusatz-PKV für den ambulanten Bereich käme für das Netzwerk deshalb nicht in Frage. Nur eine spürbare Reduktion der GOÄ-Sätze für ambulante Leistungen im Netzwerk könnte daran etwas ändern.

Perspektivisch könnte außerdem eine Zusatz-PKV zur Abdeckung der zu erwartenden wachsenden Versorgungslücken in der GKV eine interessante Ergänzung darstellen. Hier ginge es nicht um private Wahlleistungen, sondern um die Vermeidung einer impliziten Rationierung. Diese Art von Zusatzversicherung würde alle jene Kosten tragen, die entstehen, um Leistungen zu erbringen, die medizinisch zwar möglich und nutzenstiftend sind, aber nicht mehr von der GKV übernommen werden. Aufgrund des medizinisch-technischen Fortschritts einerseits und knapper werdenden Ressourcen andererseits ist davon auszugehen, dass dieser Fall in Zukunft häufiger eintreten wird. Diese Versicherung wird im vorliegenden Modell jedoch nicht kalkuliert.

Eine Alternative zum Zusatz-PKV-Modell wäre ein Selektivvertrag zur Integrierten Versorgung mit einer großen GKV, wie es er bei verschiedenen regionalen Netzwerken bereits zur Anwendung kommt. Er ist mit oder ohne Zusatz-PKV für Wahlleistungen denkbar. Wir beschränken uns im Folgenden jedoch auf den genannten „Tarif selektiv stationär". Im Abschnitt „Alternativmodelle" gehen wir auf die Variante „Selektivvertrag mit GKV" kurz ein.

Ein wichtiger Parameter im Modell ist die Kaufbereitschaft für tss. Bezogen auf alle GKV-Versicherte, d. h. rund 70 Millionen Menschen in Deutschland, nehmen wir im sechsten Jahr eine Kaufbereitschaft von 6,7 % an. Im Ausgangsjahr 2016 liegt sie noch bei 0,0 % und steigt annahmegemäß bis 2021 sukzessive auf den Zielwert von 6,7 % an. Sie variiert nach Altersklassen. Für jüngere Menschen (unter 20 Jahren) liegt sie niedriger, obwohl für sie die Versicherungsprämie günstiger ist. Allerdings dürfte bei jüngeren Menschen das Thema Gesundheit im Alltag noch keine große Bedeutung haben, was die Kaufbereitschaft reduzieren dürfte. Dagegen spielt für ältere Menschen (ab 60 Jahre) die Gesundheit zwar eine ungleich größere Rolle. Jedoch fallen für sie die Prämien höher aus. Insofern unterstellen wir auch für sie eine unterdurchschnittliche Kaufbereitschaft. Eine überdurchschnittliche Kaufbereitschaft nehmen wir indessen für die Altersklassen zwischen 20 und 59 Jahren an.

An dieser Stelle sei angemerkt, dass ältere Versicherte aus Anbietersicht die interessanteren Versicherten sind, weil sie häufiger Gesundheitsleistungen in Anspruch nehmen und damit die wirtschaftlichen Vorteile im Netzwerk entsprechend häufiger anfallen. Man könnte daher die pauschale Rabattierung der Prämie für tss in Höhe von 45 % nach Alter differenzieren, um diese altersspezifischen Vorteile der höheren Leistungsinanspruchnahme an ältere Versicherte weiterzugeben. Ihre Prämie könnten dann um mehr als 45 % gesenkt werden. Dieser Aspekt ist im aktuellen Modell jedoch nicht hinterlegt.

Nach der Kaufbereitschaft sind Annahmen über die Krankenhausinanspruchnahme zu treffen. Je Alterskategorie wurden auf der Grundlage der Krankenhausdaten des Statistischen Bundesamts 2010 jährliche Krankenhaushäufigkeiten angenommen:

- 0–19 Jahre: 15,8 % der GKV-Versicherten
- 20–39 Jahre: 14,8 %
- 40–59 Jahre: 17,9 %
- 60–74 Jahre: 36,0 %
- 75+ Jahre: 59,2 %

Im Durchschnitt ergibt sich ein Wert von 23,9 %. Dabei wurde berücksichtigt, dass GKV-Versicherte eine höhere Inanspruchnahme haben als PKV-Versicherte. Für das Netzwerk könnten die Krankenhaushäufigkeiten der tss-Versicherten einerseits höher ausfallen, weil tendenziell kränkere GKV-Versicherte eine Zusatz-PKV wählen dürften. Andererseits werden nicht alle tss-Versicherten stets eine Netzwerkklinik aufsuchen. Dann würde die Krankenhaushäufigkeit bezogen auf das Netzwerk geringer ausfallen. Wir nehmen an, dass sich diese beiden Effekte näherungsweise aufheben. Sollten tss-Versicherte häufiger Kliniken außerhalb des Netzwerks aufsuchen, fallen Versicherungsprämien an, jedoch keine Versicherungsausgaben. Allerdings können dann im Netzwerk auch keine Effizienzvorteile bei DRG-Leistungen entstehen.

Wenn sich gemäß der unterstellten Kaufbereitschaft 6,7 % aller GKV-Versicherten in das Netzwerk einschreiben, sind Kapazitätsausweitungen in den beteiligten Netzwerkkliniken erforderlich. Dem stehen jedoch zwei gegenläufige Effekte gegenüber. Erstens wird ein Teil der zusätzlichen Versicherten aus dem bestehenden Marktanteil der Netzwerkkliniken selbst stammen. Sie wären auch ohne tss in ein Netzwerkkrankenhaus gegangen („Kannibalisierungseffekt"). Zweitens wird im Netzwerk eine verstärkte Ambulantisierung angestrebt. Die Sicht des Netzwerks ist immer ganzheitlich, d. h. nicht sektorenorientiert. Stationäre Aufenthalte sollen daher, wo immer möglich, vermieden werden, wenn es dem Befund angemessene ambulante Alternativen gibt. Wir nehmen eine über die Zeit schrittweise Ambulantisierung bei eingeschriebenen Netzwerkpatienten an, 0 % in den ersten beiden Jahren und durchschnittlich 18,5 % im sechsten Jahr. Dabei wird für ältere Patienten ein geringeres ambulantes Potenzial unterstellt als für jüngere.

Im Gegenzug wird im Modell unterstellt, dass durch die Netzwerkangebote so viel mehr Patienten die Netzkliniken aufsuchen, dass trotz Ambulantisierung die Zahl der stationären Fälle steigt. Unter diesen Prämissen ist im Modell mit einer Fallzahlsteigerung von 36 % bis zum sechsten Jahr zu rechnen. Wenn die anfängliche Auslastung der Netzwerkkliniken bei durchschnittlich 78 % liegt, was dem bundesweiten Durchschnitt 2013 entspricht, würde die Auslastung dann auf 98 % im sechsten Jahr steigen. Sie würde jedoch völlig unterschiedlich für 1-Bett, 2-Bett und 3-Bett-Zimmer[66] ausfallen. Aufgrund der Wahlleistungen von tss würde der Bedarf an 1- und 2-Bett-Zimmern erheblich steigen, der Bedarf an 3-Bett-Zimmern sinken. Geht man von einer maximal möglichen Auslastung von 92 % aus, entsteht insgesamt ein Mehrbedarf von über 3.000 Betten – allerdings mit großer Umschichtung innerhalb der Zimmerarten. Dies löst einen Investitionsbedarf aus. Die Investitionskosten für die Umrüstung auf mehr 1- und 2-Bett-Zimmer sind aus Netzwerksicht nicht relevant, weil sie durch entsprechende Vergütungsanteile für Investitionskosten im Rahmen von tss gedeckt werden. Sie würden auch bei einer herkömmlichen Zusatz-PKV anfallen. Wichtig für den Business Case sind

66 Oder auch Zimmer mit mehr als drei Betten.

nur solche Kosten, die im Netzwerk über die herkömmlichen Angebote im Wahlleistungsbereich hinausgehen und vom Netzwerk getragen werden müssen.

Im Vergleich zu den Fallzahlen würden die Erlöse mit 42 % stärker wachsen, weil sich in das Netzwerk jüngere Versicherte weniger häufig einschreiben dürften und die DRG-Erlöse je Fall für ältere Patienten höher als für jüngere ausfallen. Während zum Beispiel nur 22 % aller GKV-Versicherten in die Altersklasse 40–59 fällt, sind es bei tss 28 %.

Aus Sicht der PKV und GKV hat die angestrebte Ambulantisierung im Netzwerk den Vorteil, dass insgesamt geringere Kosten für die stationäre Versorgung als ohne das Netzwerk entstehen. Zumindest die PKV kann diesen Vorteil mit dem Netzwerk teilen. Er dürfte in der Größenordnung von 80 Millionen EUR liegen. Die GKV kann diesen Vorteil jedoch nur im Rahmen eines Selektivvertrags mit dem Netzwerk teilen. Bei den stationären Kosten dürften dies für die GKV etwa 100 Millionen EUR ausmachen. Dagegen stehen allerdings höhere Kosten für die ambulante Versorgung.

Ein zentraler Aspekt der Netzwerkmedizin sind Effizienzvorteile vor allem im DRG-Bereich. Die Effizienzvorteile ergeben sich aus einer besseren Patientensteuerung, Skaleneffekten, Digitalisierung, Vermeidung von Folgekosten und besseren Einkaufskonditionen. Wir nehmen an, dass sie bei DRG-Leistungen in der Summe 15 % in den ersten Jahren ausmachen, allmählich anwachsen und auf 30 % im sechsten Jahr steigen. Diesen „DRG-Rabatt" zahlen Krankenhäuser in das Netzwerk ein. Es sei hier angemerkt, dass sich diese Werte nur auf die zusätzlichen tss-Patienten beziehen, nicht auf alle Patienten in den Netzwerkkliniken. Diese Effizienzvorteile werden an das Netzwerk weitergereicht.

Auch die PKV kann Effizienzvorteile in der Verwaltung und im Vertrieb der Zusatzversicherung realisieren. In der Verwaltung sollten sich Mengenvorteile durch die hohe Zahl an tss-Verträgen ergeben. Sollte der Vertrieb z. B. über Betriebe laufen, können hohe Vertriebskosten eingespart werden. Wir gehen von 35 % niedrigeren Verwaltungskosten als in herkömmlichen Zusatz-PKVen aus. Tabelle 2 gibt eine Übersicht über die erwarteten Erlöse und Kosten unter den hier gemachten Prämissen. In den ersten vier Jahren überwiegen die Kosten, ab dem fünften Jahr überwiegen die Erlöse. Der Projektwert ist positiv und beträgt über 1,1 Milliarden EUR.

Tab. 2: Erlöse und Kosten des Netzwerks im Basismodell in Mio. €

	2016	2017	2018	2019	2020	2021	2022	2020 ff.
Erlöse	**0**	**127**	**306**	**535**	**810**	**1.125**	**1.125**	**1.125**
DRG-Rabatt bei tss-Patienten	0	111	274	487	745	1.044	1.044	1.044
PKV: Rabatt auf Verw. & Vertrieb	0	16	32	48	64	81	81	81
Kosten	**222**	**449**	**596**	**681**	**788**	**897**	**828**	**766**
IT, Digitalisierung	200	209	169	128	128	137	137	137
Hotline und Transfers	0	20	39	58	75	92	92	92
Mgmt., Marketing, Forschung	19	34	32	28	24	24	24	24
Anpassungskosten (MLA, FDA)	0	74	146	141	135	128	62	0
Steuerungskosten	3	44	84	149	208	268	264	264
Prämienrabatt für tss	0	68	127	177	217	249	249	249
Gewinne	**-222**	**-322**	**-290**	**-146**	**22**	**228**	**298**	**359**
Diskontierte Gewinne	-202	-266	-218	-100	14	129	153	1.677
Projektwert	**1.186**							

Quelle: Eigene Berechnungen.

Auf der Kostenseite sind im Modell Anpassungskosten durch den Mehrleistungsabschlag bzw. nach dem Krankenhausstrukturgesetz „Fixkostendegressionsabschlag" (FDA) berücksichtigt. Er wird nicht von den Krankenhäusern, sondern vom Netzwerk getragen. Da es sich bei den tss-Patienten des Netzwerks ausschließlich um Patienten von Wettbewerbern handelt und überdies eine große Zahl an bisher stationären Patienten bereits im Vorfeld über die Ambulantisierung wegfällt, haben wir nur einen Mehrleistungsabschlag von 12,5 % über zwei Jahre angesetzt. Das mag zu optimistisch erscheinen. In der folgenden Sensitivitätsanalyse wird auch mit höheren Werten gerechnet. Außerdem fallen Steuerungskosten für das Case Management an. Darin enthalten sind Kosten für Case Manager und kooperierende niedergelassene Ärzte.

Schließlich ist eine größere Summe zur Finanzierung des Prämienrabatts der Zusatzversicherung vorgesehen. Es handelt sich dabei jedoch nur um einen Teil des zu gewährenden Rabatts. Ein weiterer Teil setzt sich zusammen aus angesetzten niedrigeren Preisen für die Wahlleistungen von tss-Patienten und Einsparungen stationärer Ausgaben durch die Ambulantisierung. Die Tagessätze für 1- und 2-Bett-Zimmer werden um 11 %, die Komfortzuschläge für 1- oder 2-Bett-Zimmer um 30 % und die GOÄ-bedingten Zusatzkosten bei der Abrechnung der DRG aufgrund der Wahlarztleistung um 35 % niedriger angesetzt. Diese Preisrabatte setzen direkt an der Leistung an und werden auch direkt bei den Kliniken verbucht. Damit reduzieren sie die Leistungsausgaben der Zusatz-PKV und damit das nötige Prämienvolumen gegenüber einer herkömmlichen Zusatz-PKV. Ein

Teil der Prämienreduktion von 45 % ist damit bereits erreicht, so dass der Netzwerkzuschuss nicht den gesamten Rabatt tragen muss.[67]

3.8.3 Alternativmodelle (Sensitivitäten)

Das Basismodell gründet auf zahlreichen Annahmen und besitzt daher eine entsprechende Unsicherheit. Im Folgenden sollen wichtige Annahmen hinterfragt und variiert werden. Insbesondere stellt sich stets die Frage, wie stark eine Annahme zu Ungunsten des Netzwerks verändert werden kann, um trotzdem noch einen positiven Projektwert zu liefern. Dies bildet stets eine Variation ins Negative. Demgegenüber wird eine positive Variation zu Gunsten des Netzwerks dargestellt.

Wenn der Mehrleistungsabschlag (auf zwei Jahre) von den angenommenen 12,5 % auf 45 % erhöht wird, sinkt der Projektwert auf 0 (Tabelle 3). Der Break-even wird dann erst nach sieben Jahren erreicht. Umgekehrt steigt der Projektwert auf 1,6 Milliarden EUR, wenn gar kein Mehrleistungsabschlag anfällt. Die Tabelle gibt außerdem Auskunft darüber, wie hoch jeweils der nötige Kapazitätsaufbau – gemessen an der Bettenzahl – ausfallen muss und wie hoch die Kosten sind, um über das Netzwerkangebot einen zusätzlichen EUR Krankenhausumsatz zu erzielen.

Tab. 3: Sensitivität Mehrleistungsabschlag

Mehrleistungsabschlag	**0,0 %**	**12,5 %**	**45,0 %**
Projektwert in Mio. €	1.640	1.186	3
Break-even nach Jahren	5	5	7
Nötiger Kapazitätsaufbau (Betten)	6,5 %	6,5 %	6,5 %
Kosten eines zusätzlichen Euro Umsatzes	0,27 €	0,43 €	1,01 €

Tabelle 4 variiert das Effizienzpotenzial. Wenn es auf 24,7 % sinkt, wird der Projektwert praktisch null. Umgekehrt steigt er mit wachsendem Effizienzpotenzial an. Tabelle 5 variiert die Kaufbereitschaft: Bei 3,6 % sinkt der Projektwert auf null. Ein Kapazitätsaufbau wäre in diesem Fall nicht nötig. Umgekehrt wäre bei einer hohen Kaufbereitschaft von 10 % ein großer Kapazitätsaufbau von über 20 % erforderlich, was vermutlich eine große Kraftanstrengung für die beteiligten Netzkliniken bedeutete, zumal er zwischen den Kliniken auch ungleich verteilt sein dürfte.

Tab. 4: Sensitivität Effizienzpotenzial

Effizienzpotenzial	**24,7 %**	**30,0 %**	**35,3 %**
Projektwert in Mio. €	2	1.186	2.369
Break-even nach Jahren	6	5	5
Nötiger Kapazitätsaufbau (Betten)	6,5 %	6,5 %	6,5 %
Kosten eines zusätzlichen Euro Umsatzes	0,46 €	0,43 €	0,43 €

67 Prinzipiell hätte der Preisrabatt bei Wahlleistungen auch über das Netzwerk verbucht werden können. Dann hätte das Netzwerk höhere Einnahmen, aber in gleichem Maße auch höhere Kosten zur Finanzierung des Prämienrabatts.

Tab. 5: Sensitivität Kaufbereitschaft

Kaufbereitschaft bis 2021	**3,6 %**	**6,7 %**	**10,0 %**
Projektwert in Mio. €	-2	1.186	2.424
Break-even nach Jahren	6	5	5
Nötiger Kapazitätsaufbau (Betten)	0,0 %	6,5 %	20,3 %
Kosten eines zusätzlichen Euro Umsatzes	0,76 €	0,43 €	0,32 €

Die angestrebte Prämienreduktion von 45 % kann bis auf 55,8 % ausgeweitet werden, bevor der Projektwert negativ wird (Tabelle 6). Die ambulant zu erbringenden Fälle von tss-Patienten können sogar einen Anteil von bis zu 54,2 % ausmachen, bevor der Projektwert negativ wird (Tabelle 7). In diesem Fall wäre kein Kapazitätsaufbau nötig. Der Break-even wäre trotzdem nach fünf Jahren erreicht, weil geringere Mehrleistungsabschläge anfielen.

Tab. 6: Sensitivität Effizienzpotenzial

Prämienreduktion	**33,6 %**	**45,0 %**	**55,8 %**
Projektwert in Mio. €	2.431	1.186	6
Break-even nach Jahren	5	5	6
Nötiger Kapazitätsaufbau (Betten)	6,5 %	6,5 %	6,5 %
Kosten eines zusätzlichen Euro Umsatzes	0,34 €	0,43 €	0,56 €

Tab. 7: Sensitivität Ambulantisierung

Ambulantisierung	**9,3 %**	**18,5 %**	**54,2 %**
Projektwert in Mio. €	1.494	1.186	-1
Break-even nach Jahren	5	5	5
Nötiger Kapazitätsaufbau (Betten)	10,5 %	6,5 %	0,0 %
Kosten eines zusätzlichen Euro Umsatzes	0,38 €	0,43 €	0,90 €

Nicht diskutiert wurde bisher das alternative Modell eines Selektivvertrags mit einer GKV (IV-Vertrag), bei dem sich die GKV-Versicherten in das Netzwerk einschreiben und im Krankheitsfall eine Netzwerkklinik aufsuchen. Das Modell ist vergleichbar mit den regionalen Netzwerken UGOM oder Gesundes Kinzigtal, die in Kapitel 4.1 angesprochen werden. Eine Zusatz-PKV ist dabei nicht notwendigerweise vorgesehen, könnte aber ergänzend angeboten werden. In dieser Variation wird unterstellt, dass zumindest eine Zusatz-PKV für die Wahlleistung „2-Bett-Zimmer“ kostenlos im GKV-Paket mitangeboten wird. D. h. die Rabattreduktion für tss beträgt dann 100 %. Trotz dieser kostenlosen „kleinen“ Zusatz-PKV werden sich wohl insgesamt weniger GKV-Versicherte einschreiben, weil nicht die gesamte GKV-Population angesprochen wird, sondern nur die Versicherten der teilnehmenden GKVen. Wir nehmen daher eine Einschreibebereitschaft bezogen auf die gesamte GKV-Population von nur 4,55 % an.

Dagegen kann im IV-Vertrag der Mehrleistungsabschlag auf 0 % gesetzt werden. Auch bringt die GKV ihren Vorteil aus der Ambulantisierung in das Netzwerk ein, wird aber im Gegenzug am Netzwerkerfolg (Ausschüttungen) beteiligt. Tabelle 8 vergleicht das reine Zusatz-PKV-Modell mit zwei Arten von solchen IV-Verträgen. Im ersten IV-Modell (IV 1) wird der gleiche Effizienzvorteil von 30 % wie im reinen Zusatz-PKV-Modell erreicht. Da sich ein IV-Vertrag jedoch auch auf die gesamte ambulante Versorgung sowie auf Arznei-, Heil- und Hilfsmittel erstrecken kann, könnte im Prinzip ein höherer Effizienzvorteil als 30 % erreicht werden. Wir nehmen einen Vorteil von 35 % an (Modell IV 2). Der Projektwert sinkt im Modell IV 1, bleibt aber positiv. Bei IV 2 bleibt er relativ unverändert zum Basismodell. Aufgrund der geringeren Zahl an eingeschriebenen Versicherten ist im IV-Modell kein Kapazitätsaufbau erforderlich.

Tab. 8: Sensitivität Art des Einschreibemodells

Art der Einschreibung	Zusatz-PKV	IV 1	IV 2
Projektwert in Mio. €	1.186	226	1.133
Break-even nach Jahren	5	5	5
Nötiger Kapazitätsaufbau (Betten)	6,5 %	0,1 %	0,1 %
Kosten eines zusätzlichen Euro Umsatzes	0,43 €	0,51 €	0,52 €

Natürlich sind noch viele weitere Variationen der Annahmen möglich, insbesondere auch kombinierte Variationen von mehreren Annahmen gleichzeitig. Bei der Betrachtung eines Worst Case müssten mehrere Annahmen simultan verschlechtert werden – allerdings in jeweils geringerem Ausmaß als dies bei den hier vorgestellten singulären Variationen der Fall ist. Dies würde den Rahmen dieses Buches jedoch sprengen. Zuletzt sei nur noch darauf hingewiesen, dass der gewählte Diskontsatz von 10 % bis auf 18,8 % erhöht werden könnte, um gerade noch einen positiven Projektwert zu erzielen. Umgekehrt würde sich der Projektwert bei einem Diskontsatz von 7,2 % verdoppeln.

4 Erfahrungen

4.1 Regionale Gesundheitsnetzwerke in Deutschland

Wenn Bernd Schulte über die Zukunft der Medizin nachdenkt, ertappt er sich manchmal bei dem Gedanken, dass man irgendwo auf der Welt ein Land, eine Region finden müsse, wo die Strukturen des Gesundheitswesens noch nicht so ausgeprägt, noch nicht so festgefahren sind wie in Deutschland. In so einem Land, sinniert Schulte, könnte man dann – „gemeinsam mit Google & Co." – Gesundheitseinrichtungen aufbauen, die exemplarisch zeigten, wohin die Reise gehen muss. Denn wohin sie gehen muss, steht für Schulte außer Frage: „*Wir müssen endlich begreifen, dass auch im Gesundheitswesen die Ökonomie gilt.*" Nur leider, bedauert er, sei diese Erkenntnis noch längst nicht überall hin durchgedrungen.

Als Quereinsteiger kam der Industrie-Kaufmann Bernd Schulte 1977 ans städtische Krankenhaus Maria-Hilf im sauerländischen Brilon, er sollte den damaligen Regiebetrieb samt Kameralistik in einen Eigenbetrieb mit kaufmännischer Buchführung überführen. Das Krankenhaus hatte damals 224 Betten und drei Haupt- und Belegabteilungen und war, so erinnert sich Schulte, „*aufgrund der strukturellen Gegebenheiten schlicht nicht überlebensfähig*": Innerhalb von zwei Jahren wurde ein Verlust von 2,8 Millionen D-Mark ausgewiesen – diese Summe entspräche heute einem Verlust von rund sechs Millionen EUR pro Jahr. Von 1989 bis zu seinem altersbedingten Ausscheiden Ende 2013 führte Bernd Schulte das Haus fast 25 Jahre als Geschäftsführer und verwandelte es mit seinem Team von einem von der Schließung bedrohten, defizitären Haus zu einem bundesweit beachteten regionalen Gesundheitszentrum. Der Gesundheitspark Brilon – Schulte spricht auch gerne von einem Gesundheits-Cluster – ist trotz seiner nur 200 Betten eine profitable Einrichtung mit einer um das Dreifache gestiegenen Patientenzahl. 30 angestellte Fachärzte und 33 selbständige niedergelassene Fachärzte bieten in und am Krankenhaus heute 35 Fachrichtungen an; zum Gerätepark gehören MRT und CT, Linearbeschleuniger und Linksherzkathetermessplatz, Gallen- und Nierenstein-Lithotriper und vieles andere mehr an modernen Geräten.

Das Medikament für die Gesundung des ehemaligen Landkrankenhauses hat mehrere Wirkstoffe: Dazu gehören eine große Zahl von Zertifizierungen, die die Qualität der erbrachten Leistungen in vielen verschiedenen Bereichen dokumentieren, sowie ein patientenzentriertes Case Management, das die Kranken zielgerichtet durch die Einrichtungen steuert. Was den Gesundheitspark Brilon so erfolgreich macht, sind vor allem die mehr als 35 horizontalen und vertikalen Kooperationen zwischen stationären und ambulanten Leistungserbringern, die gemeinsam interdisziplinäre Behandlungskonzepte entwickeln und Geräte und Räume partnerschaftlich und effizient nutzen. Zum Kooperationsnetz gehören niedergelassene Fachärzte, Reha- und Pflegeeinrichtungen sowie mehrere andere Kliniken. Selbstredend werden diese Kooperationen durch zahlreiche telemedizinische Anwendungen unterstützt wie Telekonsil, Telekonsultation, Telediagnostik, elektronische

Fallakte etc.[68] Seit 2014 baut die Klinik in Brilon zum Beispiel auf der Basis einer elektronischen Fallakte ein telemedizinisches Geriatrie-Netzwerk mit mehreren Pflegeheimen und niedergelassenen Ärzten auf, um die Versorgung geriatrischer Patienten zu verbessern und den bekannten Drehtüreffekt zu vermeiden.[69]

Hervorzuheben ist die Kooperation mit dem 90 Kilometer entfernten Klinikum Kassel, ein Haus der Maximalversorgung. Die Zusammenarbeit der beiden Häuser, die ein Shuttle-Service für den Transport der Patienten verbindet, besteht seit 2010. Ein Schwerpunkt der Zusammenarbeit sind Tumorerkrankungen: Während das Briloner Krankenhaus die onkologisch stationäre Versorgung und Betreuung bei einer Chemotherapie leistet, bietet das Klinikum Kassel wöchentliche Sprechstunden mit onkologischen Fachärzten vor Ort in Brilon an; als Mitglied des Tumorzentrums Kassel kann das Städtische Krankenhaus Maria-Hilf seine Patienten telemedizinisch, per elektronischer Übertragung diagnostischer Bilder (CT, MRT) und ärztlicher Befunde, in interdisziplinären Tumorkonferenzen vorstellen, bei denen die Experten gemeinsam die geeignete Therapie für den Patienten festlegen. Ein anderer Schwerpunkt der Kooperation ist die Neurochirurgie, bei der ebenfalls Telemedizin zum Einsatz kommt; bei komplexen Fallkonstellationen werden die Patienten aus Brilon zur Operation nach Kassel gebracht, während die Nachbehandlung wohnortnah in Brilon erfolgt. Außerdem werden in der Kasseler Pathologie jährlich mehrere tausend Gewebeproben aus dem Briloner Krankenhaus untersucht.[70]

Für Bernd Schulte, einen der maßgeblichen Treiber der Erfolgsgeschichte im Sauerland, steht fest: Zukunftsfähig sind nur Modelle, die radikal auf sektorenübergreifende, interdisziplinäre Vernetzung setzen – gerade im ländlichen Raum; zukunftsfähig sind nach seiner Überzeugung Cluster, denen es durch Telemedizin und neue Organisationsformen gelingt, ortsnahe Versorgung und Spitzenmedizin in ausgewählten Bereichen zu verknüpfen und so auch wieder neue Attraktivität zu entfalten für Patienten genauso wie für junge Fachärzte, die es sonst meist in die städtischen Zentren zieht. Dabei müsse bedingungslose Qualität der entscheidende Treiber sein, argumentiert Schulte: „*Die neuen Versorgungsformen müssen mindestens besser sein als ihre Vorgänger, sonst werden die Menschen in den ländlichen Regionen eines Tages protestierend vor den Rathäusern und Landratsämtern stehen, und die guten Ärzte werden weiterhin wegbleiben.*" Und nur mit nachweisbarer Qualität könnten die neuen Angebote auch wirtschaftlich betrieben werden.

---

68 O. V.: Bernd Löser neuer Chef im Briloner Krankenhaus. In: WAZ v. 15.1.2014. Online: http://www.derwesten.de/staedte/nachrichten-aus-brilon-marsberg-und-olsberg/bernd-loeser-neuer-chef-im-briloner-krankenhaus-id8872524.html [abgerufen am 25.8.2015].

69 Höhl: Klinik bereitet Weg für Geriatrie-Netzwerk. In: Ärzte Zeitung v. 4.4.2014. Online: http://www.aerztezeitung.de/praxis_wirtschaft/netze_kooperation/article/858355/sauerland-klinik-bereitet-weg-geriatrie-netzwerk.html [abgerufen am 12.9.2015].

70 O. V.: Krankenhaus Maria-Hilf Brilon kooperiert seit zwei Jahren erfolgreich mit dem Klinikum Kassel. Online: http://www.krankenhaus-brilon.de/de/aktuelles/meldungen/Archiv-2012/Kooperation-KAssel.php [abgerufen am 25.8.2015].

Inzwischen Ruheständler, wirbt der Praktiker Bernd Schulte als Vortragsreisender für ein dreigliedriges Versorgungsmodell aus Low-, Middle- und High-Einrichtungen – jeweils auf der Basis wirtschaftlicher Betriebsgrößen – von niedergelassenen Haus- und Fachärzten in einem lokalen MVZplus mit ambulanten, teilstationären und tagesklinischen Leistungen über Knotenpunktkrankenhäuser in der Mitte bis hin zu den Maximalversorgern, die ihr Know-how mit den anderen Ebenen teilen. In einem derartigen Cluster würden „*die Patientenströme von unten nach oben fließen – denn ambulant geht vor stationär – und das Know-how von oben nach unten.*" Den Begriff Cluster fasst Bernd Schulte dabei so weit wie möglich: Für ihn gehören dazu eben nicht nur die rein medizinische Versorgung und der Reha- und Pflegebereich, sondern alles, was unter den weiten Begriff der konsumnahen Gesundheit fällt und einen Gesundheitspark sinnvollerweise bereichert. Dazu gehörten auch Systempartnerschaften mit Investoren, IT- und anderen Dienstleistern und Medizintechnik-Herstellern, die es den medizinischen Leistungsanbietern erlauben, ihre Effizienz weiter zu verbessern. Derartige lokale Cluster könnten nach dem Franchise-Prinzip betrieben werden und so über die Region hinaus Netzwerkstrukturen für die flächendeckende Versorgung entstehen lassen.

Einen ganz ähnlichen und ebenso erfolgreichen Weg hat das städtische Klinikum Ernst von Bergmann in Potsdam eingeschlagen. Um den Herausforderungen zu begegnen – Ambulantisierung, zunehmend ältere Patienten mit komplexeren Krankheitsbildern, verschärfter Wettbewerb um Fachkräfte – vollzog das Klinikum 2007 einen strategischen Wandel weg vom Bezirkskrankenhaus und firmiert heute wie Brilon unter dem Begriff Gesundheitspark. Der bietet inzwischen ein Leistungsportfolio, das weit über die herkömmliche stationäre Akutversorgung hinausgeht, wobei stationäre Leistungselemente auch in angegliederte Einrichtungen ausgelagert werden können: Zum Portfolio gehören neben dem Akutkrankenhaus unter anderem eine Senioreneinrichtung, ein Schlaflabor, ein Präventions- und Rehabilitationszentrum (Check-up-Programme), eine Poliklinik und ein MVZ für die ambulante Versorgung, außerdem ein Outdoor-Bewegungsparcours, Ästhetische Medizin sowie Apartments für Patienten und Angehörige, die sich in die Räume des Klinikums einmieten.

Dieses neu definierte Spektrum aus kliniknahen und klinikfernen Leistungen ermöglicht eine ganzheitliche und interdisziplinäre Versorgung und eine effizientere Patientenbetreuung, die durch ein einheitliches IT-System unterstützt wird. Attraktiv ist dieser Ansatz nicht nur für ältere und multimorbide Patienten, die diese Form der integrierten Betreuung aus einer Hand schätzen. Auch die Mitarbeiter erkennen in dem erweiterten Leistungsportfolio die Chance zur individuellen Weiterentwicklung: Zwischen 2007 und 2012 erhöhte sich die Zahl der Vollzeitkräfte um 22 %. Das Betriebsergebnis stieg seit 2008 im Schnitt um 4,8 % pro Jahr. „*Die Etablierung weiterer Standbeine neben der stationären Versorgung ist für Kliniken vor dem Hintergrund der zunehmenden Leistungsverlagerung in den ambulanten Bereich besonders attraktiv*", schreiben Steffen Grebner, Vorsitzender der Geschäftsführung des Klinikums und Zun-Gon Kim, heute Partner bei The Boston Consulting Group (BCG). *„Gesundheitsparks stellen eine Möglichkeit dar, den sich wandelnden Patientenwünschen entgegenzukommen und zusätzliche Finanzierungsquellen zu erschließen. Die Zusammenführung ambulanter, teilstationärer und stationärer Strukturen in einem Gesundheitspark gibt eine Antwort auf die sich verändernden Erwartungen der Patienten und auf die Herausforderungen des demografischen Wandels. Die damit einhergehende strategische Neuausrichtung des Krankenhauses sichert zudem die Überlebensfähigkeit der Einrichtung auf dem durch zunehmenden Verdrängungswettbewerb gekennzeichneten deutschen Krankenhausmarkt.“*[71]

Ein weiterer Reformer und Pionier im Gesundheitswesen ist der Apotheker und Gesundheitswissenschaftler Helmut Hildebrandt, der im Kinzigtal im Schwarzwald seit 2005 ein regionales Gesundheitsnetzwerk aufgebaut hat, dem Haus-, Fach- und Klinikärzte, Psychotherapeuten, Pflegeeinrichtungen und Physiotherapeuten angehören. Bei diesem Projekt der integrierten Vollversorgung mit Namen Gesundes Kinzigtal, das schon als „Zukunftslabor“ beschrieben wurde, erhalten Versicherte, die dem Netzwerk beitreten, Beratung, Betreuung, Früherkennungsangebote und Präventionsmaßnahmen vom Osteoporose-Kurs bis zum schnellen Notfalltermin für Menschen mit depressiven Verstimmungen, bevor sich diese zur Depression auswachsen. So werden spätere Schäden – und damit Kosten für das Gesundheitssystem – vermieden. Die Initiative ist eine Antwort auf das paradoxe Nebeneinander von Überversorgung einerseits (zu viele Operationen und Therapien) und Unterversorgung andererseits (Rationierung durch immer längere Wartezeiten auf Arzttermine). Das Netzwerk hat den Anspruch, diese wirtschaftlichen Fehlanreize umzukehren: Ärzte werden dafür bezahlt, dass sie die Gesundheit ihrer Patienten durch weniger kostenintensive Maßnahmen möglichst lange erhalten.

Seit dem Start des Projekts haben die teilnehmenden Krankenkassen (AOK Baden-Württemberg und die Sozialversicherung für Landwirtschaft, Forsten und Gartenbau, SVLFG) mehrere Millionen EUR gespart. Im Vergleich zu den anderen Kassen in Baden-Württemberg waren es im Jahr 2011 gut 180 EUR pro Patient. Ein Teil der Einsparungen fließt an die Ärzte des Ärztenetzes sowie an Helmut Hildebrandts OptiMedis AG, die Gesellschafterin der Gesundes Kinzigtal GmbH ist. *„Meine Erfahrung hat gezeigt, dass man gegen die Macht des Marktes nicht ankommt“*, sagt Hildebrandt, der den Markt durch den umgekehrten Mechanismus nutzt. Zum Nutzen der 9.600 Versicherten – von knapp 70.000 Bewohnern des Kinzigtals – ist die Initiative ebenfalls: Studien der Universitäten Freiburg und Köln zeigen, dass das Projekt die Versorgungsqualität sichert und teilweise sogar erhöht. Mitglieder von Gesundes Kinzigtal sind gesünder und leiden weniger an chronischen Erkrankungen, unnötige und belastende Krankenhauseinweisungen werden verhindert, Arz-

71 Grebner et al: Bunte Mischung. Wachstumsstrategie Gesundheitspark. In: f&w führen und wirtschaften im krankenhaus 7/2014, S. 636–639.

neimittel entsprechend der Leitlinien verordnet. Beispielsweise hat sich die Zahl der Knochenfrakturen bei Osteoporose-Patienten im Kinzigtal halbiert.[72]

So erfolgreich derartige Reformmodelle zum Teil auch sind – ins südbadische Kinzigtal reisten schon viele Vertreter von Krankenkassen, Ärzte- und Klinikverbänden und mehrere deutsche Gesundheitsminister –, so wenig sind sie in der Lage, eine kritische Masse im deutschen Gesundheitsmarkt zu erreichen. Die Netze blieben vielfach „*Insellösungen, die sich irgendwie tapfer behaupten, aber keine wirklich verändernde Kraft darstellen*", beklagt der Gesundheitsberater und ehemalige Netz-Gründer Thomas Bahr (siehe Interview S. 139). Das „Neue" brauche in Europa eben immer ein bisschen länger als in den USA, sagt Helmut Hildebrandt vom Gesunden Kinzigtal, das müsse aber nichts Schlechtes bedeuten: „*Es kommt damit vielleicht auch nicht ganz so viel Unsinn auf den Markt, und alles Neue wird vorher intensiver auf Herz und Nieren geprüft.*" Und immerhin habe die AOK Baden-Württemberg in einem Letter of Intent zugesagt, bis zu drei weitere Netzwerke à la Kinzigtal starten zu wollen; ebenso seien Netzwerke in zwei Hamburger Innenstadtbezirken mit der AOK Rheinland-Hamburg in Vorbereitung, gefördert von der Freien und Hansestadt Hamburg; mit weiteren Krankenkassen in anderen Regionen sei man in konkreten Verhandlungen. „*Wir sehen das Jahr 2016 als eine Art Durchbruch für unsere Lösung*", sagt Hildebrandt. Als Gründe für die langen Entwicklungszeiten nennt er zum einen die Tatsache, dass der Erfolgsnachweis derartiger Modell viele Jahre beanspruche, weil die entsprechenden Daten und die Sicherheit bezüglich der verwendeten Methodik naturgemäß eben erst nach einem längeren Zeitverzug vorliegen. Deshalb sei es naheliegend, dass viele Krankenkassen, die ihre jährlichen Aufwände nachweisen und dann gegebenenfalls ihre Beitragssätze erhöhen müssen, mit dem Investment in die Netzwerkmodelle zurückhaltend sind. „*Wenn sie dagegen alles nur so machen, wie alle anderen Kassen, steigen auch ihre Kosten nur so wie bei allen anderen, das heißt der Abstand zu den Beitragssätzen der anderen verändert sich nicht.*" Das sei nicht gerade ein starker Anreiz, solche Verträge einzugehen: „*Es ist immer leichter, mit dem Strom als gegen den Strom zu schwimmen.*" Wie alle disruptiven Innovationen habe auch das Modell Gesundes Kinzigtal erst einmal mit Widerständen zu kämpfen. Insofern ist auch Hildebrandts Urteil über den Innovationsfonds im neuen Versorgungsstärkungsgesetz geteilt: Einerseits erwarte er vom Fonds einen positiven Impuls, weil er eine gewisse Start-up-Finanzierung für jene ermögliche,

72 Münch/Scheytt: Netzwerkmedizin. Ein unternehmerisches Konzept für die altersdominierte Gesundheitsversorgung. 2014; Grefe: Alter schützt vor Fitness nicht. In: Die Zeit v. 12.2.2015. Online: http://www.zeit.de/2015/05/kinzigtal-schwarzwald-gesundheit [abgerufen am 26.8.2015]; Thelen: Neue Ideen für Gesundheitswesen: Herr Hildebrandt sorgt vor. In: Spiegel Online v. 14.5.2015. Online: http://www.spiegel.de/wirtschaft/service/initiative-gesundes-kinzigtal-das-bessere gesundheitssystem-a-1031602.html [abgerufen am 26.8.2015]; Weymayr: Der Optimierer. In: brandeins 11/2011. Online: http://www.brandeins.de/archiv/2011/rechnen/der-optimierer/ [abgerufen am 26.8.2015]; OptiMedis AG: Gesundes Kinzigtal – eine Region wird aktiv. Online: http://optimedis.de/netzwerke/gesundes-kinzigtal [abgerufen am 26.8.2015].

die ohnehin entschlossen sind, etwas zu erproben. Andererseits sei der Fonds nur „halb gesprungen“, weil die Begrenzung der Antragsmöglichkeit auf acht Jahre aus den oben genannten Gründen zu kurz erscheine.

Größere Sprünge im Sinne einer grundlegenden Reform des Gesundheitssystems erhofft sich auch der langjährige Krankenhauschef Bernd Schulte: „*Solange die Vertreter der KVen, der Krankenhausverbände und der sonstigen Fachverbände öffentlich zum Kampf um den Erhalt alter Strukturen auffordern und dabei vor dem Aufbau von Feindbildern nicht zurückschrecken, brauchen wir uns nicht zu wundern, dass viele gute Ansätze zu Insellösungen verkommen.*“ Er fordert „*dringend eine Diskussion über die Reorganisation der Verbände im Sinne der integrierten Versorgung*“.

Nichtsdestoweniger geht der Trend eindeutig dahin, die qualitätsmindernden, kostentreibenden und irrationalen Sektorengrenzen zwischen den verschiedenen Leistungserbringern einzureißen (siehe Interview mit Irmtraut Gürkan S. 144), wie auch manche Erfahrungen und Beispiele im Ausland zeigen.

4.2 Integrierte Versorgung in der Schweiz

In der Schweiz hat der Bundesrat Anfang 2013 seine „Strategie Gesundheit2020“ verabschiedet. Darin wird die Förderung zeitgemäßer und integrierter Versorgungsmodelle als wichtigstes von zwölf Zielen bezeichnet. Die integrierte Versorgung kranker und verunfallter Menschen sei „*eigentlich eine gesundheitspolitische Selbstverständlichkeit*“, schließlich seien ihre Vorteile überzeugend, schreibt Stefan Spycher, Vizedirektor des Bundesamts für Gesundheit (BAG) und Leiter des Direktionsbereich Gesundheitspolitik: Denn die Integration könne nicht nur die Versorgungsqualität für die Patienten erhöhen, sondern außerdem Ineffizienzen abbauen und damit Kosten sparen. Doch „*ganz offensichtlich scheint es unterschiedliche Vorstellungen darüber zu geben, wie wir von der heutigen Situation zu einer mit verstärkter Integration kommen*“, urteilt Spycher und diagnostiziert „Besitzstandsdenken“ und „Veränderungsunwillen“ bei einigen Akteuren. Zudem seien sehr viele Akteure am Umbau beteiligt – der Bund, die Kantone, Leistungserbringer, Versicherer und die Patienten – ohne dass es eine Stelle mit zentraler Verantwortung für den Integrationsprozess gebe. „*Alle Akteure haben Hausaufgaben zu leisten, wenn wir das ehrgeizige Ziel des Bundesrates bis 2020 erreichen wollen*“, mahnt Spycher.[73]

Gleichwohl zeigt sich der Trend zur integrierten Versorgung in der Schweiz schon jetzt mehr als deutlich:

73 Forum Managed Care (fcm): Denkstoff Nr. 1. Trendszenarien integrierte Versorgung Schweiz. September 2014. Online: http://fmc.ch/publikationen/fmc-denkstoff/; Forum Managed Care (fcm): Erhebung Ärztenetze Schweiz. Online: http://fmc.ch/infothek/erhebung-aerztenetze/ [abgerufen am 26.8.2015]; Gesundheitszentrum Unterengadin. Online: http://www.cseb.ch/Ospidal-de/Home [abgerufen am 26.8.2015].

- Elektronische Hilfsmittel zur Erfassung, Weitergabe und Auswertung von patienten-, qualitäts- und prozessorientierten Daten kommen immer stärker zum Einsatz.
- Mehr als zwei Drittel der Hausärzte sind einem Ärztenetz angeschlossen, Krankenhäuser interessieren und engagieren sich immer stärker für integrierte Versorgungsformen.
- Der Zuspruch der Patienten hält unvermindert an: Nach Erhebungen des Schweizer Forums für Integrierte Versorgung (fmc) ließen sich 2015 mehr als zwei Millionen Versicherte (rund 25 %) von einem der 72 Ärzte- und Praxisnetze betreuen – das sind 44 % mehr als 2012 und dreimal so viele wie 2008.
- Auch die Angebotsstruktur der Netze ändert sich: Gegenüber früher bieten nur noch die Hälfte der Ärztenetze ausschließlich Grundversorgung an, während bei der anderen Hälfte Spezialärzte einen wachsenden Anteil bilden. Nur noch jedes fünfte Ärztenetz ist ein reines Hausarztnetz.
- Das Spektrum reicht heute von Netzen mit einer kantonsweiten, fast vollständigen Abdeckung der hausärztlichen Versorgung bis hin zu konkurrierenden Netzen mit unterschiedlichen Leistungsspektren und Betreuungsprogrammen für chronisch Kranke.

Angesichts der hohen Veränderungsdynamik hat das fmc drei Trendszenarien für ländliche und für urbane Regionen sowie für Großstädte identifiziert, welche die Realität widerspiegeln und gleichzeitig mögliche Entwicklungen in den nächsten fünf bis zehn Jahren aufzeigen und unterstützen sollen, vor allem im Bereich der vertikalen, sektorenübergreifenden Integration. Folgende zwei Beispiele aus einer Zusammenstellung des fmc seien hier genannt:

- In der Gemeinde Scuol im Kanton Graubünden arbeiten im „Gesundheitszentrum Unterengadin" ein Regionalspital, ambulante und stationäre Pflegedienste sowie ein Wellness-Bad seit 2007 unter einem Dach zusammen. Die Kooperation im ländlichen Raum habe „nationalen Pioniercharakter". Die Strukturen der einzelnen Betriebe wurden so angepasst, dass sie im Verbund optimal funktionieren und Synergien im Betrieb und bei Investitionen genutzt werden können. Das kleine Spital konnte die Zahl seiner stationären Patienten in den vergangenen fünf Jahren um 20 % steigern, die der ambulanten Patienten um 46 %. Bei der Pflegeversorgung wurden die ambulanten Dienstleistungen ausgebaut, um die alten Menschen möglichst lange zu Hause betreuen zu können. Im Wellness-Bad wurden durch Investitionen in Höhe von 6,6 Millionen Franken die Angebote an die Bedürfnisse der Kunden angepasst. Das Gesundheitszentrum engagiert sich auch unter der Überschrift „Gesundheit und Tourismus", um sich zusätzliche Gästesegmente zu erschließen. *„So kann auch die Gesundheitsversorgung der einheimischen Bevölkerung wirtschaftlicher erbracht und damit langfristig für die Region sichergestellt werden."* Seit der Zusammenarbeit der Partner wurden 50 neue Vollzeitstellen geschaffen.

- Am Rand der Großstadt Zürich arbeiten seit 2012 das Akutspital Zollikerberg und die RehaClinic Zollikerberg in einer neuartigen Kooperation zusammen. Die Initiatoren vergleichen ihr Angebot für integrierte Versorgung mit dem Prinzip des One-Stop-Shopping im Einzelhandel. Die Initiative ging von der Rehaklinik aus, deren Stammsitz im 45 Kilometer entfernten Bad Zurzach liegt, und die sich im Kanton Zürich etablieren wollte. Das Anliegen stieß beim Züricher Spital Zollikerberg, das Schwerpunkte in der Unfallchirurgie und Orthopädie hat, auf offene Ohren. Seit 2012 ist im neu erbauten Westflügel des Spitals auch die RehaClinic untergebracht. Patienten mit rheumatologischer und/oder orthopädischer Fragestellung können nun nach der Akutbehandlung in der Klinik komplikationslos zur benachbarten Rehabilitationsbehandlung wechseln - ohne die sonst üblichen Doppeluntersuchungen und Fahrten. Gleichzeitig genießen sie die Sicherheit, dass im Fall von Komplikationen die Ärzte des Akutspitals vor Ort sind. Das Spital erbringt zudem eine Reihe von Support-Dienstleistungen. Beispielsweise leistet ein Assistenzarzt der Klinik in Rotation Dienst bei RehaClinic. Die Therapieteams bieten gemeinsame Kurse an. Derzeit läuft ein Projekt mit dem Ziel, die Grenzen zwischen den beiden Partnern noch durchlässiger zu gestalten: Patienten sollen sowohl in der Akutspital- als auch in der Rehabilitationsphase durch den gleichen Therapeuten betreut werden.

4.3 Reformen in den Niederlanden

2006 reformierte die niederländische Regierung das Gesundheitssystem grundlegend mit dem Ziel, durch mehr Wettbewerb die Qualität der medizinischen Leistung zu verbessern und gleichzeitig die Kosten langfristig unter Kontrolle zu bringen. Die Regierung zog sich weitestgehend aus der Detailsteuerung zurück und entwickelte eine konsequent wettbewerbliche Ausgestaltung. Um dennoch weiterhin sozialpolitischen Einfluss nehmen zu können, stützen sich ihre Einflussmöglichkeiten auf vier Eckpfeiler:

a) Kontrahierungszwang der Versicherer gegenüber den Versicherten
b) Prämiendifferenzierungsverbot
c) Einheitlicher Leistungskatalog
d) Risikostrukturausgleich

Über die Einführung eines Krankenversicherungsfonds, der sich aus Steuermitteln und einkommensabhängigen Beiträgen speist, wird ein Sozialausgleich geschaffen. Diese Summen werden entsprechend definierter Morbiditätsraten den einzelnen Krankenversicherern zugeteilt. Zusätzlich erhebt jeder Versicherer einen eigenen Beitrag zur Deckung der krankenkassenspezifischen Gesundheitskosten. Mit diesem Basisbetrag (ca. 90–150 EUR pro Versichertem pro Monat) stehen die Versicherer im direkten Wettbewerb zueinander und sind gezwungen, die beste Qualität zum günstigsten Preis einzukaufen.

Durch die Konzentration der vormals privaten und gesetzlichen Krankenversicherer zu derzeit vier großen Konzernen wurde eine Optimierung der Verhandlungsposition gegenüber den Leistungsanbietern und erhöhte Effizienz in der Administration erreicht. Auch wurde der Kontrahierungszwang der Versicherer gegenüber den Leistungsanbietern aufgehoben. Bei den jährlichen Budgetverhandlungen werden damit Qualitätsindikatoren wie postoperative Wundinfektionsrate, Katheterinfektionen auf Intensivstationen aber auch Patientenzufriedenheit neben dem Preis pro Produkt zum Verhandlungsgegenstand. Im Verlauf der Jahre entwickelte sich so das Angebot der Versicherer an die Versicherungsnehmer, durch Einschränkung der freien Arztwahl eine Prämienreduktion zu erreichen, da die Versicherer einzelne Leistungen wie z. B. Hüft- oder Leistenbruchoperation nun in wenigen Zentren zu definierten Preisen bei dokumentierter Qualität einkaufen können.

Eine Abteilung des niederländischen Gesundheitsministeriums führt die Oberaufsicht über Qualität, Sicherheit und Erreichbarkeit der medizinischen Versorgung. Das Set der Qualitätsindikatoren wird unter Mitarbeit der vier entscheidenden Parteien (Krankenhausgesellschaft, Ärztekammer, Universitätskliniken und Vereinigung des Pflegepersonals) entwickelt und verbindlich festgelegt. Diese Qualitätsindikatoren zwingen jeden Anbieter zur Transparenz seiner medizinischen Leistungen und können sowohl den Patienten als auch den Versicherern als Entscheidungsgrundlage dienen.

Da die Krankenhäuser frei in ihrer Reaktion auf diese externen Faktoren sind, führt dies zu einer zunehmenden Beschäftigung mit dem eigenen Krankenhausprofil, dem Erscheinungsbild und einer Durchforstung des Angebots. Hieraus ergibt sich für die Kliniken die Notwendigkeit, nach geeigneten Kooperationspartnern zu suchen, um Teilbereiche oder gesamte Behandlungsketten kostendeckend im Krankenhaus halten zu können oder mit anderen Häusern auszutauschen. Es kann aber auch bedeuten, einzelne Abteilungen zu schließen.

Programme der Krankenversicherer evaluieren jährlich die Kundenzufriedenheit in Krankenhäusern und machen landesweite Benchmarks. So entwickeln sich in den Niederlanden zunehmend neue Organisationsstrukturen, in denen die Ärzte einer Fachrichtung sowohl die medizinische und organisatorische als auch die finanzielle Verantwortung für ihre Abteilung übernehmen und ein gewisser Prozentsatz ihres Honorars an den Erfolg gekoppelt ist. Um nicht falsche Anreize zu setzen, werden ausdrücklich nicht einzelne medizinische Behandlungen als Maßstab genommen. Für die Gesamtperformance einer Abteilung ist der Gleichklang von Qualität, Patientenzufriedenheit, Kostenbeherrschung, Transparenz und Umfang der medizinischen Leistung wichtig.[74]

74 Dr. Klaus Hecker, M.Sc., Facharzt für Anästhesiologie und Intensivmedizin, Ärztlicher Direktor VieCuri Medisch Centrum Venlo/Venray.

All diese Maßnahmen haben in den letzten Jahren zu weitgehend stabilen Ausgaben für das Gesundheitssystem bezogen auf das Bruttoinlandsprodukt geführt, ohne die Versorgungssicherheit der Bevölkerung oder die Qualität der medizinischen Versorgung zu beeinflussen. Dies zeigt sich auch daran, dass die Niederlande beim Euro Health Consumer Index (EHCI) in den Jahren 2006 und 2007 Platz 2 belegten und seit 2010 ununterbrochen auf Platz 1 liegen. Seit der Report 2005 veröffentlicht wird, war das Land immer unter zu den ersten drei von mehr als 30 Ländern.[75]

4.4 Impulse aus den USA

Kaum ein Gesundheitssystem wird derart häufig als Negativbeispiel herangezogen wie das amerikanische: Bei mittelmäßiger Qualität und erheblicher Defizite beim Zugang sei es viel zu teuer – so lauten die typische Argumente. Auch wenn sich in den letzten Jahren an einigen Stellen Verbesserungen eingestellt haben – insbesondere was den Versicherungsschutz angeht – trifft diese Kritik im Wesentlichen sicher zu. Dennoch, oder besser gerade deshalb lohnt sich der Blick auf die USA. Denn der große Druck durch unzählige Probleme hat auch dazu geführt, dass eine noch größere Anzahl an Versuchen unternommen wurde, diese Probleme zu beheben. Mit dem Affordable Care Act (ACA), jener unter Präsident Obama auf den Weg gebrachten, weitreichenden Gesundheitsreform, wurden zahlreiche weitere Impulse gesetzt. Das Ergebnis ist ein Schatz an Experimenten, die den näheren Blick lohnend erscheinen lassen. In einer von der Stiftung Münch unterstützten Projektstudie („Netzwerkmedizin, Impulse für Deutschland aus den USA") haben Prof. Dr. Andreas Schmid und Sebastian Himmler von der Rechts- und Wirtschaftswissenschaftlichen Fakultät der Universität Bayreuth diesen näheren Blick auf das US-amerikanische Gesundheitssystem unternommen und dabei zahlreiche Ansatzpunkte für Experimente mit neuen Versorgungs- und Vergütungsformen identifiziert, die Elementen der Netzwerkmedizin nahekommen und deshalb auch für Deutschland interessant sein könnten[76]. Denn viele der in den USA vorliegenden Probleme sind auch dem deutschen Gesundheitssystem keineswegs fremd: Kostendruck, Brüche in der Kontinuität der Versorgung, Qualitätsdefizite, die Gefahr impliziter Rationierung, unzureichende IT-Infrastruktur, um nur einige zu nennen. *„Es kann durchaus sein, dass im Kontext des ACA vielleicht zu viele Veränderungen zugleich angestoßen wurden"*, schreiben die Autoren in ihrem Fazit. Umso schneller werde sich jedoch zeigen, wo Chancen

75 EurActiv.com: NGO-Bericht: Die Niederlande haben das beste Gesundheitswesen in Europa. 28.1.2015. Online: http://www.euractiv.de/sections/innovation/ngo-bericht-die-niederlande-haben-das-beste-gesundheitswesen-europa-311629 [abgerufen am 26.8.2015]; Roberts: Netherlands tops health care rankings, with UK in 14th place. In: The Telegraph v. 3.2.2015. Online: http://www.telegraph.co.uk/news/health/expat-health/11384780/Netherlands-tops-health-care-rankings-with-UK-in-14th-place.html [abgerufen am 26.8.2015].

76 Stiftung Münch (Hrsg.): Netzwerkmedizin – Impulse für Deutschland aus den USA, Projektbericht. Online: www.stiftung-muench.org/wp-content/uploads/2015/07/Web.pdf.

und Risiken liegen, welche Herausforderungen lösbar sind und welche Projekte scheitern werden. Auch wenn es in den meisten Fällen für eine abschließende Bewertung noch zu früh sei, lassen sich nach Ansicht der Autoren jedoch erste Erkenntnisse schlaglichtartig zu zehn Impulsen verdichten.

Impuls 1: Mehr Experimente wagen

Im Vergleich zu den USA erscheinen die deutschen Versuche, neue Versorgungs- und Vergütungssysteme zu testen, zaghaft und halbherzig. Hier wäre ein deutlich entschiedeneres Vorgehen wünschenswert. Erfolgversprechende Ansätze sollten schneller in den Regelbetrieb implementiert und weiter erprobt werden. Auch Leistungserbringer können aktiv die Entwicklung von Versorgungsmodellen vorantreiben, eigene Standards definieren und versuchen, hierfür Versorgungsverträge verschiedener Versicherer zu erhalten. Das in den USA eingeräumte Maß an unternehmerischer Freiheit ermöglicht es beispielsweise auch, dass trotz starker Antipathie in der Bevölkerung gegen klassische HMO (Health Maintenance Organization) einzelne Unternehmen wie Geisinger Health System oder Kaiser Permanente mit überzeugenden HMO-Konzepten durchaus Erfolg haben.

Impuls 2: Unternehmerische Freiheit sichern

Auch außerhalb großformatiger und bundesweit konzertierter Versorgungsstudien müssen Leistungserbringer und Kostenträger die Möglichkeit haben, unorthodoxe und innovative Formate zu erproben. In diesen Fällen geht es nicht um finanzielle Subventionen, sondern um die Befreiung von Vorschriften beispielsweise in den Bereichen der Finanzierung und Vergütung.

Impuls 3: Vergütungssystem flexibilisieren

Neben der zwingend erforderlichen Überwindung der sektoralen Trennung im Vergütungssystem müssen verschiedene Varianten von stärker pauschalierenden Vergütungsformen erprobt werden. Dabei ist zunächst durchaus denkbar, dass episodenbasierte Ansätze einen wichtigen Zwischenschritt zu stärker populationsbezogenen Ansätzen darstellen. In der Praxis scheinen sich Kombinationen dieser Ansätze zu bewähren. Um die Nachteile von weiterhin bestehenden fee-for-service Komponenten zu minimieren und Auswüchse wie in den klassischen HMOs zu verhindern, muss umfangreiche Qualitätssicherung betrieben werden. In diesem Kontext gilt es, verschiedene Formen der Qualitätsmessung auch unter Einbeziehung von Patientenzufriedenheit und sonstiger „weicher" Kriterien zu erproben. Neben bundesweiten Initiativen können auch die Leistungserbringer selbst entsprechende Konzepte mit entwickeln.

Impuls 4: Qualitätsmessung fördern

Um Vergütung an Qualität koppeln zu können und die Interessen der Versicherten zu sichern, muss die Messung und Kommunikation von Qualität eine zentrale Rolle einnehmen. Gerade in der Entwicklungsphase erscheint die Erprobung und auch langfristige Evaluation verschiedener Ansätze von besonderer Bedeutung. Die Patient Centered Medical Homes (PCMH) verfolgen in der Betreuung der Patienten einen ganzheitlichen Ansatz, der mit dem Screening von Hochrisikopatienten beginnt und bis zur Koordination des weiteren Versorgungsweges reicht. Für das entsprechende Screening ist die Verfügbarkeit entsprechender Daten von fundamentaler Bedeutung. Dies tangiert direkt elementare Patientenrechte wie den Datenschutz. Auch in den USA spielt Datenschutz eine wichtige Rolle, die Mentalität ist jedoch offener gegenüber derartiger Nutzung. Auch in Deutschland sollte in diese Richtung weiter untersucht werden, wie sich berechtigte Interessen von Versicherten und Patienten mit dem gemeinsamen Ziel einer besseren und auch weiterhin finanzierbaren Gesundheitsversorgung verbinden lassen.

Impuls 5: Finanzielle Anreize für Electronic Health Records (EHR) setzen

Um eine kritische Masse zu erreichen, ist die Investition in EHR mit starken finanziellen Anreizen – positiver und/oder negativer Natur – zu belegen. Hierbei ist es Aufgabe des Regulators, die Interoperabilität sicherzustellen und den rechtlichen Rahmen für die verantwortungsvolle Nutzung dieser Daten zu schaffen. Die PCMH zeigen jedoch auch, dass die Koordination der Versorgung nicht zwingend von einem die nachgeordneten Versorgungsstufen integrierenden Leistungserbringer erfolgen muss. Gerade auch um eine informierte Wahl zwischen verschiedenen Netzen zu ermöglichen, könnte eine stärkere Unabhängigkeit sogar von Vorteil sein. Gleichwohl deuten viele Indizien darauf hin, dass die effiziente Abstimmung von Behandlungsverläufen am einfachsten in integrierten Organisationen umgesetzt werden kann.

Impuls 6: Patienten gezielt durch das Versorgungssystem steuern

Funktionen zur Versorgungskoordination sollten gezielt etabliert und separat vergütet werden. Ferner sollten Leistungserbringer, die durch eine effiziente Abstimmung ihrer Behandlungswege eine effiziente Versorgung erreichen, an den daraus resultierenden Einsparungen partizipieren können. Während der Ansatz der Netzwerkmedizin eine bundesweite Präsenz vorsieht, zeigt das Beispiel der USA, dass durchaus auch regionale Versorgungssysteme wirtschaftlich erfolgreich betrieben werden können. Hier sind sicherlich verschiedene Faktoren gegeneinander abzuwägen. Der Vorteil bestünde jedoch in einer größeren Pluralität der Versorgungsstrukturen, der auch weiterhin den Raum für innovative Experimente gibt. Gerade um einen entsprechenden Populationsbezug herstellen zu können, muss dabei auch die Verknüpfung von ambulanter Grundversorgung und nachgelagerten Versorgungsstufen bedacht werden. In den USA scheint sich allerdings abzuzeichnen, dass nicht zwingend eine vollständige vertikale Integration nötig und sinnvoll ist. So wächst in vollständig integrierten Organisationen die Herausforderung, das Spannungsfeld der Interessen von niedergelassenen Allgemeinärzten auf der einen und stationären Leistungserbringern auf der anderen Seite zu orchestrieren.

Impuls 7: Regionale Cluster fördern

Um populationsbezogene Versorgungsansätze umsetzen zu können, sollte regionale Vernetzung angestrebt und gefördert werden. Die Initiative kann sowohl von Seiten der Leistungserbringer als auch von Seiten der Kostenträger ausgehen. Eine überregionale Verknüpfung dieser Netze stellt eine Ausbauoption dar. Anreize zur Integration gehen mit der Gefahr einher, dass konzentrierte Versorgungsstrukturen entstehen. Dies ist problematisch, da Patienten nicht unbegrenzt mobil sind und in der Folge in ihrer faktischen Wahlfreiheit eingeschränkt werden, während ein vollständig integrierter Anbieter möglicherweise Marktmacht ausüben kann. Deshalb ist genau abzuwägen, inwiefern die Vorteile zum Beispiel hinsichtlich der potentiell entstehenden Effizienzgewinne eine vollständige Integration erfordern oder auch durch weniger restriktive Formen der Koordination erreicht werden können. Hierzu ist eine funktionierende und unabhängige Fusionskontrollbehörde zwingend erforderlich, die auch auf regionaler Ebene die industrieökonomischen Zusammenhänge kritisch hinterfragt und gegebenenfalls eingreift. Zusätzlich ist zu bedenken, dass in den USA eine starke Restriktion der Wahloptionen durch Managed Care Organisationen letztlich gegen den Wiederstand der Versicherten nicht umsetzbar war und zu ihrem Ende entscheidend beitrug. Das Portalkonzept der Netzwerkmedizin scheint hier ein interessanter Ansatz zu sein, da es durchaus überlappende Abdeckungsbereiche zulässt und ermöglicht, dass auch weiter entfernte, gegebenenfalls zu unterschiedlichen Netzwerken gehörende stationäre Leistungserbringer nachgelagerter Versorgungsstufen miteinander in Konkurrenz stehen. Inwiefern durch die vorgesehenen Zusatzversicherungen Lock-In-Effekte entstehen können, wäre kritisch zu prüfen.

Impuls 8: Konzentrierte Strukturen vermeiden

Die Entstehung monopolartiger Strukturen ist zu vermeiden. Das dadurch entstehende Spannungsverhältnis ist zu moderieren. Ausnahmen vom klassischen Fusionskontrollverfahren erscheinen nicht zielführend. In Regionen, in denen konzentrierte Strukturen nicht vermeidbar sind, ist zu prüfen, inwiefern weitere Kontrollmechanismen notwendig sind. Blickt man auf die notwendigen Entscheidungen, die beispielsweise im Hinblick auf Vergütungsformen der Vertragsoptionen zu treffen sind, ist schwer vorstellbar, dass diese mit den Mechanismen der Selbstverwaltung umsetzbar sind. Auch die geringen Fortschritte bei der elektronischen Gesundheitskarte fördern den Optimismus nicht.

Impuls 9: Blockade der Selbstverwaltung durchbrechen

Erprobungen sollten auch außerhalb des Systems der Selbstverwaltung möglich sein, die aufgrund innerer und äußerer Restriktionen nicht ausreichend flexibel erscheint, entsprechende Innovationen in den Versorgungsstrukturen anzustoßen. Problematisch erweist sich ferner die Überführung erfolgreich erprobter Modelle in die Regelversorgung. Sind hier oder bei der Entwicklung wegbereitender Projekte (z. B. Digitalisierung) keine Fortschritte absehbar, ist es Aufgabe des Regulators, tätig zu werden. Wichtig ist es, die Probleme des amerikanischen Gesundheitssystems nicht zu ignorieren. Hierzu gehört die starke Fragmentierung, die unter anderem entscheidend zu den hohen Kosten der Gesundheitsversorgung beiträgt. Auch selektives Kontrahieren geht mit einem nicht zu vernachlässigbaren administrativen Aufwand einher. Daher erscheint es erstrebenswert, möglichst viele der erfolgreich erprobten Konzepte zeitnah in die Regelversorgung zu überführen. Die Idee, im Rahmen der Netzwerkmedizin die kollektivvertragliche Struktur der GKV nach wie vor als kohärenzstiftende Basis zu nutzen, scheint in diesem Kontext interessant.

Impuls 10: Zu starke Fragmentierung verhindern

Die Schaffung von Wahloptionen für die Patienten und die Förderung eines Wettbewerbs der besten Behandlungsansätze dürfen nicht dazu führen, dass das Gesundheitssystem zu stark fragmentiert wird. Es besteht sonst die Gefahr mangelnder Transparenz und exzessiver Transaktionskosten.

4.5 Interviews mit den Experten Thomas Bahr und Irmtraut Gürkan

Thomas Bahr, Managing Partner des Nürnberger Beratungsunternehmens UG-MaS

„Wir brauche eine größere Vielfalt der Angebote“

Zur Person:

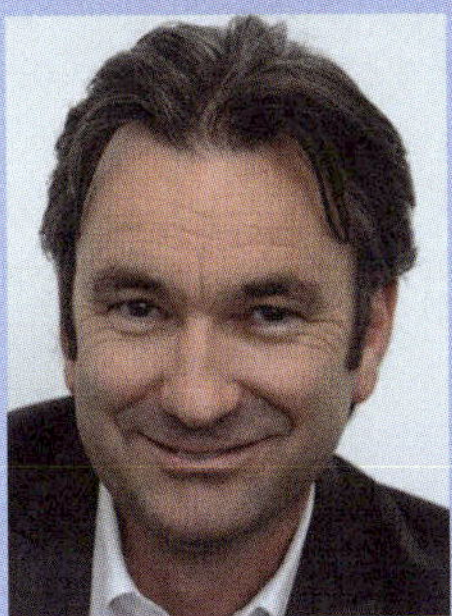

Thomas Bahr ist Managing Partner der Nürnberger **Beratungsgesellschaft UG-MaS** (Unternehmung Gesundheit Management & Services), die Krankenversicherer, Ärztenetze und andere neue Versorgungsformen berät und unter anderem Abrechnungssoftware für sie entwickelt. Thomas Bahr begann ein Medizinstudium und wechselte dann zu den Politik- und Sozialwissenschaften mit Schwerpunkt Gesundheitswesen. Von 1996 bis 1999 war er Leiter des Bundestagsbüros von Jürgen Möllemann, dem damaligen gesundheitspolitischen Sprecher der FDP. Nach Positionen in der Gesundheitswirtschaft, u. a. bei zwei Pharmafirmen, kam Bahr 2005 zum Unternehmen Gesundheit Oberpfalz Mitte (UGOM) in Amberg, eines der regionalen Pioniernetze in Deutschland mit rund 100 niedergelassenen Haus- und Fachärzten sowie regionalen stationären Versorgern. Bahr führte UGOM von 2007 bis 2013 als Geschäftsführer, bevor er mit einem Partner das Start-up UGMaS gründete.

Herr Bahr, Sie sind seit zwanzig Jahren Akteur im deutschen Gesundheitswesen, waren in der Politik, bei Pharmafirmen, dann Geschäftsführer eines regionalen Gesundheitsnetzwerks und sind jetzt Berater. Sie stellen dem deutschen Gesundheitssystem keine guten Noten aus. Warum?

BAHR: Die Architektur und Tradition des deutschen Gesundheitssystems passen einfach nicht mehr zu den Anforderungen des 21. Jahrhunderts. Die dringende Notwendigkeit zu Veränderungen auf der einen Seite und die etablierten Strukturen in Politik, Kassenärztlichen Vereinigungen, Krankenhausverbänden und Krankenkassen auf der anderen Seite stehen sich konträr gegenüber. Die ständige Substitution der Kosten kaschiert, dass Leistungsanbieter und Krankenkassen fortwährend Verträge zu Lasten Dritter abschließen. Das ist ein systemisches Problem, vor dem wir stehen und für dessen Lösung wir neue politische, vor allem aber wettbewerbliche Antworten brauchen. Die Trägheit des Veränderungswillens der Systemteilnehmer GKV wird zu einem Problem der Versorgung, das sich insbesondere in einem Innovationsstau ausdrückt. Innovationen werden zwar angeboten, aber die Finanzierung und damit der Marktzugang sind das Problem. Keiner traut sich mehr zu einem großen Wurf wie zum Beispiel in Dänemark, wo man die ambulante und stationäre Versorgung auf neue Füße gestellt hat, wo man die Zahl der Krankenhäuser vorgegeben und die Patientensteuerung erneuert und verbessert hat. Die Dänen haben jetzt eine preiswertere Versorgung ohne Einbußen bei der medizinischen Qualität.

Das klingt nach Staatswirtschaft, nicht nach den „wettbewerblichen Antworten", die Sie anmahnen.

BAHR: Ich bin kein Fan solcher staatlichen Eingriffe. Trotzdem hat mich das Beispiel Dänemark beeindruckt, weil man dort immerhin Neues gewagt hat. Man hatte den politischen Mut zu einer „kreativen Zerstörung" des alten Modells im Sinne Schumpeters. Man wagte, mit Hilfe eines adäquaten neuen Modells den Systemwechsel, und nicht nur die Reform der vorangegangenen Reform. Wir können doch nicht ewig sagen: Es ist gut, so wie es jetzt ist. Wir müssen alte Zöpfe abschneiden, ohne auf die Grundwerte unseres Versorgungsanspruchs zu verzichten.

Aber sehr Vieles funktioniert doch ziemlich gut.

BAHR: Darauf würde ich mich ungern dauerhaft verlassen. Die Probleme stehen ja inzwischen so oft in der Zeitung, dass ich mich kaum noch traue, sie zu wiederholen: demografischer Wandel, defizitäre Krankenhäuser, unnötige Operationen, absehbar schwindende Ressourcen bei den Krankenkassen, heterogene Entwicklungen in der ländlichen Versorgung einerseits und der Versorgung in Metropolen andererseits. Bis 2020 werden 30.000 Praxisabgaben erwartet. Dem muss man etwas entgegenstellen, sonst haben wir in einigen Jahren eine Sicherstellung der Versorgung, die diesen Namen nicht mehr verdient. Es gibt zu wenige Anreize, solche drängenden Aufgaben mit innovativen Angeboten zu lösen. Diejenigen, die Verantwortung haben, sind leider nicht bereit, jetzt vorzubauen, jetzt Ideen ins System zu injizieren, die dann Zeit zum Wachsen haben und in einigen Jahren, wenn die Probleme noch gravierender sind, den Weg zu einer Lösung aufzeigen könnten.

Sie haben bereits sechs regionale Versorgungsnetze mitgegründet und behaupten, die könnten einen wichtigen Beitrag zur Lösung einiger der genannten Probleme leisten. Was machen diese Netze besser?

BAHR: Sie entsprechen dem Subsidiaritätsprinzip, sie sind näher dran am Geschehen. Und sie folgen der Philosophie, dass die handelnden Personen stärker in die Verantwortung genommen werden, auch monetär, und das gilt sowohl für die Ärzte als auch für die Patienten: Beide spüren die Auswirkungen ihres Handelns stärker, und das ist gut so. Keiner kann sich hinsichtlich seiner Verantwortung für die Versorgung anonym hinter einer Masse verstecken und den „anderen" Fehlverhalten vorwerfen, die Transparenz ist viel größer. Bei UGOM in der Oberpfalz, einem der erfolgreichen regionalen Gesundheitsnetze in Deutschland, bei dem ich sechs Jahre lang Geschäftsführer war, haben wir gezeigt, dass das gut funktionieren kann. UGOM leistet sektorenübergreifende integrierte Gesundheitsversorgung in der Region, indem es etwa 100 niedergelassene Haus- und Fachärzte, drei örtliche Klinken und zwei MVZs zu einem Netzwerk für etwa 16.000 Netzpatienten verbindet, allesamt AOK-Mitglieder. Über eine gemeinsame elektronische Patientenakte sind alle Leistungsanbieter miteinander verbunden, sie betreiben ein durchgängiges Qualitätsmanagement, vermeiden unnötige Doppeluntersuchungen, verkürzen Wartezeiten, stimmen Medikationen aufeinander ab. Für die Netzpatienten fungiert ihr Hausarzt als Betreuungsarzt, der sie bei Bedarf effizient zu den Fachärzten und Kliniken weiterleitet. Es gilt das Prinzip „weniger ist mehr“: weniger Medikamente – dafür die richtigen, weniger unnötige Krankenhauseinweisungen. Davon profitieren natürlich die Patienten, aber auch die niedergelassenen Ärzte: Zum einen durch eine hohe Patientenbindung, gutes Marketing und eine gute Kooperation mit den Krankenhäuser, aber auch durch zusätzliche Einnahmen, indem die Netzgewinne aus den Einspareffekten auf alle Netzanbieter verteilt werden. Auch die Region profitiert, weil medizinische Versorgung vor Ort bleibt, die ohne Netz wohl abwandern würde.

Also eine richtige Erfolgsstory?

BAHR: Teils, teils, denn das Modell stößt nicht nur bei UGOM, sondern auch bei anderen Gesundheitsnetzen an Grenzen. So ein Netz ist ein privates Unternehmen, das einen Sozialauftrag erfüllt. Im Gegensatz zu den öffentlichen Körperschaften wird es nicht durch garantierte Budgets finanziert, es gibt ja bekanntlich keinen Kontrahierungszwang in den Selektivverträgen. Außerdem müssen die erzielten Einsparungen zugunsten des Sozialsystems versteuert werden. Eine weitere Schwierigkeit ist die, dass sich von den beteiligten Ärzten längst nicht alle an die Leitlinien des Netzwerks halten. Die sind ihrem Selbstverständnis nach eben Freiberufler und lassen sich ungern vorschreiben, wohin sie zum Beispiel einen Netzpatienten überweisen sollen, vor allem wenn die Netzpatienten nur einen kleinen Teil ihrer Patienten in der Praxis ausmachen. Nicht zu vergessen die freie Arztwahl, die sich nicht mit der Netzsteuerung, also einem klassischen Managed-Care-Prinzip verträgt. Man kann dem eingeschriebenen Netzpatienten ja nicht verbieten, einen Arzt außerhalb des Netzwerks aufzusuchen, schon gar nicht, wenn er einen Unfall in Hamburg hat oder in Berlin einen Herzinfarkt erleidet.

Plädieren Sie dafür, die freie Arztwahl einzuschränken?

BAHR: Das wäre politisch nicht durchsetzbar. Ich würde es deshalb über Anreize machen: Der Versicherte, der sich in so ein Managed-Care-Programm einschreibt, dem eben nur ausgewählte Leistungsanbieter angehören, müsste – wenn er sich an die freiwillige Einschränkung hält – nur eine rabattierte Versicherungsprämie zahlen, er bekäme eine Art Netztarif. Egal, wie man über die freie Arztwahl denkt, faktisch ist sie ein strukturelles Problem aller regionalen Gesundheitsnetze: Selbst wenn es dem Netzwerk durch bessere Patientensteuerung gelingt, zum Beispiel im eigenen Netzkrankenhaus die Kosten zu senken, weil Fehlbelegungen vermieden werden, heißt das nicht, dass diese Ersparnis automatisch beim Versicherer ankommt. Die Kassen nennen das gerne „das weinende Bett", sie argumentieren, dass einige der Netzpatienten in anderen Krankenhäusern außerhalb des Netzwerks die leeren Betten füllen – und damit ihre Kasse beanspruchen. Mit dieser Argumentation wird das Capitation-Modell der regionalen Netzversorger unterhöhlt. Capitation funktioniert eigentlich nur in einem geschlossenen System, aber das deutsche Gesundheitswesen ist durch die freie Arztwahl ein offenes System – als Versicherter kann man im Prinzip überall im System medizinische Leistungen in Anspruch nehmen. Das ist der große Nachteil der regionalen Netzversorger.

Wenn die freie Arztwahl sakrosankt ist, bliebe die Möglichkeit, die Netze zu vergrößern.

BAHR: Genau, man bräuchte viele UGOMs, viele Gesundheitsnetze, die untereinander Kooperationsverträge abschließen. Gemeinsam könnten die vernetzten Regionalnetze eine kritische Masse erreichen und Wirkung entfalten. Bislang ist es bei den Netzen ein bisschen wie bei Asterix: Das sind Insellösungen, die sich irgendwie tapfer behaupten, aber keine wirklich verändernde Kraft darstellen. Innovationen machen auf Dauer doch nur Sinn, wenn sie auch Zugang zum Markt erhalten. Bei Kongressen werden solche Regionalnetze seit Jahren gern als Leuchtturmprojekte vorgezeigt, immer sind alle angetan, aber nach dem Kongress fahren alle wieder nach Hause und machen weiter wie bisher.

Wer ist dafür verantwortlich?

BAHR: Niemand für sich alleine. Manche Ärztefunktionäre bekämpfen solche Ärztenetze mehr oder weniger offen, andere fördern sie zwar aus einem Extrabudget, wie das seit 2013 möglich ist, aber eben halbherzig, so dass die Netze nicht aus dem „Sonderprojektstatus" herauskommen. Auch viele Krankenkassen wollen die Ärztenetze in der Regel lieber nicht zu groß haben. Wenn man wie UGOM nur die AOK als Partner hat, kann man eben nicht die nötige kritische Masse erreichen, um wirklich etwas zu bewegen. Wir haben in Deutschland viele tolle Konzepte in allen Bereichen des Gesundheitssystems, aber wir lassen es dann nicht zu, dass sie etablierter Marktteilnehmer werden. Es gibt zu viel Protektionismus im System, keinen echten Wettbewerb. Man hätte schon vor Jahren unter Federführung des Ministeriums mehrere Gesundheitsnetze entwickeln können – eines in einer Großstadt, eines in einem Landkreis, ein drittes in einer Grenzregion, ein viertes in einer Mittelstadt – lauter Prototypen, mal mit privaten Krankenhäusern, mal mit kommunalen Kliniken; die hätte man auf zwei Legislaturperioden auslegen und anschließend auswerten können, was taugt und was nicht. Unser Gesundheitssystem ist nicht nachhaltig genug, damit sich Innovationen entwickeln können. Es wird Markterfolg schon gefordert, bevor ein Prototyp überhaupt erst auf den Markt kommt. Bestes Beispiel dafür ist der Zickzackkurs bei der „besonderen Versorgung" nach § 140 SGB V. Die Politik ist dafür nicht allein verantwortlich, aber leider auch nicht mutig genug. Sie macht zwei Schritte vor und dann einen zurück. Dabei brauchen wir eine viel größere Vielfalt der Angebote und Vertragsbeziehungen.

Woran denken Sie konkret?

BAHR: Das Assekuranzprinzip gehört für mich auf jeden Fall dazu, also der Gedanke, dass es ähnlich dem Haftpflicht- und Kaskosystem bei der Kfz-Versicherung auch eine Krankenversicherung für die Grundversorgung gibt und eine Zusatzversicherung für alles Zusätzliche. Jeder in Deutschland muss eine Versicherung für diese Grundversorgung haben, egal ob er arbeitet oder nicht; die solidarischen Gesundheitskosten nur dem Arbeitsmarkt aufzudrücken, halte ich für unsozial und unzeitgemäß. Auf die Grundversorgung aufsetzend braucht es eine privatwirtschaftlich organisierte, bezahlbare Zusatzversicherung für diejenigen, die sich das leisten wollen. Wir haben das bei der UGOM mal mit einem Schweizer Versicherer durchgerechnet: Eine Netzkarte nicht nur für die AOK-Mitglieder, sondern auch für Mitglieder anderer Kassen, das würde gesunden Druck auf die Kassen und die Leistungserbringer erzeugen. Diese Netzkarte würde zusätzliche Leistungen anbieten, etwa Krebsvorsorge, Hormonanalysen, Impfungen, Telemedizin, Reiseapotheke, Nordic-Walking-Sprechstunde mit einem Netzarzt, Rückenschule, Augencheck – da gibt es sehr viel, was man anbieten könnte. Warum tun sich nicht ein Gesundheitsnetz und eine Betriebskrankenkasse zusammen und machen für die Menschen im Netz ein Grundversorgungsangebot und – gegen eine zusätzliche Prämie – solche Add-On-Angebote? Weiter entwickelt und umfangreicher gedacht ginge das in Richtung eines lückenlosen Wertschöpfungsprozesses aus einer Hand, so wie man das aus den USA kennt, wo Versicherer und Versorger als HMO (Health Maintenance Organization) schon seit Jahrzehnten eine Einheit bilden. Das würde Angebot und Nachfrage, Einnahmen und Ausgaben in einen unmittelbaren Bezug zueinander setzen. Klar ist, dass dabei immer auch ethische Aspekte eine Rolle spielen müssten, der Ärmere dürfte nie aus dem System fallen, wie das in den USA passiert. Für die Grundversorgung – und für den Notfall sowieso – würde die „Gesundheitshaftpflicht" einstehen. Das entspricht der bisherigen Systematik einer solidarfinanzierten Gesundheitsversorgung, die auf der Bismarck´schen Tradition basiert und tatsächlich vor allem für Notfälle gedacht war. Aber für das, was moderne Medizin heute bietet und wonach die Kunden fragen, braucht es neue Ideen.

Irmtraut Gürkan, Kaufmännische Direktorin der Universitätsklinik Heidelberg

„Wer überleben will, braucht Kooperationen“

Zur Person:

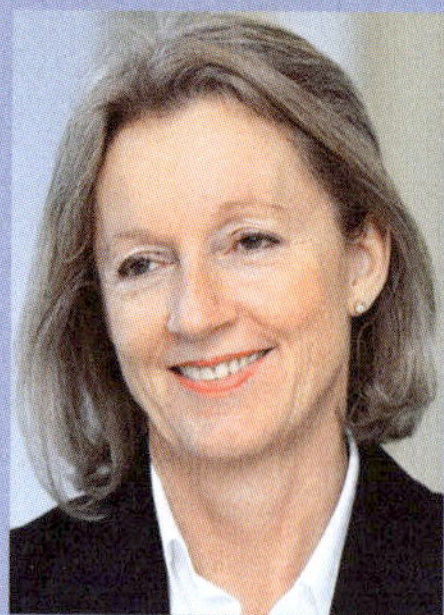

© lichtographie.de

Seit 2003 steht **Irmtraut Gürkan** als Kaufmännische Direktorin und Stellvertretende Vorstandsvorsitzende an der Spitze des **Universitätsklinikums Heidelberg**, das mit rund 13.000 Mitarbeitern zu den drei größten Uniklinika in Deutschland gehört. Mit einem Bilanzgewinn von 2,6 Millionen EUR – bei einem Umsatz von rund 650 Millionen EUR (Klinikum) und über einer Milliarde EUR Konzernumsatz – steht das Klinikum im Vergleich zu vielen anderen Unikliniken gut da. Irmtraut Gürkan ist außerdem Mitglied in medizinischen Ausschüssen und Räten wie dem Verwaltungsrat des Universitätsspitals Basel, dem Hochschulrat RWTH Aachen, dem Stiftungsrat der Deutschen Stiftung Organtransplantation oder dem DIHK-Ausschuss für Gesundheitswirtschaft. Nach dem Studium der Volkswirtschaft in Göttingen begann Gürkan ihre berufliche Laufbahn 1977 bei der AOK Frankfurt, es folgten mehr als zwanzig Jahre am Universitätsklinikum Frankfurt a. M., bevor sie nach Heidelberg wechselte.

***Frau Gürkan, als das Gesundheitswirtschaftsmagazin kma* Sie 2015 zur „Managerin des Jahres“ kürte, lautete eine Begründung dafür, Sie würden sich nicht vor „ungewöhnlichen Kooperationen scheuen“. In Ihrem Geschäftsbericht schreiben Sie selbst von einer „Strategie der Allianzen mit zahlreichen Krankenhäusern in der Region“. Arbeiten Sie daran, das Konkurrenzmodell zu überwinden?**

GÜRKAN: Nein, wir wollen das Konkurrenzmodell nicht aushebeln. Es ist immer die Frage, mit wem man konkurriert, und wir konkurrieren nun mal nicht mit einem Krankenhaus der Grund- und Regelversorgung, wir konkurrieren mit anderen Universitätsklinika – und mit denen gibt es durchaus eine gesunde Konkurrenz. Wir haben sehr früh festgelegt, was unsere Aufgabe als Universitätsklinikum ist, und das ist eben die Maximalversorgung, manche nennen es auch Universitätsmedizin, Hochleistungs- oder innovative Medizin. Wir versorgen und behandeln in unseren Betten vor allem komplexere Fälle, für die auch eine besondere Infrastruktur benötigt wird. Wenn man wie wir zehn MR betreibt, dann werden diese Geräte nicht ausgelastet durch Patienten, die wegen einer Blinddarm-OP zu uns kommen, so kann man die teure Infrastruktur gar nicht refinanzieren. Das geht nur, wenn man zum Beispiel die große Onkochirurgie anbietet oder Transplantationsmedizin, also komplexe Leistungen, für die man diese teuren Geräte auch braucht. Außerdem haben wir Strukturen, die sich auch aus den Erfordernissen von Forschung und Lehre bedingen. Beispiel Neuropathologie: Die kann sich ein Krankenhaus eigentlich gar nicht leisten, aber wenn man wie wir an der Uni einen Forschungsschwerpunkt in Neurowissenschaften hat, dann gehört die Neuropathologie einfach dazu, damit Forschung und Krankenversorgung harmonieren. Trotzdem haben wir selbstverständlich den Ehrgeiz, dieses Fach so gut als möglich auszulasten, und das gelingt nicht mit normalen Wirbelsäulen-OPs in der Neurochirurgie, sondern durch die Behandlung etwa von Hirntumoren. Wir müssen auch nicht die Strumen und Bandscheibenvorfälle der Region behandeln, das machen dann eher unsere Kooperationspartner in der Grund- und Regelversorgung.

Was Sie beschreiben, klingt nach einer Selbstverständlichkeit: Durch Kooperation zwischen Grund- und Regelversorgern einerseits und Hochleistungsmedizin andererseits wird der Patient an den optimalen Ort gesteuert.

GÜRKAN: Sie haben recht: Solche Kooperationen drängen sich geradezu auf, so gesehen müsste es sie eigentlich noch viel häufiger geben. Es wird in dem Zusammenhang ja gern auf den Gesetzgeber geschimpft, aber es gibt keine Gesetze, die solchen Kooperationen entgegenstehen. Man muss sie aber auch angehen und fortwährend pflegen, man führt unendlich viele Gespräche, damit die Partner sich gut miteinander abstimmen.

Wie sieht Ihre Kooperationslandschaft konkret aus?

GÜRKAN: Wir haben Kooperationen mit 14 Kliniken direkt in Heidelberg und in der umliegenden Region, wobei wir mit einzelnen Häusern mehrere Verträge abgeschlossen haben, so dass wir inzwischen auf annähernd dreißig Kooperationsverträge kommen. Nicht ganz alltäglich ist unser Chefarzt-Modell: Manche unserer Klinikdirektoren sind auch Chefärzte in den Kooperationshäusern. Die längste Erfahrung haben wir mit dem Krankenhaus Salem in Heidelberg, wo unser Ärztlicher Direktor der Klinik für Allgemeine, Viszerale und Transplantationschirurgie gleichzeitig Chefarzt der Chirurgischen Abteilung ist; dieses Modell fahren wir auch in der Gynäkologie und Geburtshilfe im Krankenhaus Salem, ebenso in der Unfallchirurgie im Kreiskrankenhaus Sinsheim und im Kreiskrankenhaus Heppenheim, das wir 2013 gekauft haben. In einem anderen Kooperations-Krankenhaus im Neckar-Odenwald-Kreis stellen wir zwar keinen Chefarzt, aber Ärzte. Das Prinzip dabei ist immer: Wir stellen Personal, das Krankenhaus rechnet die Behandlungsleistung selbst ab. Die Ärzte machen das als Dienstaufgabe und bekommen für diese zusätzliche Leistung einen gewissen Obolus, aber nach meinem Eindruck ist es nicht so sehr das Geld, das sie motiviert, sondern die Möglichkeit, damit ihren Gestaltungraum deutlich zu erweitern. Vorteilhaft ist das Modell auch für die Chefarzt-Stellvertreter in den kooperierenden Krankenhäusern: Sie haben Verantwortung für das operative Geschäft, das sind deshalb sehr begehrte Positionen für den Nachwuchs, und gerade die kleineren Häuser haben heute doch oft Probleme, Chefarzt-Posten, aber auch Stellen für Ärzte qualifiziert zu besetzen.

Wie steuern Sie Ihre Patienten in die verschiedenen Häuser?

GÜRKAN: Die Steuerungsmöglichkeiten sind bei so enger personeller Zusammenarbeit ideal, wir ergänzen uns da sehr gut: Wir verlegen Patienten, die nicht mehr bei uns behandelt werden müssen, in die kooperierenden Häuser, umgekehrt kommen Patienten zu uns, deren Situation sich verschlechtert hat oder wo man erkennt, dass das Krankheitsbild doch komplexer ist, als zunächst erwartet. Aber oft müssen die Patienten gar nicht verlegt werden, sondern werden gleich dort aufgenommen, wo sie am richtigen Platz sind. In der Uniklinik haben wir zum Beispiel in der Kardiologie eine große Chest Pain Unit, das ist eine Notaufnahmestation mit sechs Überwachungsplätzen und drei Untersuchungskabinen; Patienten mit unklaren Brustschmerzen werden dort ohne den Umweg über die allgemeine Notfallambulanz untersucht, dann bleibt der Patient entweder bei uns oder er geht in ein kleineres Krankenhaus, wo er weiter internistisch-kardiologisch versorgt wird. So werden für das System die Behandlungskosten gering gehalten, weil Fehlbelegungen vermieden werden. Ähnlich verfahren wir in der Viszeralchirurgie, wo wir die Patienten direkt aus der Ambulanz heraus in das für sie richtige Haus empfehlen.

Was bringen die Kooperationen Ihnen und Ihren Partnern?

GÜRKAN: Wir stabilisieren unsere Partner. All die Häuser, mit denen wir kooperieren, sind bislang in den schwarzen Zahlen. Unsere gute Zusammenarbeit und Abstimmung der Versorgungsleistungen hat sicher dazu beigetragen, dass bislang ein Kliniksterben in der Rhein-Neckar-Region verhindert werden konnte. Das ist umso bemerkenswerter, als die Lage der Krankenhäuser in Baden-Württemberg besonders schlecht ist, die kommunalen Häuser sind in der Regel defizitär. Es ist aber ein Geben und Nehmen für beide Seiten. Wir verlegen zwar mehr Patienten in andere Häuser als wir von ihnen bekommen, aber so kommen wir auch unserem Ziel näher, unsere Betten primär für unsere Hochleistungsmedizin zu nutzen. Damit geben wir unseren Forschern und ehrgeizigen Medizinern die Gewissheit, dass sie innovative Verfahren in der Patientenversorgung umsetzen können, etwa in der Onkologie, in der Neurologie, in der Neuroradiologie; das schafft für uns die Möglichkeit, uns weiterzuentwickeln, die Prozesse zu verkürzen, die Verweildauer weiter zu reduzieren. Durch die enge Zusammenarbeit mit den kleineren Häusern haben es schließlich auch private Ketten schwerer, sich um uns herum einzukaufen. Wer überleben will, braucht Kooperationen. Aber man muss es sehr konsequent betreiben, nur zusammengehen und dann so weitermachen wie bisher, das gibt es leider oft, aber das führt nicht zum Ziel.

Wie weit geht diese Konsequenz? Auch so weit, dass Sie Patienten abgeben, die Sie wirtschaftlich betrachtet selbst gerne hätten?

GÜRKAN: Das Prinzip, zu dem ich stehe: Wir sind verantwortlich dafür, dass es allen Häusern, mit denen wir kooperieren, gut geht. Der Umgang muss transparent und fair sein, daran dürfen wir nicht rütteln. Wir sind ja in diese Kooperationsverträge gegangen, als wir merkten, dass unsere Kapazitäten nicht mehr ausreichen, das war vor allem in der Kardiologie so und in der Viszeralchirurgie – wir waren 2014 das Haus mit den meisten Lebertransplantationen in Deutschland –, auch die Neurochirurgie wächst sehr stark. In so einer Situation macht man erst mal das Naheliegende – man organisiert *im* Haus um: Die eine Klinik muss etwas abgeben, damit die andere etwas dazubekommen kann. Wenn diese Umverteilung aber auf Dauer wieder an Grenzen stößt, bleibt als ultima ratio die Suche nach Kooperationspartnern. Diesen Häusern gegenüber haben wir ein Leistungsversprechen gegeben, und das müssen wir einhalten. Es gibt in Baden-Württemberg zu viele Betten, und auch wir haben in einigen Bereichen wie HNO oder Gynäkologie das „Grundrauschen“ der weniger komplexen Leistungen. Wenn wir nun in einer bestimmten Situation unsere Kliniken aus Eigeninteresse zuerst belegen würden, dann spräche sich das schnell herum. Und dann wäre es wohl bald vorbei mit den Kooperationen. Wenn wir schwächeln würden, käme es zum Schwur. Langfristig müssen in Kooperationen natürlich alle profitieren, aber bei kurzfristigen Entwicklungen darf man nicht überreagieren.

Kooperieren Sie auch mit den niedergelassenen Ärzten?

GÜRKAN: Ja, auch das tun wir. Als das damals mit der Gründung der MVZ losging, haben wir den Niedergelassenen um uns herum auf allen Kanälen signalisiert, dass wir ihnen keine Konkurrenz machen. Wir haben ja auch kein MVZ in Heidelberg gegründet, wir haben nur eines für die Strahlentherapie, Nuklearmedizin und Radiologie gemeinsam mit einem niedergelassenen Radiologen in Weinheim, zwanzig Kilometer entfernt, aufgebaut. Ansonsten haben wir zum Beispiel 17 Verträge mit onkologischen Schwerpunktpraxen, oder sechs Verträge mit Konsiliarärzten, die bei uns den Herzkatheter mit nutzen können; wir haben außerdem Verträge zum Mammographie-Screening, und niedergelassene Ärzte können für uns bei elektiven Operationen vorstationäre Leistungen erbringen, die sie dann direkt mit uns abrechnen.

Sind all diese Kooperationen immer nur Verträge zwischen jeweils zwei Partnern oder geht das schon in Richtung Netzwerk, in dem sich auch diverse Kooperationspartner ihrerseits verknüpfen? Und könnten Sie sich vorstellen, das Kooperations-Geflecht im Sinne von mehr Patientenbindung als eine Art regionale Dachmarke für alle Beteiligten weiterzuentwickeln?

GÜRKAN: Einzelne unserer Partner haben sicher auch Kooperationen untereinander, aber wir steuern das in keiner Weise, das liegt allein in deren Ermessen. Eine Dachmarke, ein koordiniertes Vorgehen aller Partner in der Region ist nicht auf unserer Agenda, aber eine sehr interessante Vision. Unsere Frage lautet bislang eher: In welchen Bereichen, in denen wir eine besondere Expertise haben, können wir uns weiterentwickeln, noch stärker werden? Dass wir hier am Uni-Campus mehr als die aktuell knapp 2.000 Betten betreiben können, ist sicher nicht realistisch. Deshalb überlegen wir natürlich, innerhalb welcher bestehenden oder neuen Kooperationen wir dennoch Kapazitäten erschließen können für Bereiche, die wir weiter ausbauen wollen. In der Palliativmedizin zum Beispiel haben wir gar nicht erst Betten in unserem Haus aufgebaut, sondern machen das in einem kooperierenden Krankenhaus nach unserem Chefarzt-Modell. Umgekehrt ist es genauso spannend: Wenn Krankenhäuser aufgrund ihres eigenen Medizinkonzepts eine neue Abteilung eröffnen wollen und dafür einen Partner suchen, schauen wir uns das sehr genau an.

Ist für Sie auch eine Kooperation mit einem anderen Haus der Maximalversorgung denkbar?

GÜRKAN: Ja, und wir tun das bereits. In Frankfurt-Hoechst haben wir in einem Haus der Maximalversorgung eine Abteilung für Neuroradiologie neu aufgebaut, unser Heidelberger Neuroradiologe ist gleichzeitig dort Chefarzt; seine Stellvertreter vor Ort wechseln turnusmäßig, das ist eine attraktive Position für jüngere Ärzte, Leitungsfunktion wahrzunehmen und sich zu qualifizieren. So etwas macht dann Sinn, wenn man unterschiedliche Schwerpunkte hat, die man entwickeln will. Aber natürlich muss man sich immer überlegen, wie weit der Patient bereit ist zu gehen. Wir können noch so schöne Konzepte bauen – sie müssen dann ja auch gelebt werden.

Ist Ihr Kooperations-Cluster übertragbar auf andere Regionen?

GÜRKAN: Wir haben in Heidelberg die ideale Situation, dass wir der Platzhirsch sind, nur zwei konfessionelle Häuser sind nicht durch Verträge mit uns verbunden. Grundsätzlich gibt es nicht *die* Lösung, die man einfach auf andere Regionen übertragen könnte. Man muss schauen, wo die Möglichkeiten liegen, um doppelte Strukturen nicht unsinnig aufrechtzuerhalten. Dann muss man sich mit den Kollegen darüber verständigen, was man gemeinsam erreichen kann. Und letztlich geht es nur, wenn der Patient die Gewissheit gewinnt, dass es auch für ihn von Vorteil ist. Er muss, wenn er in diesen „Verbund" geht, das Gefühl haben, dort gut aufgehoben zu sein, weil er immer genau das bekommt, was seiner Erkrankung angemessen ist. Also Hochleistungsmedizin, wenn Hochleistungsmedizin gefragt ist, Grund- und Regelversorgung, wenn die angezeigt ist. Und die Möglichkeit, zwischen den Versorgungsstufen wechseln zu können, und nicht dort festzuhängen, wo er zufällig ins System eingetreten ist. Patienten, die mit einer definierten Erkrankung in ein Haus der Grund- und Regelversorgung kommen, fühlen sich in einem solchen kleineren Haus meistens sehr wohl, und oft genießen sie dort auch den Komfort, den kleinere Häuser nun mal bieten können.

Dennoch lässt sich medizinische Expertise auch weit über die Region hinaus verwerten, Sie demonstrieren es selbst mit Ihrer 2014 eröffneten, ersten telemedizinischen Praxis in Hamburg.

GÜRKAN: Es gab schon länger eine intensive Zusammenarbeit zwischen einer Hamburger Fachpraxis mit mehreren Neurologen und unserer Neuroradiologie, deren Spezialität die Bildgebung und Diagnose peripherer Nervenschäden in Armen, Beinen und im Kopfbereich ist. Es kamen im Schnitt fünf, sechs Patienten pro Tag aus Hamburg nach Heidelberg, da lag es nahe, dass die sich auch in Hamburg in den MR legen können. Die neurologische Praxis ist im gleichen Haus, die Ärzte sind also für den Notfall im Standby, aber bei der MR-Aufnahme selbst ist kein Arzt dabei, das organisieren medizinisch-technische Assistenten. Das Gerät wird von Heidelberg aus gesteuert, die MRT-Daten sind in Echtzeit in Heidelberg verfügbar. Vor und nach der Untersuchung ist der Patient via Bildschirm mit unserem Professor Bendszus und seinen Kollegen verbunden, um zunächst die Fragestellung, später dann den Befund zu besprechen. Mit dieser weltweit ersten telemedizinischen Praxis in diesem Bereich können wir unseren Patienten aus Hamburg und dem Norden Deutschlands zu einer klaren Diagnose verhelfen, ohne dass sie die weite Reise nach Heidelberg machen. Solche Tele-Praxen wird es sicher bald in viel größerer Zahl geben. Darin zeigt sich, dass Leistungen dort erbracht werden, wo die beste Expertise ist, verbunden mit neuen technologischen Möglichkeiten, die es vor wenigen Jahren noch nicht so gab. Leider können wir die Leistung im Moment nur mit Privatversicherten abrechnen, weil wir keine KV-Zulassung haben. Das ist natürlich ein kleiner Schönheitsfleck, dass wir als Uniklinik das nicht auch den GKV-Patienten anbieten können, allerdings haben wir im Rahmen unseres Ambulanzvertrages mit den Krankenversicherungen in Baden-Württemberg diese Leistungen auch für GKV-Patienten in Heidelberg vereinbart.

5 Ausblick – als Rückblick aus dem Jahr 2030

Vor zehn Jahren, im Jahr 2020, hatten sich bereits die ersten größeren Netzwerke mit Fokus auf der stationären Versorgung gebildet. Vorreiter waren große Klinikketten in Zusammenarbeit mit regional tätigen Trägern. Sie bildeten das erste bundesweit flächendeckende Netz mit einem anfänglichen Marktanteil von etwas über 10 %. Andere Verbünde folgten jedoch schon bald, denn der Wettbewerbsdruck stieg und es blieb noch genug Raum für weitere Netzwerke (Abbildung 12). Einige erreichten ebenfalls eine bundesweite Abdeckung, andere konzentrierten sich auf Angebote in einer größeren Region. Hin und wieder waren auch Ein- und Austritte von einzelnen Leistungserbringern und Wechsel zwischen den Netzwerken zu beobachten. Die Netzwerke waren nicht statisch.

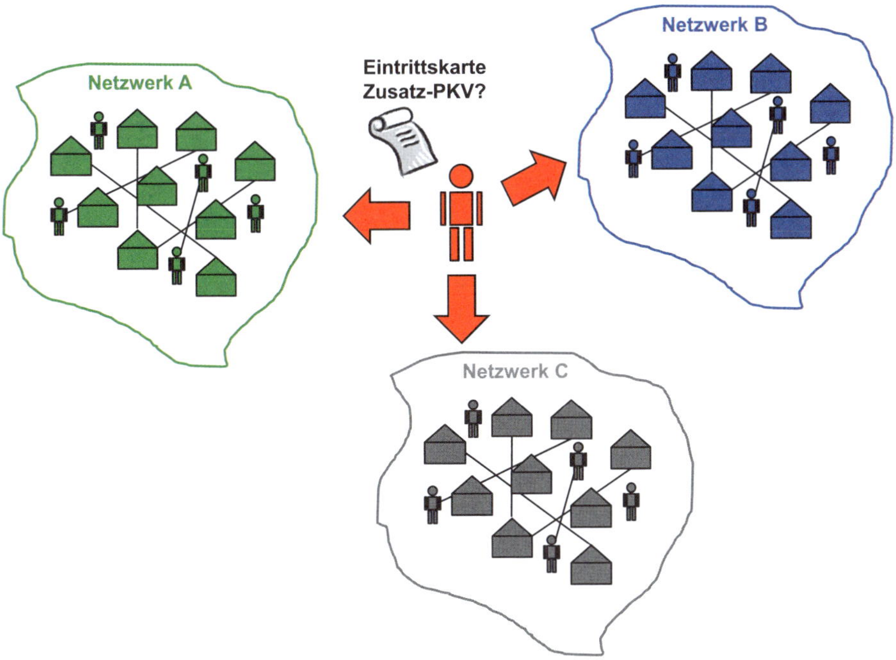

Abb. 12: Konkurrierende Netzwerke

Quelle: Eigene Darstellung.

Die gewaltigen geodemografischen Veränderungen in den 20er Jahren, verbunden mit dem wachsenden ökonomischen Druck, dem zunehmenden Fachkräftemangel und den veränderten Präferenzen des ärztlichen Nachwuchses, führten dazu, dass die Netzwerke einen immer stärkeren sektorenübergreifenden Charakter annahmen. Die noch bestehenden ambulanten Strukturen konnten viele ländliche Regionen nicht mehr ausreichend versorgen und die nötige Infrastruktur war aufgrund kleiner werdender Fallzahlen ökonomisch nicht mehr tragbar. Viele Ärzte waren daher dankbar, dass sie die Infrastruktur der Kliniken nutzen konnten. So konnte den Patienten ein Versorgungsangebot rund um die Uhr gemacht werden, ohne dass jeder Arzt ebenfalls rund um die Uhr im Einsatz sein musste. Insbesondere freute sich der ärztliche Nachwuchs über das Mehr an unternehmerischer Sicherheit und Planbarkeit. Manch einer bevorzugte dabei die freiberufliche Tätigkeit in einem Netzwerk, andere wählten ein Angestelltenverhältnis.

Nach großer anfänglicher Skepsis wurde auch die Unterstützung der ärztlichen Tätigkeiten durch künstliche Intelligenz begrüßt. In anderen Branchen konnte man den professionellen Einsatz künstlicher Intelligenz (KI) schon eine Weile lang beobachten. Was anfänglich holprig startete, wurde mit der Zeit immer smarter. Die KI war wie ein kleines Kind, das erst laufen lernen musste. In der Gesundheitsbranche glaubte man erst nicht daran. Auslöser war dann aber der wachsende Mangel an Ärzten, die zunehmende Spezialisierung und die positiven Erfahrungen aus dem Ausland, zumal Patienten bereits internetbasierte Angebote mit Sitz außerhalb Deutschlands nutzen. Später kam hinzu, dass die KI als hilfreicher Ratgeber auch immer mehr Mediziner überzeugte.

Patienten lernten die Vorteile von Transparenz, qualitätsorientierter Steuerung und Case Management zu schätzen. Erstaunlicherweise wurde der typische Patient trotz Alterung immer mobiler. In den 2020er Jahren kamen selbstfahrende Pkws auf. Gerade auf dem Land mit der dort ansässigen älteren Bevölkerung war dies ein Segen. Sie konnten sich jetzt von ihrem eigenen Pkw zum Arzt fahren lassen. Wer sich keinen selbst fahrenden Pkw leisten konnte oder wollte, profitierte von den äußerst kostengünstigen selbst fahrenden Taxis. Hohe Personalkosten fielen dabei nicht mehr an. Aber auch die Medizin wurde viel mobiler. Über mobile Dienste wurden weiter vom Zentrum entfernt liegende Gemeinden in regelmäßigen Abständen aufgesucht. Über Telemedizin wurden sie nicht nur mit dem lokalen Zentrum, sondern mit dem Know-how des gesamten Netzwerks verbunden. Die Beratung des Arztes fand häufig direkt im Wohnzimmer des Patienten über eine geschützte Internetverbindung statt. Dabei wurde das Fernsehgerät zum virtuellen Sprechzimmer. Über den daran angedockten 3D-Drucker konnten nach Freigabe durch den Arzt viele einfache medizinische Hilfsmittel direkt produziert werden. Über die Heimproduktion von komplexen Arzneimitteln wird indessen noch gestritten. Technisch möglich wäre sie schon.

Diese Angebote waren aber nicht nur ein Segen für die ländliche Bevölkerung. Gerade auch die Menschen in den immer dichter besiedelten Städten griffen verstärkt auf telemedizinische Angebote zurück. Der Arzt des Vertrauens musste nicht jedes Mal persönlich aufgesucht werden. Langes Warten in den Arztpraxen und Ambulanzen entfiel. Die je nach Stadtteil unterschiedliche Verfügbarkeit von Ärzten war kein Thema mehr. Es genügte oftmals ein Kontakt über den Bildschirm. Das elektronische Rezept wurde zu einer Selbstverständlichkeit. Die Menschen konnten sich gar nicht mehr vorstellen, dass ein Rezept jemals auf Papier ausgedruckt wurde. Sämtliche Gesundheitsdaten lagen inzwischen digital vor. Der Patient und die Ärzte seines gewählten Netzwerks hatten Zugriff auf die Daten. Die meisten Menschen gaben ihre Daten frei für die wissenschaftliche Forschung. Die Erfolge konnten sich sehen lassen. Durch konsequente Identifikation und Auslese von Qualität kam es zu einem ungekannten Qualitätsschub – angeheizt durch erstmals in umfangreichem Maße mögliche Versorgungsforschung und über den Wettbewerb der Netzwerke. Denn nicht nur ließ sich dadurch hinsichtlich der Qualität die Spreu vom Weizen trennen, sondern auch der Patient nutzte die neue Transparenz, um mit den Füßen abzustimmen. Aber nicht nur Kranke, auch viele gesunde Versicherte nutzten über smarte Technologien die Angebote des Netzwerks rund um Gesundheit.

In der stationären Versorgung kristallisierten sich schrittweise Zentren heraus. Spezialisierung und hohe Fallzahlen innerhalb einer Spezialität wurden zum Normalfall. Neben klaren ökonomischen Vorteilen profitierte die medizinische Qualität davon. Zentren bildeten sich aber nicht nur in Ballungsgebieten, sondern auch in ländlichen Regionen. Gerade dort waren sie der Garant dafür, dass es überhaupt noch eine Gesundheits- einschließlich Notfallversorgung auf hohem Niveau geben konnte. Das Zentrum koordinierte die regionale Notfallversorgung und umfasste wie selbstverständlich neben der ambulanten und stationären Akutversorgung auch Präventionsangebote, Rehabilitationsleistungen, Pflege, betreutes Wohnen und umfangreiche gesundheitsnahe Dienstleistungen. Senioren erwarben zentrumsnah seniorengerechte Wohnungen mit Blick auf die Klinik. Auf Wunsch wurden ihre Wohnungen über vernetzte und assistierende Systeme mit dem Gesundheitszentrum verbunden, so dass im Notfall keine wertvolle Zeit verloren gehen musste und im Normalfall ein bequemer Kontakt zur Gesundheitsversorgung möglich war. Nach anfänglicher Skepsis war es irgendwann keine Überraschung mehr, dass die meisten Senioren dieses Angebot sehr gerne annahmen – nach dem Motto: „Lieber persönliche Daten teilen als anonym sterben".

Die Ausbildung der Ärzte war allerdings nicht mehr an die neu entstandenen Angebote angepasst. Die zunehmende Spezialisierung und Zentrenbildung einerseits und der wachsende Bedarf an ärztlichen Generalisten andererseits, die die Patienten als Lotse unterstützen, waren nicht mit der klassischen Ausbildung kompatibel, auch nicht mit der Ausbildung an einem Standort. Die Ausbildung fächerte sich noch stärker auf und schloss die neuen digitalen Leistungen ein. Vor allem aber fand die Ausbildung im Netzwerk nicht mehr an einzelnen Kliniken statt. Damit war weiterhin gewährleistet, dass eine breite Grundausbildung möglich war. Studierende mit einer starken Neigung zum Fachlichen wählten die Laufbahn des Spezialisten, der nach seiner Ausbildung an einem konkreten Zentrum arbeitete. Studierende mit einer Gabe im Umgang mit Menschen und Managementfähigkeiten wählten die Laufbahn des Generalisten, der den Netzwerken als Ganzes zur Verfügung steht und die Steuerung und Koordination im Netzwerk unterstützt. Dies war für die Leistungserbringung eine sehr wichtige Tätigkeit. Entsprechend hoch fiel auch ihre Vergütung aus.

Der Wettbewerb zwischen den Netzwerken fand über die medizinische Qualität und über Zusatzleistungen statt. Für letztere spielte auch der Preis des Versicherungsprodukts eine wichtige Rolle. Parallel zur Netzwerkbildung auf der Anbieterseite fand eine analoge Entwicklung auf der Seite der Versicherungen statt. Bis 2020 engagierten sich immer mehr Private Krankenversicherungen als Anbieter von Zusatzleistungen für die verschiedenen aufkommenden Netzwerke der Leistungserbringer. Dabei ging es nicht nur um die klassische Zusatz-PKV für Wahlleistungen im stationären Bereich. Man stellte sich auf die vielfältigen Präferenzen der Versicherten ein. Es etablierten sich Zusatzversicherungen zur Deckung von Versorgungslücken aufgrund der zunehmenden Rationierung von GKV-Leistungen.

Zwar gab es immer wieder Bekundungen der Politik, dass alles medizinisch Machbare auch angeboten würde. Allein die Ressourcen der GKV reichten dafür jedoch nicht aus. Man konnte nämlich die knapper werdenden jungen Erwerbstätigen nicht mit massiven Erhöhungen der Beitragssätze zur GKV zur Kasse bieten, ohne gleichzeitig erhebliche Lohnforderungen dieser knappen Fachkräfte zu provozieren. Wunsch und Realität klafften also immer weiter auseinander, so dass sich diese „Lückenfüller-Versicherungen" großer Beliebtheit erfreuten, zumal sie durchaus günstig zu bekommen waren. Zeitversetzt stiegen auch große gesetzliche Krankenkassen und Verbünde aus Kassen als Netzwerkversicherer ein. GKV-Versicherte konnten zwar jederzeit jedes Krankenhaus und jeden Arzt aufsuchen. Im dem von der jeweiligen GKV präferierten Netzwerk erhielten sie allerdings eine Versorgung aus einer Hand mit besonderen Leistungen und Services und insbesondere einer sehr guten Übersicht zu den Angeboten und Qualitäten der Leistungserbringer.

Jetzt, 2030, stehen wir vor einer neuen medizinisch-digitalen Revolution. Es beginnen die ersten Schritte hin zu einer weltweiten Vernetzung. Die Medizin und das Gesundheitswesen, traditionell nationalstaatlich geprägt, machen vor den Grenzen nicht mehr Halt. Das weltweite Know-how soll in die lokale Versorgung eingebracht werden. Die Digitalisierung wird dank weiter wachsender Rechenpower und Übertragungsgeschwindigkeiten neue ungeahnte Höhepunkte erreichen. Man spricht schon von einer erneuten Dezentralisierung der Medizin, von Spitzenmedizin in jedem Wohnzimmer, durch die sich noch in der Entwicklung befindlichen High-Tech-3D-Drucker. Zwar bahnen sich schon erste Widerstände aus den bestehenden Strukturen an. Sie können den Zug jedoch nicht mehr aufhalten.

Glossar

Ambient Assisted Living (AAL)

Auf Deutsch Altersgerechte Assistenzsysteme für ein selbstbestimmtes Leben. Umfasst Methoden, Konzepte, (elektronische) Systeme, Produkte und Dienstleistungen, die das alltägliche Leben älterer und benachteiligter Menschen unterstützen. Vor allem multimorbiden Menschen ermöglichen sie ein selbständiges Leben im häuslichen Umfeld. Die Unterstützung gilt nicht nur den Betroffenen, sondern auch dem begleitenden Pflegepersonal, Ärzten und Familienmitgliedern.

Ambulantisierung

Bezeichnet den Prozess der Auslagerung sozialer, gesundheitlicher oder pflegerischer Versorgungsleistungen aus dem stationären in den ambulanten Sektor.

eGK

Elektronische Gesundheitskarte.

Electronic Health Records (EHR)

Entspricht der elektronischen Gesundheits- oder Patientenakte, die persönliche Gesundheitsdaten speichert.

ePA

Elektronische Patientenakte.

IQTIG

Institut für Qualitätssicherung und Transparenz im Gesundheitswesen, das Anfang 2015 von den Partnern der Selbstverwaltung im Gesundheitswesen und dem Bundesministerium für Gesundheit gegründet wurde.

IV-Vertrag

Bezeichnet Verträge zwischen einzelnen Leistungssektoren des Gesundheitswesens (z. B. Haus- und Fachärzte, Krankenhäuser, Rehabilitations- und Pflegeeinrichtungen) über die integrierte Versorgung (IV) von Patienten.

KV

Kassenärztliche Vereinigung.

MVZ

Medizinisches Versorgungszentrum.

Patient Centered Medical Homes (PCMH)

PCMH ist ein Ansatz für eine umfassende Betreuung in der Grundversorgung. Es stärkt die Patienten-Arzt-Beziehung, indem es die episodische Betreuung durch eine koordinierte Langzeitbetreuung ersetzt, in welcher dem Patient eine aktive Rolle zukommt.

QSR

Qualitätssicherung mit Routinedaten. Im QSR-Verfahren werden Informationen zu Behandlungsergebnissen aus Abrechnungs- bzw. Routinedaten ausgewertet.

Routinedaten

Sind Daten, die routinemäßig u. a. von der gesetzlichen Krankenversicherung erhoben werden. Sie dienen u. a. der Versorgungsforschung, epidemiologischen Fragestellungen und Analysen zur Versorgungsqualität.

Telemedizin

Ist ein Sammelbegriff für ärztliche Versorgungskonzepte unter Einsatz audiovisueller Kommunikationstechnologien. Sie ermöglicht trotz räumlicher Trennung z. B. Diagnostik, Konsultation und medizinische Notfalldienste.

Wearable

Computertechnologien, die man am Körper oder am Kopf trägt wie Hörgeräte, intelligente Armbänder oder Datenbrillen.

Literatur

Albrecht, H.: Lockruf der Provinz. In: Die Zeit 32/2015 v. 6.8.2015. Online: http://www.zeit.de/2015/32/landarzt-aerztemangel [abgerufen am 12.9.2015].

Arbeitskreis Versorgungsforschung beim wissenschaftlichen Beirat der Bundesärztekammer: Definition und Abgrenzung der Versorgungsforschung. 2004. Online: http://www.definitionen.versorgungsforschung.net [abgerufen am 15.3.2005].

Augurzky, B.: Qualitätswettbewerb in der Netzwerkmedizin. In: Gesundheits- und Sozialpolitik 2/2015, S. 46–52.

Augurzky, B./Beivers A./Straub, N./Veltkamp, C.: Krankenhausplanung 2.0. RWI Materialien Nr. 84. Essen 2014a.

Augurzky, B./Felder, S.: Volkswirtschaftliche Kosten und Nebenwirkungen einer Bürgerversicherung. RWI Materialien Nr. 75. Essen 2013.

Augurzky, B./Kreienberg, R./Mennicken, R.: Zukunft der Gynäkologie und Geburtshilfe. Heidelberg 2014b.

Augurzky, B./Krolop, S./Hentschker, C./Pilny, A./Schmidt, C. M.: Krankenhaus Rating Report 2014. Mangelware Kapital: Wege aus der Investitionsfalle. Heidelberg 2014c.

Augurzky, B./Krolop, S./Hentschker, C./Pilny, A./Schmidt, C. M.: Krankenhaus Rating Report 2015. Bad Bank für Krankenhäuser – Krankenhausausstieg vor der Tür? Heidelberg 2015.

BDO AG/Deutsches Krankenhausinstitut e. V.: Ländliche Krankenhausversorgung heute und 2020. Köln/Düsseldorf 2014.

Berres, I./Weber, N.: Zuschuss für Wearables: Die Kasse trainiert mit. In: Spiegel Online v. 7.8.2015. Online: http://www.spiegel.de/gesundheit/ernaehrung/apple-watch-und-co-was-soll-die-krankenkasse-bezuschussen-a-1046835.html [abgerufen am 12.9.2015].

BMBF: Wer ist ein Versorgungsforscher? Und wo forschen sie denn? Online: http://www.gesundheitsforschung-bmbf.de/de/4609.php [abgerufen am 22.9.2015].

Böcken, J./Braun, B./Repschläger, U. (Hrsg.): Gesundheitsmonitor 2012: Bürgerorientierung im Gesundheitswesen. Kooperationsprojekt der Bertelsmann Stiftung und der BARMER GEK. Gütersloh 2012.

Bundesinstitut für Bau-, Stadt- und Raumforschung: Wachsen oder schrumpfen? BBSR-Analysen KOMPAKT 12/2015. Online: http://www.bbsr.bund.de/BBSR/DE/Veroeffentlichungen/AnalysenKompakt/2015/DL_12_2015.pdf?__blob=publicationFile&v=3 [abgerufen am 25.9.2015].

Bundeszentrale für politische Bildung: Die Maßnahmen des GKV-Versorgungsstrukturgesetzes. Online: http://www.bpb.de/politik/innenpolitik/gesundheitspolitik/156009/gkv-versorgungsstrukturgesetz [abgerufen am 7.9.2015].

Coen, A.: Diese Bilder lügen. In: Die Zeit v. 9.7.2015.

Deutsche Krankenhausgesellschaft e. V.: Kampagne für eine bessere Krankenhausreform 2015. Online: http://www.dkgev.de/dkg.php/cat/301/aid/13677/title/ [abgerufen am 9.9.2015].

Deutsche Krankenhausgesellschaft e. V.: Kampagnenmaterialien. Online: http://www.dkgev.de/dkg.php/cat/308/aid/13695/title/ [abgerufen am 9.9.2015].

Deutsches Netzwerk Versorgungsforschung: Stellungnahmen und Positionspapiere. Online: http://www.netzwerk-versorgungsforschung.de/index.php?page=stellungnahmen [abgerufen am 22.9.2015].

DIW Berlin: DIW Wochenbericht Nr. 4/2009.

EPatient RSD GmbH: Pressemappe zum E-Patienten Survey 2015. Online: http://epatient-rsd.com/pressemappe_2015/.

EurActiv.com: NGO-Bericht: Die Niederlande haben das beste Gesundheitswesen in Europa. 28.1.2015. Online: http://www.euractiv.de/sections/innovation/ngo-bericht-die-niederlande-haben-das-beste-gesundheitswesen-europa-311629 [abgerufen am 26.8.2015].

European Commission: Benchmarking Deployment eHealth among General Practitioners. Luxemburg 2013.

European Commission: European Hospital Survey – Benchmarking Deployment of eHealth services (2012–2013). Luxemburg 2014. Online: http://ec.europa.eu/digital-agenda/en/news/european-hospital-survey-benchmarking-deployment-ehealth-services-2012-2013 [abgerufen am 12.9.2015].

Forum Managed Care (fcm): Denkstoff Nr. 1. Trendszenarien integrierte Versorgung Schweiz. September 2014. Online: http://fmc.ch/publikationen/fmc-denkstoff/.

Forum Managed Care (fcm): Erhebung Ärztenetze Schweiz. Online: http://fmc.ch/infothek/erhebung-aerztenetze/ [abgerufen am 26.8.2015].

f&w führen und wirtschaften im krankenhaus 9/2015: Indikationsqualität: Bei der zentralen Frage sind Medizin und Gesundheitsökonomie blind. Noch.

Genossenschaftlichen Finanzgruppe Volksbanken Raiffeisenbanken: Studie Liquidität 50Plus. Befragung. Abruf über: http://www.faz.net/aktuell/finanzen/meine-finanzen/geld-ausgeben/generation-50plus-jeder-zweite-ueber-50-will-in-seine-gesundheit-investieren-13285004/infografik-studie-50plus-13285143.html [abgerufen am 6.1.2015].

Gesundheitszentrum Unterengadin. Online: http://www.cseb.ch/Ospidal-de/Home [abgerufen am 26.8.2015].

Goebel, J. et al.: iPhone auf Rezept. In: Wirtschaftswoche 37/2014, S. 86–94.

Grebner, S./Kim, Z.-G./Paterna, G./Dobrinevski, A.: Bunte Mischung. Wachstumsstrategie Gesundheitspark. In: f&w führen und wirtschaften im krankenhaus 7/2014, S. 636–639.

Grefe, C.: Alter schützt vor Fitness nicht. In: Die Zeit v. 12.2.2015. Online: http://www.zeit.de/2015/05/kinzigtal-schwarzwald-gesundheit [abgerufen am 26.8.2015].

Greive, M.: Fachkräftemangel ist jetzt schon dramatisch. In: Die Welt v. 1.1.2015. Online: http://www.welt.de/wirtschaft/article135924717/Fachkraeftemangel-ist-jetzt-schon-dramatisch.html [abgerufen am 5.1.2015].

HealthBaytes Blog: EU-Studie: eHealth erreicht Allgemeinärzte, Deutschland mit Potenzial. Online: http://www.healthbytes.de/eu-studie-ehealth-durchdringung-allgemeinaerzte-deutschland-potenzial/ [abgerufen am 12.9.2015].

Heyder, R.: Die Bedeutung der Universitätskliniken in der regionalen und überregionalen Versorgung. In: Klauber, J./Geraedts, M./Friedrich, J./Wasem, J. (Hrsg.): Krankenhaus-Report 2015. Schwerpunkt Strukturwandel. Stuttgart 2015, S. 99–114.

Höhl, R.: Klinik bereitet Weg für Geriatrie-Netzwerk. In: Ärzte Zeitung v. 4.4.2014. Online: http://www.aerztezeitung.de/praxis_wirtschaft/netze_kooperation/article/858355/sauerland-klinik-bereitet-weg-geriatrie-netzwerk.html [abgerufen am 12.9.2015].

IGES: Vermeidbare Krankenhausfälle nehmen zu. Online: http://www.iges.com/kunden/gesundheit/forschungsergebnisse/2015/ask-faelle/index_ger.html [abgerufen am 31.8.2015].

Institut der deutschen Wirtschaft Köln e. V. (Hrsg.): Fachkräfteengpässe in Unternehmen. Die Altersstruktur in Engpassberufen. 2014. Online: http://www.iwkoeln.de/studien/gutachten/beitrag/sebastian-bussmann-susanne-seyda-fachkraefteengpaesse-in-unternehmen-204846 [abgerufen am 25.9.2015].

IQTIG: Online: http://www.iqtig.org/index.

Karabasz, I.: Deutschland – digital verschnupft. In: Handelsblatt v. 10.4.2015. Online: http://www.handelsblatt.com/technik/vernetzt/vernetztes-gesundheitssystem-deutschland-digital-verschnupft/11611514.html [abgerufen am 12.9.2015].

Kassenärztliche Bundesvereinigung (Hrsg.): Berufsmonitoring Medizinstudenten 2014. Ergebnisse einer bundesweiten Befragung. Berlin 2015. Online: http://www.kbv.de/media/sp/2015_04_08_Berufsmonitoring_2014_web.pdf [abgerufen am 25.9.2015].

Klauber, J./Geraedts, M./Friedrich, J./Wasem, J. (Hrsg.): Krankenhaus-Report 2015. Schwerpunkt: Strukturwandel. Stuttgart 2015.

Koenen, J.: Suche nach der Produktion von Morgen. In: Handelsblatt v. 20./21./22.3.2015.

König, H.-H./Günther, O. H./Kürstein, B./Riedel-Heller, S. G.: Versorgungsforschung: Anreize für die Niederlassung. In: Dtsch Arztebl 108(9)/2011, A-446 / B-358 / C-358.

Mansky, T./Nimptsch, U./Schuler, E./Zacher, J./Cools, A./Hellerhoff, F.: G-IQI. German Inpatient Quality Indicators. Version 4.1, Band 1, Definitionshandbuch für das Datenjahr 2014. Berlin 2015.

Mansky, T.: Was erwarten die potenziellen Patienten vom Krankenhaus? In: Böcken, J./Braun, B./Repschläger, U. (Hrsg.): Gesundheitsmonitor 2012: Bürgerorientierung im Gesundheitswesen. Kooperationsprojekt der Bertelsmann Stiftung und der BARMER GEK. Gütersloh 2012, S. 136–159.

Münch, E./Scheytt, S.: Netzwerkmedizin. Ein unternehmerisches Konzept für die altersdominierte Gesundheitsversorgung. Wiesbaden 2014.

OptiMedis AG: Gesundes Kinzigtal – eine Region wird aktiv. Online: http://optimedis.de/netzwerke/gesundes-kinzigtal [abgerufen am 26.8.2015].

Osterloh, F./Stüwe, H.: Ambulant vor Stationär: Wie groß ist das Potenzial? In: Dtsch Arztebl 111(38)/2014, A-1545 / B-1333 / C-1265.

O. V.: AOK finanziert die Apple-Watch. In: Süddeutsche Zeitung v. 6.8.2015.

O. V.: Bernd Löser neuer Chef im Briloner Krankenhaus. In: WAZ v. 15.1.2014. Online: http://www.derwesten.de/staedte/nachrichten-aus-brilon-marsberg-und-olsberg/bernd-loeser-neuer-chef-im-briloner-krankenhaus-id8872524.html [abgerufen am 25.8.2015].

O. V.: Datenanalysen retten Leben. Online: http://www.elsevieranalytics.de/symposium-beim-bmc-kongress/ [abgerufen am 12.9.2015].

O. V: Digital disruption on the farm. In: The Economist v. 24.5.2014. Online: http://www.economist.com/news/business/21602757-managers-most-traditional-industries-distrust-promising-new-technology-digital [abgerufen am 12.9.2015].

O. V.: EU-Studien: Deutsche Kliniken schwächeln in der Datensicherheit. In: Spiegel Online v. 29.4.2014. Online: http://www.spiegel.de/gesundheit/diagnose/ehealth-deutsche-kliniken-schwaecheln-bei-der-datensicherheit-a-966725.html [abgerufen am 12.9.2015].

O. V.: GKV-Routinedaten verbessern Versorgung. Online: http://www.elsevieranalytics.de/gkv-routinedaten-verbessern-versorgung/ [abgerufen am 12.9.2015].

O. V.: Jeder zweite Arzt hat keine Erwartung. In: Ärzte Zeitung v. 30.3.2015. Online: http://www.aerztezeitung.de/praxis_wirtschaft/telemedizin/article/882647/telemedizin-jeder-zweite-arzt-keine-erwartung.html [abgerufen am 12.9.2015].

O. V.: Krankenhaus Maria-Hilf Brilon kooperiert seit zwei Jahren erfolgreich mit dem Klinikum Kassel. Online: http://www.krankenhaus-brilon.de/de/aktuelles/meldungen/Archiv-2012/Kooperation-KAssel.php [abgerufen am 25.8.2015].

O. V.: Krankenkasse: Politiker kritisieren Zuschuss für Apple Watch. In: Spiegel Online v. 8.8.2015. Online: http://www.spiegel.de/gesundheit/ernaehrung/apple-watch-als-kassen-bonus-politiker-kritisieren-die-idee-a-1047201.html [abgerufen am 12.9.2015].

O. V.: Pilotprojekt für Manisch-Depressive. In: Die Welt v. 15.4.2015. Online: http://www.welt.de/regionales/sachsen/article139571146/Pilotprojekt-fuer-Manisch-Depressive.html [abgerufen am 12.9.2015].

Porter, M. E./Guth, C.: Chancen für das deutsche Gesundheitssystem – von Partikularinteressen zu mehr Patientennutzen. Wiesbaden 2012.

Quack, K.: Klinikum Eppendorf nutzt die digitale Patientenakte durchgängig. In: Computerwoche v. 18.6.2015. Online: http://www.computerwoche.de/a/klinikum-eppendorf-nutzt-die-digitale-patientenakte-durchgaengig,3210945 [abgerufen am 14.9.2015].

Roberts, E.: Netherlands tops health care rankings, with UK in 14th place. In: The Telegraph v. 3.2.2015. Online: http://www.telegraph.co.uk/news/health/expat-health/11384780/Netherlands-tops-health-care-rankings-with-UK-in-14th-place.html [abgerufen am 26.8.2015].

von Rutenberg, J.: Zurück in die Gegenwart. In: Zeit-Magazin v. 16.7.2015.

Schneider, H.: Digital hält besser. IT-Einsatz erhöht Qualität und Sicherheit. In: f&w führen und wirtschaften im krankenhaus 4/2015, S. 220–223.

Statistisches Bundesamt (Hrsg.): 12. Koordinierte Bevölkerungsprognose Variante 1-W2. Wiesbaden 2011.

Stiftung Gesundheit: Ärzte im Zukunftsmarkt Gesundheit 2014. Eine deutschlandweite Befragung niedergelassener Ärztinnen und Ärzte. Hamburg 2014. Online: https://www.stiftung-gesundheit.de/pdf/studien/Aerzte_im_Zukunftsmarkt_Gesundheit_2014_Kurzfassung.pdf [abgerufen am 12.9.2015].

Stiftung Gesundheit: Ärzte im Zukunftsmarkt Gesundheit 2015: Die eHealth-Studie. Vorabergebnisse zur Präsentation auf dem Hauptstadtkongress 2015. Hamburg 2015 Online: https://www.stiftung-gesundheit.de/pdf/studien/Aerzte_im_Zukunftsmarkt_Gesundheit_2015_eHealth-Studie_Vorabergebnisse.pdf [abgerufen am 12.9.2015].

Stiftung Münch (Hrsg.): Netzwerkmedizin – Impulse für Deutschland aus den USA, Projektbericht. Prof. Dr. Andreas Schmid und Sebastian Himmler, Rechts- und Wirtschaftswissenschaftliche Fakultät der Universität Bayreuth. Online: www.stiftung-muench.org/wp-content/uploads/2015/07/Web.pdf.

Sundmacher, L./Ozegowski, S.: Regional Distribution of Physicians: the Role of Comprehensive Private Health Insurance in Germany. In: European Journal of Health Economics (im Erscheinen).

Thelen, R.: Neue Ideen für Gesundheitswesen: Herr Hildebrandt sorgt vor. In: Spiegel Online v. 14.5.2015. Online: http://www.spiegel.de/wirtschaft/service/initiative-gesundes-kinzigtal-das-bessere gesundheitssystem-a-1031602.html [abgerufen am 26.8.2015].

Völzke, T./Matthes, N./Mansky, T.: Einen Schritt voraus. In: f&w führen und wirtschaften im Krankenhaus 4/2015, S. 256–261.

Weymayr, C.: Der Optimierer. In: brandeins 11/2011. Online: http://www.brandeins.de/archiv/2011/rechnen/der-optimierer/ [abgerufen am 26.8.2015].

Wissenschaftliches Institut der AOK: Ärzteatlas 2015. Daten zur Versorgungsdichte von Vertragsärzten. Berlin 2015. Online: http://www.wido.de/fileadmin/wido/downloads/pdf_ambulaten_versorg/wido_amb_pub-aerzteatlas2015_0615.pdf [abgerufen am 25.9.2015].

Wissenschaftsrat: Empfehlungen zur Weiterentwicklung des Medizinstudiums in Deutschland. 2014. Online: http://www.wissenschaftsrat.de/download/archiv/4017-14.pdf [abgerufen am 16.9.2015].

Yogeshwar, R.: „Die digitale Revolution wird uns fundamental verändern“. In: mobil 6/2015, S. 32–34.

Die Autoren

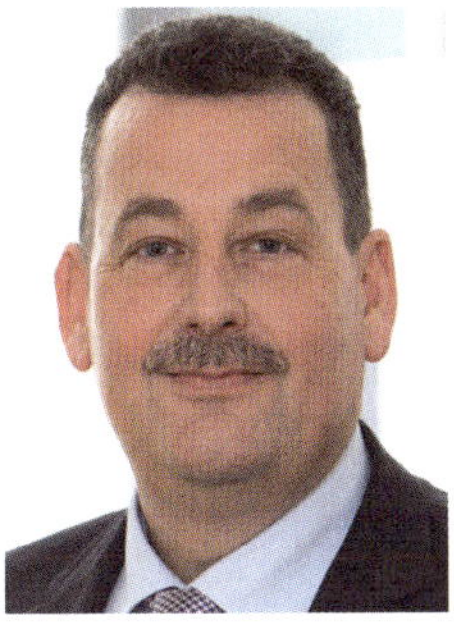

Stephan Holzinger

Stephan Holzinger ist Vorstandsvorsitzender der Stiftung Münch, Mitglied im Aufsichtsrat der Rhön Klinikum AG und Mitglied des Verwaltungsrates der HCM SE.

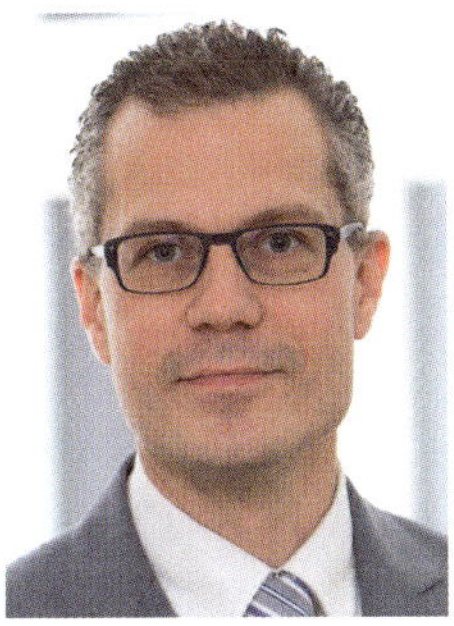

Dr. Boris Augurzky

Dr. Boris Augurzky ist wissenschaftlicher Geschäftsführer der Stiftung Münch, Leiter des Kompetenzbereichs Gesundheit am RWI in Essen und Geschäftsführer der Institute for Health Care Business GmbH (hcb).